新编内科临床研究与应用

宿晶　陈涛　迟敬涛◎著

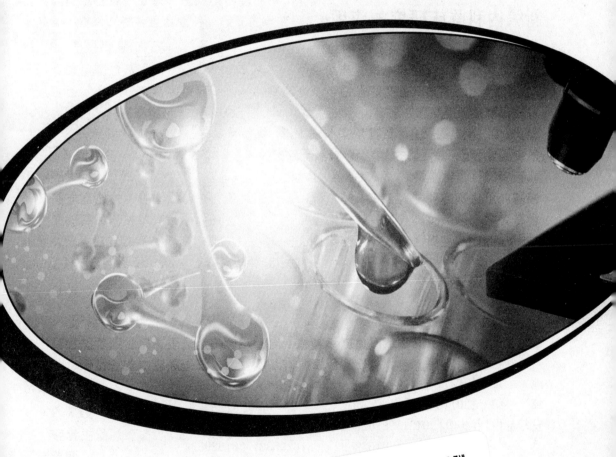

吉林科学技术出版社

图书在版编目（CIP）数据

新编内科临床研究与应用 / 宿晶，陈涛，迟敬涛著
. -- 长春：吉林科学技术出版社，2022.9
ISBN 978-7-5578-9711-6

Ⅰ. ①新… Ⅱ. ①宿… ②陈… ③迟… Ⅲ. ①内科－疾病－诊疗－研究 Ⅳ. ①R5

中国版本图书馆 CIP 数据核字(2022)第 181204 号

新编内科临床研究与应用

著　宿　晶　陈　涛　迟敬涛
出 版 人　宛　霞
责任编辑　李　征
封面设计　南昌德昭文化传媒有限公司
制　　版　南昌德昭文化传媒有限公司
幅面尺寸　185mm×260mm
开　　本　16
字　　数　338 千字
印　　张　15.75
印　　数　1-1500 册
版　　次　2022 年 9 月第 1 版
印　　次　2023 年 3 月第 1 次印刷

出　　版　吉林科学技术出版社
发　　行　吉林科学技术出版社
地　　址　长春市南关区福祉大路 5788 号出版大厦 A 座
邮　　编　130118
发行部电话/传真　0431—81629529　　81629530　　81629531
　　　　　　　　　　81629532　　81629533　　81629534
储运部电话　0431-86059116
编辑部电话　0431-81629510
印　　刷　三河市嵩川印刷有限公司

书　　号　ISBN 978-7-5578-9711-6
定　　价　110.00 元

《新编内科临床研究与应用》
编审会

内科疾病在临床内科医学中具有重要地位，其发病率高，复发率高，病种广，作为临床医师应对常见病、多发病能够正确作出诊断，并及时给予正确处理，从而有效地提高临床治愈率，减少死亡率。近年来，随着科学技术的飞速发展，医学新理论、新技术层出不穷，诊断技术与治疗方法日新月异。从事临床内科医学的工作者，无疑也必须随着现代医学科学技术的发展不断丰富和更新自己的知识。人类在与疾病作长期斗争的过程中，积累了防治疾病的丰富经验，创立了大量的医学理论，并逐渐形成了现代临床医学及其各个学科。临床医学是诊断、治疗和预防各种疾病的科学，内科学就是临床医学最重要的学科之一。

　　近年来，随着现代科学的进步和相应的科学技术在医学领域的应用，现代医学科学技术飞速发展，新概念、新技术、新疗法日益增多，使内科疾病诊治水平取得了显著提高。了解掌握相关诊疗方法与技术，也是医生更好地解除患者病痛必不可少的知识组成部分。

　　随着社会经济和医学科技的发展，内科学内容越来越广，疾病的诊疗与研究日渐活跃起来，新理论、新设备不断出现并应用于临床，取得了良好的治疗效果。本书首先介绍了内科临床基本操作；其次介绍了内科常见疾病，如呼吸系统疾病、循环系统疾病、神经系统疾病等内容；最后介绍了内科护理内容。

　　本书系统地阐述临床常见疾病的诊治。针对每个疾病，列出简明标准的西医病因发病机制、诊断要点，使读者对疾病的诊治有一个明确的标准，对常见疾病的新的发展与认识有一个更深的了解。

目录 CONTENTS

第一章 心内科疾病

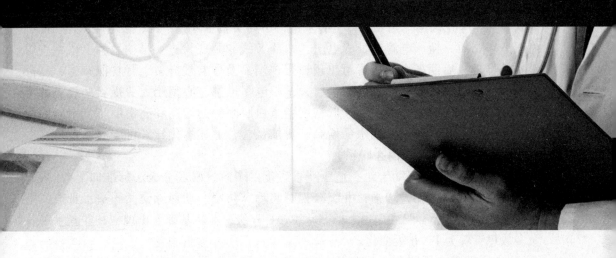

第一节 原发性高血压

原发性高血压的病因复杂，不是单个因素引起，与遗传有密切关系，是环境因素与遗传相互作用的结果。要诊断高血压，必须根据患者与血压对照规定的高血压标准，在未服降压药的情况下，测两次或两次以上非同日多次重复的血压所得的平均值为依据，偶然测得一次血压增高不能诊断为高血压，必须重复和进一步观察。测得高血压时，要做相应的检查以排除继发性高血压，若患者是继发性高血压，未明确病因即当成原发性高血压而长期给予降压治疗，不但疗效差，而且原发性疾病严重发作常可危及生命。

一、一般表现

原发性高血压通常起病缓慢，早期常无症状，可以多年自觉良好而偶于体格检查时发现血压升高，少数患者则在发生心、脑、肾等并发症后才被发现。高血压患者可有头痛、眩晕、气急、疲劳、心悸、耳鸣等症状，但并不一定与血压水平呈正比。往往是在患者得知患有高血压后才注意到。

高血压病初期只是在精神紧张、情绪波动后血压暂时升高，随后可恢复正常，以后血压升高逐渐趋于明显而持久，但一天之内白昼与夜间血压水平仍可有明显的差异。

高血压病后期的临床表现常与心、脑、肾功能不全或器官并发症有关。

二、实验室检查

（1）为了原发性高血压的诊断、了解靶器官（主要指心、脑、肾、血管）的功能状态并指导正确选择药物治疗，必须进行下列实验室检查：血、尿常规、肾功能、血尿酸、脂质、糖、电解质、心电图、胸部 X 线和眼底检查。早期患者上述检查可无特殊异常，后期高血压患者可出现尿蛋白增多及尿常规异常，肾功能减退，胸部 X 线可见主动脉弓迂曲延长、左室增大，心电图可见左心室肥大劳损。部分患者可伴有血清总胆固醇、甘油三酯、低密度脂蛋白胆固醇的增高和高密度脂蛋白胆固醇的降低，亦常有血糖或尿酸水平增高。目前认为，上述生化异常可能与原发性高血压的发病机制有一定的内在联系。

（2）眼底检查有助于对高血压严重程度的了解，眼底分级法标准如下：Ⅰ级，视网膜动脉变细、反光增强；Ⅱ级，视网膜动脉狭窄、动静脉交叉压迫；Ⅲ级，上述血管病变基础上有眼底出血、棉絮状渗出；Ⅳ级，上述基础上出现视神经盘水肿。大多数患者仅为Ⅰ、Ⅱ级变化。

（3）动态血压监测（ABPM）与通常血压测量不同，动态血压监测是由仪器自动定时测量血压，可每隔 15 ~ 30 分钟自动测压（时间间隔可调节），连续 24 h 或更长。可测定白昼与夜间各时间段血压的平均值和离散度，能较敏感、客观地反映实际血压水平。

正常人血压呈明显的昼夜波动，动态血压曲线呈双峰一谷，即夜间血压最低，清晨起床活动后血压迅速升高，在上午 6 ~ 10 时及下午 4 ~ 8 时各有一高峰，继之缓慢下降。中、轻度高血压患者血压昼夜波动曲线与正常类似，但血压水平较高。早晨血压升高可伴有血儿茶酚胺浓度升高，血小板聚集增加及纤溶活性增高会变化，可能与早晨较多发生心脑血管急性事件有关。

血压变异性和血压昼夜节律与靶器官损害及预后有较密切的关系，即伴明显靶器官损害或严重高血压患者其血压的昼夜节律可消失。

目前尚无统一的动态血压正常值，但可参照采用以下正常上限标准：24 h 平均血压值 < 17.33/10.66 kPa，白昼均值 < 18/11.33 kPa，夜间 < 16.66/10 kPa。夜间血压均值比白昼降低 > 10%，如降低不及 10%，可认为血压昼夜节律消失。

动态血压监测可用于：诊断"白大衣性高血压"，即在医院内血压升高，而医院外血压正常；判断高血压的严重程度，了解其血压变异性和血压昼夜节律；指导降压治疗和评价降压药物疗效；诊断发作性高血压或低血压。

三、原发性高血压危险度的分层

原发性高血压的严重程度并不单纯与血压升高的水平有关，必须结合患者总的心血管疾病危险因素及合并的靶器官损害作全面的评价，治疗目标及预后判断也必须以此为基础。心血管疾病危险因素包括吸烟、高脂血症、糖尿病、年龄 > 60 岁、男性或绝经后女性、心血管疾病家族史（发病年龄女性＜65岁，男性＜55岁）。靶器官损害及合并的临床疾病包括心脏疾病（左心室肥大、心绞痛、心肌梗死、既往曾接受冠状动脉旁路手术、心力衰竭），脑血管疾病(脑卒中或短暂性脑缺血发作)，肾脏疾病（蛋白尿或血肌肝升高），周围动脉疾病，高血压视网膜病变（大于等于Ⅲ级）。危险度的分层是把血压水平和危险因素及合并的器官受损情况相结合分为低、中、高和极高危险组。治疗时不仅要考虑降压，还要考虑危险因素及靶器官损害的预防及逆转。

低度危险组：高血压1级，不伴有上列危险因素，治疗以改善生活方式为主，如6个月后无效，再给于药物治疗。

中度危险组：高血压1级伴12个危险因素或高血压2级不伴有或伴有不超过2个危险因素者。治疗除改善生活方式外，给予药物治疗。

高度危险组：高血压1～2级伴至少3个危险因素者，必须药物治疗。

极高危险组：高血压3级或高血压1～2级伴靶器官损害及相关的临床疾病者(包括糖尿病），必须尽快给予强化治疗。

四、临床类型

原发性高血压大多起病及进展均缓慢，病程可长达十余年至数十年，症状轻微，逐渐导致靶器官损害。但少数患者可表现为急进重危，或具特殊表现而构成不同的临床类型。

（一）高血压急症

高血压急症是指高血压患者血压显著的或急剧的升高［收缩压＞26.66 kPa（200 mmHg），舒张压＞17.33 kPa（130 mmHg）］，常同时伴有心、脑、肾及视网膜等靶器官功能损害的一种严重危及生命的临床综合征，其舒张压＞18.67～20 kPa和（或）收缩压＞29.33 kPa，无论有无症状，也应视为高血压急症。高血压急症包括高血压脑病、高血压危象、急进型高血压、恶性高血压，高血压合并颅内出血、急性冠状动脉功能不全、急性左心衰竭、主动脉夹层血肿以及子痫、嗜铬细胞瘤危象等。

（二）恶性高血压

约1%～5%的中、重度高血压患者可发展为恶性高血压，其发病机制尚不清楚，可能与不及时治疗或治疗不当有关。病理上以肾小动脉纤维样坏死为突出特征。临床特点：①发病较急骤；多见于中、青年；②血压显著升高，舒张压持续＞17.33 kPa；③头痛、视力模糊、眼底出血、渗出和乳头水肿；④肾脏损害突出，表现为持续蛋白尿、血尿及管型尿，并可伴肾功能不全；⑤进展迅速，如不给予及时治疗，预后不佳，可死于肾衰竭、脑卒中或心力衰竭。

（三）高血压危重症

1. 高血压危象

在高血压病程中，由于周围血管阻力的突然上升，血压明显升高，出现头痛、烦躁、眩晕、恶心、呕吐、心悸、气急及视力模糊等症状。伴靶器官病变者可出现心绞痛、肺水肿或高血压脑病。血压以收缩压显著升高为主，也可伴舒张压升高。发作一般历时短暂、控制血压后病情可迅速好转；但易复发。危象发作时交感神经活动亢进，血中儿茶酚胺升高。

2. 高血压脑病

高血压脑病是指在高血压病程中发生急性脑血液循环障碍，引起脑水肿和颅内压增高而产生的临床征象。发生机制可能为过高的血压突破了脑血管的自身调节机制，导致脑灌注过多，液体渗入脑血管周围组织，引起脑水肿。临床表现有严重头痛、呕吐、神志改变，较轻者可仅有烦躁、意识模糊，严重者可发生抽搐、昏迷。

（四）急进型高血压

急进型高血压约占高血压患者的 1% ~ 8%，多见于年轻人，男性居多。临床特点：①收缩压，舒张压均持续升高，舒张压常持续 > 17.3 kPa（130 mmHg），很少有波动；②症状多而明显进行性加重，有一些患者高血压是缓慢病程，但后突然迅速发展，血压显著升高；③出现严重的内脏器官的损害，常在 1 ~ 2 年内发生心、脑、肾损害和视网膜病变，出现脑卒中、心梗、心衰、尿毒症及视网膜病变（眼底 D1 级以上改变）。

（五）缓进型高血压

这种类型占 95% 以上，临床上又称之为良性高血压。因其起病隐匿，病情发展缓慢，病程较长，可达数十年，多见于中老年人。临床表现：①早期可无任何明显症状，仅有轻度头痛或不适，休息之后可自行缓解。偶测血压时才发现高血压；②逐渐发展，患者表现为头痛、头晕、失眠、乏力、记忆力减退症状，血压也随着病情发展逐步升高并趋向持续性，波动幅度也随之减小并伴随着心、脑、肾等器官的器质性损害。

此型高血压病由于病程长，早期症状不明显所以患者容易忽视其治疗，思想上不重视，不能坚持服药，最终造成不可逆的器官损害，危及生命。

（六）老年人高血压

年龄超过 60 岁达高血压诊断标准者即为老年人高血压。临床特点：①半数以上以收缩压为主；即单纯收缩期高血压（收缩压 > 18.66 kPa；舒张压 < 12 kPa），此与老年人大动脉弹性减退、顺应性下降有关，使脉压增大。流行病资料显示，单纯收缩压的升高也是心血管病致死的重要危险因素。②部分老年人高血压是由中年原发性高血压延续而来，属收缩压和舒张压均增高的混合型。③老年人高血压患者心、脑、肾器官常有不同程度损害，靶器官并发症如脑卒中、心衰、心肌梗死和肾功能不全较为常见。④老年人压力感受路敏感性减退；对血压的调节功能降低、易造成

血压波动及体位性低血压，尤其在使用降压药物治疗时要密切观察。老年人选用高血压药物时宜选用平和、缓慢的制剂，如利尿剂和长效钙拮抗剂及 ACEI 等；常规给予抗凝剂治疗；定期测量血压以予调整剂量。

（七）难治性高血压

难治性高血压又称顽固性或有抵抗性的高血压。临床特点：①治疗前血压 > 24/15.32 kPa，经过充分的、合理的、联合应用三种药物（包括利尿剂），血压仍不能降至 21.33/7.5 kPa 以下。②治疗前血压 < 24/15.33 kPa，而适当的三联药物治疗仍不能达到血压 < 18.66/12 kPa，则被认为是难治性高血压。③对于老年单纯收缩期高血压，如治疗前收缩压 > 26.66 kPa，经三联治疗，收缩压不能降至 22.66 kPa 以下，或治疗前收缩压 21.33 ~ 26.66 kPa，而治疗后不能降至 21.33 kPa 以下及至少低 1.33 kPa，亦称为难治性高血压。充分合理的治疗应包括至少三种不同药理作用的药物，包括利尿剂并加之以下两种：β 阻断剂，直接的血管扩张药，钙拮抗剂或血管紧张素转化酶抑制剂。应当说明的是，并不是所有严重的高血压都是难治性高血压，也不是难治性高血压都是严重高血压。

诊断难治性高血压应排除假性高血压及白大衣高血压，并排除继发性高血压，如嗜铬细胞瘤、原发性醛固酮增生症、肾血管性高血压等；中年或老年患者过去有效的治疗以后变得无效，则强烈提示肾动脉硬化及狭窄，肾动脉造影可确定诊断肾血管再建术可能是降低血压的惟一有效方法。

难治性高血压的主要原因可能有以下几种：①患者的依从性不好即患者没有按医生的医嘱服药，这可能是最主要的原因。依从性不好的原因可能药物方案复杂或服药次数频繁，患者未认识到控制好血压的重要性，药物费用及不良反应等。②患者食盐量过高（> 5 g/d），或继续饮酒，体重控制不理想。应特别注意来自加工食品中的盐，如咸菜、罐头、腊肉、香肠、酱油、酱制品、咸鱼、成豆制品等，应劝说患者戒烟、减肥，肥胖者减少热量摄入量。③医生不愿使用利尿药或使用多种作用机制相同的药物。④药物相互作用，如阿司匹林或非留体类抗炎药因抑制前列腺素合成而干扰高血压的控制，拟交感胺类可使血压升高，麻黄素、口服避孕药、雄性激素、过多的甲状腺素、糖皮质激素等可使血压升高或加剧原先的高血压；消胆胺可妨碍抗高血压药物的经肠道吸收。三环类抗忧郁药，苯异丙胺、抗组织胺、单胺氧化酶抑制剂及可卡因干扰胍乙啶的药理作用。

（八）儿童高血压

关于儿童高血压的诊断标准尚未统一。如 WHO 规定：13 岁以上正常上限为 18.66/12 kPa，13 岁以下则为 18/11.33 kPa。《实用儿科学》中规定：8 岁以下舒张压 > 10.66 kPa，8 岁以上 > 12 kPa；或收缩压 > 16 kPa 与舒张压 > 10.66 kPa 为高血压。儿童血压测量方法与成年人有所不同：①舒张压以 Korotkoff 第四音为难。②根据美国心脏病协会规定，使用袖带的宽度为：1 岁以下为 2.5，1 ~ 4 岁 5 ~ 6 cm，5 ~ 8 岁 8 ~ 9 cm，成人 12.5 cm，否则将会低估或高估血压的高度。诊断儿童高血压应十分慎重，特别是轻度高血压者应加强随访。一经确诊为儿童高血压后，首先除外继发性高血压。继发性高血压中最常见的病因是肾脏疾病，其次是肾动脉血栓、肾动脉狭窄、先天性肾动脉异常、主动脉缩窄、嗜铬细胞瘤等。

临床特点：①5%的患者有高血压的家族史。②早期一般无明显症状，部分患者可有头痛，尤在剧烈运动时易发生。③超体重肥胖者达50%。④平素心动过速，心前区搏动明显，呈现高动力循环状态。⑤尿儿茶酚胺水平升高，尿缓激肽水平降低，血浆肾素活性轻度升高，交感神经活性增高。⑥对高血压的耐受力强，一般不引起心、肾、脑及眼底的损害。

（九）青少年高血压

青少年时期高血压的研究已越来越被人们重视。大量调查发现，青少年原发性高血压起源于儿童期，并认为青少年高血压与成人高血压及并发症有密切关系，同儿童期高血压病因相似，常见于继发性高血压，在青春期继发性高血压病例中，肾脏疾病仍然是主要的病因。大量的调查发现青少年血压与年龄有直接相关，青少年高血压诊断标准在不同时间(每次间隔三个月以上)三次测量坐位血压，收缩压和(或)舒张压高于95百分位以上可诊断为高血压。

（十）精神紧张性高血压

交感神经系统在发病中起着重要作用。交感神经系统活性增强可导致：①血浆容量减少，血小板聚集，因而易诱发血栓形成；②激活肾素－血管紧张素系统，再加上儿茶酚胺的作用，引起左室肥厚的血管肥厚，肥厚的血管更易引起血管痉挛；③副交感神经系统活性较低和交感神经系统活性增强，是易引起心律失常、心动过速的因素；④降低骨骼肌对胰岛素的敏感性，其主要机制为：在紧急情况下，交感神经系统活性增高引起血管收缩，导致运输至肌肉的葡萄糖减少；去甲肾上腺素刺激 β 受体也可引起胰岛素耐受，持续的交感神经系统还可以造成肌肉纤维类型由胰岛素耐受性慢收缩纤维转变成胰岛素耐受性快收缩纤维，这些变化可致血浆胰岛素浓度水平升高，并促进动脉粥样硬化。

（十一）白大衣性高血压

白大衣性高血压(WCH)是指在诊疗单位内血压升高，但在诊疗单位外血压正常。有人估计，在高血压患者中，约有20%～30%为白大衣高血压，故近年来提出患者自我血压监测(HBPM)。HBPM有下列好处：①能更全面更准确地反应患者的血压；②没有"白大衣效应"；③提高患者服药治疗和改变生活方式的顺从性；④无观察者的偏倚现象。自测血压可使用水银柱血压计，亦可使用动态血压监测（ABPM）的方法进行判断。有人认为"白大衣高血压"也应予以重视，它可能是早期高血压的表现之一。我国目前的参考诊断标难为WCH患者诊室收缩压 > 21.33 kPa 和（或）舒张压 > 12 kPa 并且白昼动态血压收缩压 < 18 kPa，舒张压 < 10.66 kPa，这还需要经过临床的验证和评价。

"白大衣性高血压"多见于女性、年轻人、体型瘦以及在医院血压升高、病程较短者。在这类患者中，规律性的反复出现的应激方式，例如上班工作，不会引起血压升高。ABPM有助于诊断"白大衣性高血压"。其确切的自然史与预后还不很清楚。

（十二）应激状态

偏快的心率是处于应激状态的一个标志，心动过速是交感神经活性增高的一个可靠指标，同时也是心血管病死亡率的一个独立危险因素。心率增快与血压升高、胆固醇升高、甘油三酯升高、血球压积升高、体重指数升高、胰岛素抵抗、血糖升高、高密度脂蛋白 - 胆固醇降低等密切相关。

（十三）夜间高血压

24 h动态血压监测发现部分患者的血压正常节律消失，夜间收缩压或舒张压的降低小于日间血压平均值的10%，甚至夜间血压反高于日间血压。夜间高血压常见于某些继发性高血压（如嗜铬细胞瘤、原发性醛固酮增多症、肾性高血压）、恶性高血压和合并心肌梗死、脑卒中的原发性高血压。夜间高血压的产生机制与神经内分泌正常节律障碍、夜间上呼吸道阻塞、换气过低和睡眠觉醒有关，其主要症状是响而不规则的打鼾、夜间呼吸暂停及日间疲乏和嗜睡。这种患者常伴有超重，易发生脑卒中、心肌梗死、心律失常和猝死。

（十四）肥胖型高血压

肥胖者易患高血压，其发病因素是多方面的，伴随的危险因素越多，则预后越差。本型高血压患者心、肾、脑、肺功能均较无肥胖者更易受损害，且合并糖尿病、高脂血症、高尿酸血症者多，患冠心病、心力衰竭、肾功能障碍者明显增加。

（十五）夜间低血压性高血压

夜间低血压性高血压是指日间为高血压（特别是老年收缩期性高血压），夜间血压过度降低，即夜间较日间血压低超过20%。其发病机制与血压调节异常、血压节律改变有关。该型高血压易发生腔隙性脑梗死，可能与夜间脑供血不足、高凝状态有关。治疗应注意避免睡前使用降压药（尤其是能使夜间血压明显降低的药物）。

（十六）顽固性高血压

顽固性高血压是指高血压患者服用三种以上的不同作用机制的全剂量降压药物，测量血压仍不能控制在 18.66/12.66 kPa 以下或舒张压（DBP）> 13.33 kPa，老年患者血压仍 > 21.33/12 kPa，或收缩压（SBP）不能降至 18.66 kPa 以下。顽固性高血压的原因：①治疗不当。应采用不同机制的降压药物联合应用。②对药物的不能耐受。由于降压药物引起不良反应；而中断用药，常不服药或间断服药，造成顺应性差。③继发性高血压。当患者血压明显升高并对多种治疗药物呈抵抗状态的，应考虑排除继发因素。常见肾动脉狭窄、肾动脉粥样斑块形成、肾上腺疾病等。④精神因素。工作繁忙造成白天血压升高，夜间睡眠时血压正常。⑤过度摄钠。尤其对高血压人群中，约占50%的盐敏感性高血压，例如老年患者和肾功能减退者，盐摄入量过高更易发生顽固性高血压，而低钠饮食可改善其对药物的抵抗性。

五、护理评估

（一）病史

应注意询问患者有无高血压家族史、个性特征、职业、人际关系、环境中有无引发本病的应激因素，生活与饮食习惯、烟酒嗜好，有无肥胖、心脏病、肾脏病、糖尿病、高脂血症、痛风、支气管哮喘等病史及用药情况。

（二）身体状况

高血压病根据起病和病情进展缓急分为缓进型和急进型两类，前者多见，后者约占高血压病的 1%~5%。

1. 一般表现

缓进型原发性高血压起病隐匿，病程进展缓慢，早期多无症状，偶在体格检查时发现血压升高，少数患者在发生心、脑、肾等并发症后才被发现。高血压患者可在精神紧张、情绪激动或劳累后有头晕、头痛、眼花、耳鸣、失眠、乏力、注意力不集中等症状，但症状与血压增高程度并不一定一致。

患者血压随季节、昼夜、情绪等因素有较大波动，表现为冬季较夏季高，清晨较夜间高，激动时较平静时高等特点。体检时可听到主动脉瓣区第二心音亢进、主动脉瓣区收缩期杂音，少数患者在颈部或腹部可听到血管杂音。长期持续高血压可有左心室肥厚。

高血压病早期血压仅暂时升高，去除原因和休息后可恢复，称为波动性高血压阶段。随病情进展，血压呈持久增高，并有脏器受损表现。

2. 并发症

主要表现为心、脑、肾等重要器官发生器质性损害和功能性障碍。

（1）心脏：血压长期升高，增加了左心室的负担。左室因代偿而心肌肥厚，继而扩张，形成高血压性心脏病。在心功能代偿期，除有劳累性心悸外，其他症状不明显。心功能失代偿时，则表现为心力衰竭。由于高血压后期可并发动脉粥样硬化，故部分患者可并发冠心病，发生心绞痛、心肌梗死。

（2）脑：重要的脑血管病变表现有，一时性（间歇性）脑血管痉挛：可使脑组织缺血，产生头痛、一时性失语、失明、肢体活动不灵或偏瘫。可持续数分钟至数日，一般在 24 h 内恢复。脑出血：一般在紧张的体力或脑力劳动时容易发生，例如情绪激动、搬重物等时突然发生。其临床表现因出血部位不同而异，最常见的部位在脑基底节豆状核，故常损及内囊，又称内囊出血。其主要表现为突然摔倒，迅速昏迷，头、眼转向出血病灶的同侧，出血病灶对侧的"三偏"症状，即偏瘫、偏身感觉障碍和同侧偏盲。呼吸深沉而有鼾声，大小便失禁。瘫痪肢体开始完全弛缓，腱反射常引不出。数日后瘫痪肢体肌张力增高，反射亢进，出现病理反射。脑动脉血栓形成：多在休息睡眠时发生，常先有头晕、失语、肢体麻木等症状，然后逐渐发生偏瘫，一般无昏迷。随病情进展，可发生昏迷甚至死亡。上述脑血管病变的表现，中医医学统称为"中风"或"卒中"，现代医学统称为"脑血管意外"。高血压脑病：是指脑小动脉发生持久而严重的痉挛、脑循环发生急性障碍，导致脑水肿和颅内压增高，可发生于急进型或严重的缓进型高血压病患者。表现血压持续升高，常超过26.7A6.0 kPa（200/120 mmHg），剧烈头痛、恶心、呕吐、眩晕、抽搐、视力模糊、意识障碍、直至昏迷。发作可短至数分钟，长者可达数小时或数日。

（3）肾的表现：长期高血压可致肾小动脉硬化，当肾功能代偿时，临床上无明显肾功能不全表现。当肾功能转入失代偿期时，可出现多尿、夜尿增多、口渴、多饮，提示肾浓缩功能减低，尿比重固定在1.010左右，称为等渗尿。当肾功能衰退时，可发展为尿毒症，血中肌酐、尿素氮增高。

（4）眼底视网膜血管改变：目前我国采用Keith-Wegener 4级眼底分级法。I级，视网膜动脉变细；Ⅱ级，视网膜动脉狭窄，动脉交叉压迫；Ⅲ级，眼底出血或棉絮状渗出；Ⅳ级，视神经盘水肿。眼底的改变可反映高血压的严重程度。

3. 急进型高血压病

急进型高血压占高血压病的1%左右，可由缓进型突然转变而来，也可起病即为急进型。多见于青年和中年。基本的临床表现与缓进型高血压病相似，但各种症状更为突出，具有病情严重、发展迅速、肾功能急剧恶化和视网膜病变（眼底出血、渗出、乳头水肿）等特点。血压显著增高，舒张压持续在17.3 ~ 18.6 kPa（130 ~ 140 mmHg）或更高，常于数月或1 ~ 2年内出现严重的心、脑、肾损害，最后常因为尿毒症死亡，也可死于急性脑血管疾病或心力衰竭。经治疗后，少数病情亦可转稳定。

高血压危象：是指短期内血压急剧升高的严重临床表现。它是在高血压的基础上，交感神经亢进致周围小动脉强烈痉挛，这是血压进一步升高的结果，常表现为剧烈头痛、神志改变、恶心、呕吐、心悸、呼吸困难等。收缩压可高达34.7kPa（260 mmHg），舒张压16 kPa（120 mmHg）以上。

（三）实验室及其他检查

1. 尿常规检查

尿常规可阴性或有少量蛋白和红细胞，急进型高血压患者尿中常有大量蛋白、红细胞和管型，肾功能减退时尿比重降低，尿浓缩和稀释功能减退，血中肌酐和尿素氮增高。

2. X线检查

轻者主动脉迂曲延长或扩张，并发高血压性心脏病时，左心室增大，心脏至靴形样改变。

3. 超声波检查

心脏受累时，二维超声显示：早期左室壁搏动增强，第n期多见室间隔肥厚，继则左心室后型肥厚；左心房轻度扩大；超声多普勒于二尖瓣上可测出舒张期血流速度减慢，舒张末期速度增快。

4. 心电图和心向量图检查

心脏受累的患者又可见左心室增厚或兼有劳损，P波可增宽或有切凹，P环振幅增大，特别终末向后电力更为明显。偶有心房颤动或其他心律失常。

5. 血浆肾素活性和血管紧张素Ⅱ浓度测定

二者可增高，正常或降低。

6. 血浆心钠素浓度测定

心钠素浓度降低。

六、护理目标

（1）头痛减轻或消失。

（2）焦虑减轻或消失。

（3）血压维持在正常水平，未发生意外伤害。

（4）能建立良好的生活方式，合理膳食。

七、护理措施

（一）一般护理

（1）头痛、眩晕、视力模糊的患者应卧床休息，抬高床头，保证充足的睡眠。指导患者使用放松技术，如缓慢呼吸、心理训练、音乐治疗等，避免精神紧张、情绪激动和焦虑，保持情绪平稳。保持病室安静，减少声光刺激和探视，护理操作动作要轻巧并集中进行，少打扰患者。对因焦虑而影响睡眠的患者遵医嘱应用镇静剂。

（2）有氧运动可降压减肥、改善脏器功能、提高活动耐力、减轻胰岛素抵抗，指导轻症患者选择适当的运动，如慢跑、健身操、骑自行车、游泳等（避免竞技性、力量型的运动），一般每周 3 ~ 5 次，每次 30 ~ 40 min，出现头晕、心慌、气短、极度疲乏等症状时应立即停止运动。

（3）合理膳食，每日摄钠量不超过 6g，减少热量、胆固醇、脂肪摄入，适当增加蛋白质，多吃蔬菜、水果，摄入足量的钾、镁、钙，避免过饱，戒烟酒及刺激性的饮料，可以降低血压，减轻体重，防止高血脂和动脉硬化，防止便秘，减轻心脏负荷。

（二）病情观察与护理

（1）注意神志、血压、心率、尿量、呼吸频率等生命体征的变化，每日定时测量并记录血压。血压有持续升高时，密切注意有无剧烈头痛、呕吐、心动过速、抽搐等高血压脑病和高血压危象的征象。出现上述现象时应给予氧气吸入，建立静脉通路，通知病危，准备各种抢救物品及急救药物，详细书写特别护理记录单；配合医生采取紧急抢救措施，快速降压、制止抽搐，以防脑血管疾病的发生。

（2）注意用药及观察：高血压患者服药后应注意观察服药反应，并根据病情轻重、血压的变化决定用药剂量与次数，详细做好记录。若有心、脑、肾严重并发症，则药物降压不宜过快，否则供血不足易发生危险。血压变化大时，要立即报告医师予以及时处理。要告诉患者按时服药及观察，忌乱用药或随意增减剂量与擅自停药。用降压药期间要经常测量血压并做好记录，以提供治疗参考，注意起床动作要缓慢，防止体位性低血压引起摔倒。用利尿剂降压时注意记出入量，排尿多的患者应注意补充含钾高的食物和饮料，如玉米面、海带、蘑菇、枣、桃、香蕉、橘子汁等。用心得安药物要逐渐减量、停药，避免突然停用引起心绞痛发作。

（3）患者如出现肢体麻木，活动欠灵或言语含糊不清时，应警惕高血压并发脑血管疾病。对已有高血压心脏病者，要注意有无呼吸困难、水肿等心力衰竭表现；同时检查心率、心律有无心律失常的发生。观察尿量及尿的化验变化，以发现肾脏是否受累。发现上述并发症时，要协助医生相应的治疗及做好护理工作。

（4）高血压急症时，应迅速准确按医嘱给予降压药、脱水剂及镇痉药物，注意观察药物疗效及不良反应，严格按药物剂量调节滴速，以免血压骤降引起意外。

（5）出现脑血管意外、心力衰竭、肾衰竭者，给予相应抢救配合。

八、健康教育

（1）向患者提供有关本病的治疗知识，注意休息和睡眠，避免劳累。

（2）同患者共同讨论改变生活方式的重要性，低盐、低脂、低胆固醇、低热量饮食，禁烟、酒及刺激性饮料。肥胖者节制饮食。

（3）教会患者进行自我心理平衡调整，自我控制活动量，保持良好的情绪，掌握劳逸适度，懂得愤怒会使舒张压升高，恐惧焦虑会使收缩压升高的道理，并竭力避免。

（4）定期、准确、及时服药，定期复查。

（5）保持排便通畅，规律的性生活，避免婚外性行为。

（6）教会患者怎样测量血压及记录。让患者掌握药物的作用及不良反应，告诉患者不能突然停药。

（7）指导患者适当地进行运动，可增加患者的健康感觉和松弛紧张的情绪，增高 HDL-C。推荐作渐进式的有运动，如散步、慢跑，也可打太极拳、练气功，避免举高重物及作等长运动（如举重、哑铃）。

第二节　心源性猝死

一、疾病概述

（一）概念和特点

心源性猝死（sudden cardiac death，SCD）是指由心脏原因引起的急性症状发作后以意识突然丧失为特征的自然死亡。世界卫生组织将发病后立即或 24 小时以内的死亡定为猝死，2007 年美国 ACC 会议上将发病 1 小时内死亡定为猝死。

据统计，全世界每年有数百万人因心源性猝死丧生，占死亡人数的 15% ～ 20%。美国每年有约 30 万人发生心源性猝死，占全部心血管病死亡人数的 50% 以上，而且是 20 ～ 60 岁男性的首位死因。在我国，心源性猝死也居死亡原因的首位，虽然没有大规模的临床流生病学资料报道，但心源性猝死比例在逐年增高，且随年龄增加发病率也逐渐增高，老年人心源性猝死的概率高达 80% ～ 90%。

心源性猝死的发病率男性较女性高，美国 Framingham 脑卒中危险分层表调查显示，20 年随访冠心病猝死发病率男性为女性的 3.8 倍；北京市的流行病学资料显示，心源性猝死的男性年平均发病率为 10.5/10 万，女性为 3.6/10 万。

（二）相关病理生理

冠状动脉粥样硬化是最常见的病理表现，病理研究显示心源性猝死患者急性冠状动脉内血栓形成的发生率为 15% ～ 64%。陈旧性心梗也是心源性猝死的病理表现，这类患者也可见心肌肥厚、冠状动脉痉挛、心电不稳与传导障碍等病理改变。

心律失常是导致心源性猝死的重要原因，通常包括致命性快速心律失常、严重缓慢性心律失常和心室停顿。致命性快速心律失常导致冠状动脉血管事件、心肌损伤、心肌代谢异常和（或）自主神经张力改变等因素相互作用，从而引起的一系列病理生理变化，引发心源性猝死，但其最终作用机制仍无定论。严重缓慢性心律失常和心室停顿的电生理机制是当窦房结和（或）房室结功能异常时，次级自律细胞不能承担起心脏的起搏功能，常见于病变弥漫累及心内膜下浦肯野纤维的严重心脏疾病。

非心律失常导致的心源性猝死较少，常由心脏破裂、心脏流入和流出道的急性阻塞、急性心脏压塞等原因导致。心肌电机械分离是指心肌细胞有电兴奋的节律活动，而无心肌细胞的机械收缩，是心源性猝死较少见的原因之一。

（三）病因与危险因素

1. 基本病因

绝大多数心源性猝死发生在有器质性心脏病的患者。Braumvard 认为心源性猝死的病因有 10 大类：①冠状动脉疾患；②心肌肥厚；③心肌病和心力衰竭；④心肌炎症、浸润、肿瘤及退行性变；⑤瓣膜疾病；⑥先天性心脏病；⑦心电生理异常；⑧中枢神经及神经体液影响的心电不稳；⑨婴儿猝死症候群及儿童猝死；⑩其他。

（1）冠状动脉疾患：主要包括冠心病及其引起的冠状动脉栓塞或痉挛等。而另一些较少见的，如先天性冠状动脉异常、冠状动脉栓塞、冠状动脉炎、冠状动脉机械性阻塞等都是引起心源性猝死的原因。

（2）心肌问题和心力衰竭：心肌的问题引起的心源性猝死常在剧烈运动时发生，其机制认为是心肌电生理异常的作用。慢性心力衰竭患者由于其射血分数较低常常引发猝死。

（3）瓣膜疾病：在瓣膜病中最易引发猝死的是主动脉瓣狭窄，瓣膜狭窄引起心肌突发性、大面积的缺血而导致猝死。梅毒性主动脉炎、主动脉扩张引起主动脉瓣关闭不全时引起的猝死也不少见。

（4）电生理异常及传导系统的障碍：心传导系统异常、Q—T 间期延长综合征、不明或未确定原因的室颤等都是引起心源性猝死的病因。

2. 主要危险因素

（1）年龄：从年龄关系而言，心源性猝死有两个高峰期，即出生后至 6 个月内及 45～75 岁之间。成年人心源性猝死的发病率随着年龄增长而增长，而老年人是成年人心源性猝死的主要人群。随着年龄的增长，高血压、高血脂、心律失常、糖尿病、冠心病和肥胖的发生率增加，这些危险因素促进了心源性猝死的发生率。

（2）冠心病和高血压：在西方国家，心源性猝死约 80% 是由冠心病及其并发症引起。冠心病患者发生心肌梗死后，左室射血分数降低是心源性猝死的主要因素。高血压是冠心病的主要危险因素，且在临床上两种疾病常常并存。高血压患者左室肥厚、维持血压应激能力受损，交感神经控制能力下降易出现快速心律失常而导致猝死。

（3）急性心功能不全和心律失常：急性心功能不全患者心脏机械功能恶化时，可出现心肌电活动紊乱，引发心力衰竭患者发生猝死。临床上多种心脏病理类型几乎都是由心律失常恶化引发心源性猝死的。

（4）抑郁：其机制可能是抑郁患者交感或副交感神经调节失衡，导致心脏的电调节失调所致。

（5）时间：美国 Framingham 38 年随访资料显示，猝死发生以 7～10 时和 16～20 时为两个高峰期，这可能与此时生活、工作紧张，交感神经兴奋，诱发冠状动脉痉挛，导致心律失常有关。

（四）临床表现

心源性猝死可分为四个临床时期：前驱期、终末事件期、心搏骤停期与生物学死亡期。

1. 前驱期

前驱症状表现形式多样，具有突发性和不可测性，如在猝死前数天或数月，有些患者可出现胸痛、气促、疲乏、心悸等非特异性症状，但也可无任何前驱症状，瞬间发生心脏骤停。

2. 终末事件期

终末事件期是指心血管状态出现急剧变化到心搏骤停发生前的一段时间，时间从瞬间到 1 小时不等。心源性猝死所定义时间多指该时期持续的时间。其典型表现包括：严重胸痛、急性呼吸困难、突发心悸或眩晕等。在猝死前常有心电活动改变，其中以致命性快速心律失常和室性异位搏动为主因室颤猝死者，常先有室性心动过速，少部分以循环衰竭为死亡原因。

3. 心脏骤停期

心搏骤停后脑血流急剧减少，患者出现意识丧失，伴有局部或全身的抽搐。心搏骤停刚发生时可出现叹息样或短促痉挛性呼吸，随后呼吸停止伴发绀，皮肤苍白或发绀，瞳孔散大，脉搏消失，二便失禁。

4. 生物学死亡期

从心搏骤停至生物学死亡的时间长短取决于原发病的性质和复苏开始时间。心搏骤停后 4 ~ 6 分钟脑部出现不可逆性损害，随后经数分钟发展至生物学死亡。心搏骤停后立即实施心肺复苏和除颤是避免发生生物学死亡的关键。

（五）急救方法

1. 识别心搏骤停

在最短时间内判断患者是否发生心搏骤停。

2. 呼救

在不影响实施救治的同时，设法通知急救医疗系统。

3. 初级心肺复苏

初级心肺复苏即基础生命活动支持，包括人工胸外按压、开放气道和人工呼吸，被简称 CBA 三部曲。如果具备 AED 自动电除颤仪，应联合应用心肺复苏和电除颤。

4. 高级心肺复苏

高级心肺复苏即高级生命支持，是在基础生命支持的基础上，应用辅助设备、特殊技术等建立更为有效的通气和血运循环，主要措施包括气管插管、电除颤转复心律、建立静脉通道并给药维护循环等。在这一救治阶段应给予心电、血压、血氧饱和度及呼气末二氧化碳分压监测，必要时还需进行有创血流动力学监测，如动脉血气分析、动脉压、中心动脉压、肺动脉压、肺动脉楔压等。早期电除颤对于救治心搏骤停至关重要，如有条件越早进行越好。心肺复苏的首选药物是肾上腺素，每3～5分钟重复静脉推注1 mg，可逐渐增加剂量到5 mg。低血压时可使用去甲肾上腺素、多巴胺、多巴酚丁胺等，抗心律失常药物常用胺碘酮、利多卡因、β受体阻滞剂等。

5. 复苏后处理

处理原则是维护有效循环和呼吸功能，特别是维持脑灌注，预防再次发生心搏骤停，维护水电解质和酸碱平衡，防治脑水肿、急性肾衰竭和继发感染等，其中重点是脑复苏提高营养补充。

（六）预防

1. 识别高危人群、采用相应预防措施

对高危人群，针对其心脏基础疾病采用相应的预防措施能减少心源性猝死的发生率，如对冠心病患者采用减轻心肌缺血、预防心梗或缩小梗死范围等措施；对急性心梗、心梗后充血性心衰的患者应用β受体阻滞剂；对充血性心衰患者应用血管紧张素转换酶抑制剂。

2. 抗心律失常

胺碘酮在心源性猝死的二级预防中优于传统的Ⅰ类抗心律失常药物。心律失常的外科手术治疗对部分药物治疗效果欠佳的患者有一定的预防心源性猝死的作用。近年研究证明，埋藏式心脏复律除颤器（implantable cardioverter defibrillator, ICD）能改善一些高危患者的预后。

3. 健康知识和心肺复苏技能的普及

高危人群尽量避免独居，对其及家属进行相关健康知识和心肺复苏技能普及。

二、护理评估

（一）一般评估

（1）识别心搏骤停：当发现无反应或突然倒地的患者时，首先观察其对刺激的反应，并判断有无呼吸和大动脉搏动。判断心搏骤停的指标包括：意识突然丧失或伴有短阵抽搐；呼吸断续，喘息，随后呼吸停止；皮肤苍白或明显发绀，瞳孔散大，大小便失禁；颈、股动脉搏动消失；心音消失。

（2）患者主诉：胸痛、气促、疲乏、心悸等前驱症状。

（3）相关记录：记录心搏骤停和复苏成功的时间。

（4）复苏过程中须持续监测血压、血氧饱和度，必要时进行有创血流动力学监测。

（二）身体评估

1. 头颈部

轻拍肩部呼叫，观察患者反应、瞳孔变化情况，气道内是否有异物。手指于胸锁乳突肌内侧沟中检测颈总动脉搏动（耗时不超过10秒）。

2. 胸部

视诊患者胸廓起伏，感受呼吸情况，听诊呼吸音判断自主呼吸恢复情况。

3. 其他

观察全身皮肤颜色及肢体活动情况，触诊全身皮肤温湿度等。

（三）心理一社会评估

复苏后应评估患者的心理反应与需求，家庭及社会支持情况，引导患者正确配合疾病的治疗与护理。

（四）辅助检查结果评估

（1）心电图：显示心室颤动或心电停止。

（2）各项生化检查情况和动脉血气分析结果。

（五）常用药物治疗效果的评估

1. 血管升压药的评估要点

（1）用药剂量和速度、用药的方法（静脉滴注、注射泵/输液泵泵入）的评估与记录。

（2）血压的评估：患者意识是否恢复，血压是否上升到目标值，尿量、肤色和肢端温度的改变等。

2. 抗心律失常药的评估要点

（1）持续监测心电，观察心律和心率的变化，评估药物疗效。

（2）不良反应的评估：应观察用药后不良反应是否发生，如使用胺碘酮可能引起窦性心动过缓、低血压等现象，使用利多卡因可能引起感觉异常、窦房结抑制、房室传导阻滞等。

三、主要护理诊断／问题

1. 循环障碍

与心脏收缩障碍有关。

2. 清理呼吸道无效

与微循环障碍、缺氧和呼吸型态改变有关。

3. 潜在并发症

脑水肿、感染、胸骨骨折等。

四、护理措施

（一）快速识别心搏骤停，正确及时进行心肺复苏和除颤

心源性猝死抢救成功的关键是快速识别心搏骤停和启动急救系统，尽早进行心肺复苏和复律治疗。快速识别是进行心肺复苏的基础，而及时行心肺复苏和尽早除颤是避免发生生物学死亡的关键。

（二）合理饮食

多摄入水果、蔬菜和黑鱼等易消化的清淡食物，可通过改善心律变异性预防心源性猝死。

（三）用药护理

应严格按医嘱用药，并注意观察常用药的疗效和毒副作用，发现问题及时处理等。

（四）心理护理

复苏后部分患者会对曾发生的猝死产生明显的恐惧和焦虑心情，应帮助患者正确评估所面对情况，鼓励患者和积极参与治疗和护理计划的制订，使之了解心源性猝死的高危因素和救治方法。帮助患者建立良好有效的社会支持系统，帮助患者克服恐惧和焦虑的情绪。

（五）健康教育

1. 高危人群

对高危人群，如冠心病患者应教会患者及家属了解心源性猝死早期出现的症状和体征，做到早发现、早诊断、早干预。教会家属基本救治方法和技能，患者外出时随身携带急救物品和救助电话，以方便得到及时救助。

2. 用药原则

按时、正确服用相关药物，让患者了解常用药物不良反应及自我观察要点。

五、急救效果的评估

（1）患者意识清醒。
（2）患者恢复自主呼吸和心跳。
（3）患者瞳孔缩小。
（4）患者大动脉搏动恢复。

第三节　急性心肌梗死

急性心肌梗死（acute myocardial infarction，AMI）是急性心肌缺血性坏死。是在冠状动脉病变的基础上，发生冠状动脉血供急剧减少或中断，使相应的心肌严重而持久地急性缺血所致。原因通常是在冠状动脉样硬化病变的基础上继发血栓形成所致。非动脉粥样硬化所导致的心肌梗死可由感染性心内膜炎、血栓脱落、主动脉夹层形成、动脉炎等引起。

本病在欧美常见，20 世纪 50 年代美国本病死亡率 > 300/10 万人口，20 世纪 70 年代以后降到 < 200/10 万人口。美国 35 ~ 84 岁人群中，年发病率男性为 71‰、女性为 22‰。每年约有 80 万人发生心肌梗死，45 万人再梗死。在我国本病远不如欧美多见，70 年代和 80 年代北京、河北、哈尔滨、黑龙江、上海、广州等省市年发病率仅 0.2%Q ~ 0.6%a，其中以华北地区最高。

一、病因和发病机制

急性心肌梗死绝大多数（90% 以上）是由于冠状动脉粥样硬化所致。由于冠状动脉有弥漫而广泛的粥样硬化病变，使管腔有 > 75% 的狭窄，侧支循环尚未充分建立，在此基础上一旦由于管腔内血栓形成、劳力、情绪激动、休克、外科手术或血压剧升等诱因而导致血供进一步急剧减少或中断，使心肌严重而持久急性缺血达 1 小时以上，即可发生心肌梗死。

冠状动脉闭塞后约半小时，心肌开始坏死，1 小时后心肌凝固性坏死，心肌间质充血、水肿、炎性细胞浸润。以后坏死心肌逐渐溶解，形成肌溶灶，随后渐有肉芽组织形成，坏死组织约有 1 ~ 2 周后开始吸收，逐渐纤维化，在 6 ~ 8 周形成瘢痕而愈合，即为陈旧性心肌梗死。坏死心肌波及心包可引起心包炎。心肌全层坏死，可产生心室壁破裂，游离壁破裂或室间隔穿孔，也可引起乳头肌断裂。若仅有心内膜下心肌坏死，在心室腔压力的冲击下，外膜下层向外膨出，形成室壁膨胀瘤，造成室壁运动障碍甚至矛盾运动，严重影响左心室射血功能。冠状动脉可有一支或几支闭塞而引起所供血区部位的梗死。

急性心肌梗死时，心脏收缩力减弱，顺应性减低，心肌收缩不协调，心排出量下降，严重时发生泵衰竭、心源性休克及各种心律失常，病死率高。

二、病理生理

主要出现左心室舒张和收缩功能障碍的一些血流动力学变化，其严重度和持续时间取决于梗死的部位、程度和范围。当心脏收缩力减弱、顺应性减低、心肌收缩不协调时，左心室压力曲线最大上升速度（dp/dt）减低，左心室舒张末期压增高、舒张和收缩末期容量增多。射血分数减低，心搏血量和心排血量下降，心率增快或有心律失常，血压下降，静脉血氧含量降低。心室重构出现心壁厚度改变、心脏扩大和心力衰竭（先左心衰竭然后全心衰竭），可发生心源性休克。右心室梗死在心肌梗死患者中少见，其主要病理生理改变是右心衰竭的血流动力学变化，右心房压力增高，高于左心室舒张末期压，心排血量减低，血压下降。

急性心肌梗死引起的心力衰竭称为泵衰竭，按 Killip 分级法可分为：Ⅰ级尚无明显心力衰竭；Ⅱ级有左心衰竭，肺部啰音 < 50% 肺野；Ⅲ级有急性肺水肿，全肺闻及大、小、干、湿、啰音；Ⅳ级有心源性休克等不同程度或阶段的血流动力学变化。心源性休克是泵衰竭的严重阶段。但如兼有肺水肿和心源性休克则情况最严重。

三、临床表现

（一）病史

发病前常有明显诱因，如精神紧张、情绪激动、过度体力活动、饱餐、高脂饮食、糖尿病未控制、感染、手术、大出血、休克等。少数在睡眠中发病。约有半数以上的患者过去有高血压及心绞痛史。部分患者则无明确病史及先兆表现，首次发展即是急性心肌梗死。

（二）症状

1. 先兆症状

急性心肌梗死多突然发病，少数患者起病症状轻微。约 1/2 ~ 2/3 的患者起病前 1 ~ 2 日至 1 ~ 2 周或更长时间有先兆症状，其中最常见的是稳定性心绞痛转变为不稳定型；或既往无心绞痛，突然出现心绞痛，且发作频繁，程度较重，用硝酸甘油难以缓解，持续时间较长。伴恶心、呕吐、血压剧烈波动。心电图显示 ST 段一时性明显上升或降低，T 波倒置或增高。这些先兆症状如诊断及时，治疗得当，约半数以上患者可免于发生心肌梗死；即使发生，症状也较轻，预后较好。

2. 胸痛

为最早出现而突出的症状。其性质和部位多与心绞痛相似，但常发生于安静或睡眠时，程度更为剧烈，呈难以忍受的压榨、窒息，甚至"濒死感"，伴有大汗淋漓及烦躁不安。持续时间可长达 1 ~ 2 小时甚至 10 小时以上，或时重时轻达数天之久。用硝酸甘油无效，需用麻醉性镇痛药才能减轻。疼痛部位多在胸骨后，但范围较为广泛，常波及整个心前区，约 10% 的病例波及剑突下及上腹部或颈、背部，偶尔到下颌、咽部及牙齿处。约 25% 病例无明显的疼痛，多见于老年、糖尿病（由于感觉迟钝）或神志不清患者，或有急性循环衰竭者，疼痛被其他严重症状所掩盖。15% ~ 20% 病例在急性期无症状。

3. 心律失常

见于 75% ~ 95% 的患者，多发生于起病后 1 ~ 2 日内，而以 24 小时内最多见。经心电图观察可出现各种心律失常，可伴乏力、头晕、晕厥等症状，且为急性期引起死亡的主要原因之一。其中最严重的心律失常是室性异位心律（包括频发性早搏、阵发性心动过速和颤动）。频发（> 5 次 /min），多源，成对出现，或 R 波落在 T 波上的室性早搏可能为心室颤动的先兆。房室传导阻滞和束支传导阻滞也较多见，严重者可出现完全性房室传导阻滞。室上性心律失常则较少见，多发生于心力衰竭患者。前壁心肌梗死易发生室性心律失常，下壁（膈面）梗死易发生房室传导阻滞。

4. 心力衰竭

主要是急性左心衰竭，发生率为 32% ~ 48%，为心肌梗死后收缩力减弱或不协调所致，可出现呼吸困难、咳嗽、烦躁及紫绀等症状。严重时两肺满布湿啰音，形成肺水肿，进一步则导致右心衰竭。右心室心肌梗死者可一开始就出现右心衰竭，并伴血压下降。

5. 低血压和休克

仅于疼痛剧烈时血压下降，未必是休克。但如疼痛缓解而收缩压仍低于 10.7 kPa（80 mmHg），伴有烦躁不安、大汗淋漓、脉搏细快、尿量减少（< 20 mL/h）、神志恍惚甚至晕厥时，则为休克，主要为心源性，由于心肌广泛坏死、心输出量急剧下降所致。而神经反射引起的血管扩张尚属次要，有些患者还有血容量不足的因素参与。

6. 胃肠道症状

疼痛剧烈时，伴有频繁的恶心呕吐、上腹胀痛、肠胀气等，这种症状和迷走神经张力增高有关。

7. 全身症状

主要是发热，一般在发病后 1 ~ 3 天出现，体温 38℃左右，持续约 1 周。

（三）体征

①约半数患者心浊音界轻度至中度增大，有心力衰竭时较显著。②心率多增快，少数可减慢。③心尖区第一心音减弱，有时伴有第三或第四心音奔马律。④ 10% ~ 20% 的患者在病后 2 ~ 3 天出现心包摩擦音，多数在几天内又消失，是坏死波及心包面引起的反应性纤维蛋白性心包炎所致。⑤心尖区可出现粗糙的收缩期杂音或收缩中晚期喀喇音，为二尖瓣乳头肌功能失调或断裂所致。⑥可听到各种心律失常的心音改变。⑦常见到血压下降到正常以下（病前高血压者血压可降至正常），且可能不再恢复到起病前水平。⑧还可伴有休克、心力衰竭的相应体征。

（四）并发症

心肌梗死除可并发心力衰竭及心律失常外，还可有下列并发症：

1. 动脉栓塞

主要为左室壁血栓脱落所引起。根据栓塞的部位，可能产生脑部或其他部位的相应症状，常在起病后 1 ~ 2 周发生。

2. 心室壁瘤

梗死部位在心脏内压的作用下，显著膨出。心电图常示持久的 ST 段持续抬高。

3. 心肌破裂

少见。常在发病 1 周内出现，患者常突然心力衰竭甚至休克造成死亡。

4. 乳头肌功能不全

乳头肌功能不全的病变可分为坏死性与纤维性两种，在发生心肌梗死后，心尖区突然出现响亮的全收缩期杂音，第一心音减低。

5. 心肌梗死后综合征

发生率约10%，于心肌梗死后数周至数月内出现，可反复发生，表现为发热、胸痛、心包炎、胸膜炎或肺炎等症状、体征，可能为机体对坏死物质的过敏反应。

四、诊断要点

（一）诊断标准

诊断 AMI 必须至少具备以下标准中的两条：

（1）缺血性胸痛的临床病史，疼痛常持续 30 min 以上。

（2）心电图的特征性改变和动态演变。

（3）心肌坏死的血清心肌标记物浓度升高和动态变化。

（二）诊断步骤

对疑为 AMI 的患者，应争取在 10 min 内完成：

（1）临床检查（问清缺血性胸痛病史，如疼痛性质、部位、持续时间、缓解方式、伴随症状；查明心、肺、血管等的体征）。

（2）描记 18 导联心电图（常规 12 导联加 V7 ~ V9，V3R ~ V5R），并立即进行分析、判断。

（3）迅速进行简明的临床鉴别诊断后做出初步诊断（老年人突发原因不明的休克、心衰、上腹部疼痛伴胃肠道症状、严重心律失常或较重而持续性胸痛或胸闷，应慎重考虑有无本病的可能）。

（4）对病情做出基本评价并确定即刻处理方案。

（5）继之尽快进行相关的诊断性检查和监测，如血清心肌标记物浓度的检测，结合缺血性胸痛的临床病史、心电图的特征性改变，做出 AMI 的最终诊断。此外，尚应进行血常规、血脂、血糖、凝血时间、电解质等检测，二维超声心动图检查，床旁心电监护等。

（三）危险性评估

（1）伴下列任一项者，如高龄（＞70岁）、既往有心肌梗死史、心房颤动、前壁心肌梗死、心源性休克、急性肺水肿或持续低血压等可确定为高危患者。

（2）病死率随心电图ST段抬高的导联数的增加而增加。

（3）血清心肌标记物浓度与心肌损害范围呈正相关，可助估计梗死面积和患者预后。

五、鉴别诊断

（一）不稳定型心绞痛

疼痛的性质、部位与心肌梗死相似，但发作持续时间短、次数频繁、含服硝酸甘油有效。心电图的改变及酶学检查是与心肌梗死鉴别的主要依据。

（二）急性肺动脉栓塞

大块的栓塞可引起胸痛、呼吸困难、咯血、休克，但多出现右心负荷急剧增加的表现如有心室增大，P2亢进、分裂和有心衰体征。无心肌梗死时的典型心电图改变和血清心肌酶的变化。

（三）主动脉夹层

该病也具有剧烈的胸痛，有时出现休克，其疼痛常为撕裂样，一开始即达高峰，多放射至背部、腹部、腰部及下肢。两上肢的血压和脉搏常不一致是本病的重要体征。可出现主动脉瓣关闭不全的体征，心电图和血清心肌酶学检查无AMI时的变化。X线和超声检查可出现主动脉明显增宽。

（四）急腹症

急性胆囊炎、胆石症、急性坏死性胰腺炎、溃疡病穿孔等常出现上腹痛及休克的表现，但应有相应的腹部体征，心电图及景像、酶学检查有助于鉴别。

（五）急性心包炎

尤其是非特异性急性心包炎，也可出现严重胸痛、心电图ST段抬高，但该病发病前常有上呼吸道感染，呼吸和咳嗽时疼痛加重，早期即有心包摩擦音。无心电图的演变及酶学异常。

六、处理

（一）治疗原则

改善冠状动脉血液供给，减少心肌耗氧，保护心脏功能，挽救因缺血而濒死的心肌，防止梗死面积扩大，缩小心肌缺血范围，及时发现、处理、防治严重心律失常、泵衰竭和各种并发症，防止猝死。

（二）院前急救

流行病学调查发现，50% 的患者发病后 1 小时在院外猝死，死因主要是可救治的心律失常。因此，院前急救的重点是尽可能缩短患者就诊延误的时间和院前检查、处理、转运所用的时间，尽量帮助患者安全、迅速地转送到医院；尽可能及时给予相关急救措施，如嘱患者停止任何主动性活动和运动，舌下含化硝酸甘油，高流量吸氧，镇静止痛（吗啡或杜冷丁），必要时静脉注射或滴注利多卡因，或给予除颤治疗和心肺复苏；缓慢性心律失常给予阿托品肌内注射或静脉注射；及时将患者情况通知急救中心或医院，在严密观察、治疗下迅速将患者送至医院。

（三）住院治疗

急诊室医生应力争在 10 ~ 20 min 内完成病史、临床检数记录 18 导联心电图，尽快明确诊断。对 ST 段抬高者应在 30 min 内收住冠心病监护病房（CCU）并开始溶栓，或在 90 min 内开始行急诊 PTCA 治疗。

1. 休息

患者应卧床休息，保持环境安静，减少探视，防止不良刺激。

2. 监测

在冠心病监护室进行心电图、血压和呼吸的监测 5 ~ 7 日，必要时进行床旁血流动力学监测，以便于观察病情和指导治疗。

3. 护理

第一周完全卧床，加强护理，对进食、漱洗、大小便、翻身等，都需要别人帮助。第二周可从床上坐起，第三到四周可逐步离床和室内缓步走动。但病重或有并发症者，卧床时间宜适当延长。食物以易消化的流质或半流质为主，病情稳定后逐渐改为软食。便秘 3 日者可服轻泻剂或用甘油栓等，必须防止用力大便造成病情突变。焦虑、不安患者可用地西泮等镇静剂。禁止吸烟。

4. 吸氧

在急性心肌梗死早期，即便未合并有左侧心力衰竭或肺疾病，也常有不同程度的动脉低氧血症。其原因可能由于细支气管周围水肿，使小气道狭窄，增加小气道阻力，气流量降低，局部换气量减少，特别是两肺底部最为明显。有些患者虽未测出动脉低氧血症，由于增加肺间质液体，肺顺应性一过性降低，而有气短症状。因此，应给予吸氧，通常在发病早期用鼻塞给氧 24 ~ 48 h，3 ~ 5 L/min。有利于氧气运送到心肌，可能减轻气短、疼痛或焦虑症状。在严重左侧心力衰竭、肺水肿和并有机械并发症的患者，多伴有严重低氧血症，需面罩加压给氧或气管插管并机械通气。

5. 补充血容量

心肌梗死患者，由于发病后出汗，呕吐或进食少，以及应用利尿药等因素，引起血容量不足和血液浓缩，从而加重缺血和血栓形成，有导致心肌梗死面积扩大的危险。因此，如每日摄入量不足，应适当补液，以保持出入量的平衡。

6. 缓解疼痛

AMI 时, 剧烈胸痛使患者交感神经过度兴奋, 产生心动过速、血压升高和心肌收缩力增强, 从而增加心肌耗氧量。并易诱发快速性室性心律失常, 应迅速给予有效镇痛药。本病早期疼痛是难以区分坏死心肌疼痛和可逆性心肌缺血疼痛, 二者常混杂在一起。先予含服硝酸甘油, 随后静脉点滴硝酸甘油, 如疼痛不能迅速缓解, 应即用强的镇痛药, 吗啡和派替啶最为常用。吗啡是解除急性心肌梗死后疼痛最有效的药物。其作用于中枢阿片受体而发挥镇痛作用, 并阻滞中枢交感神经冲动的传出, 导致外周动、静脉扩张, 从而降低心脏前后负荷及心肌耗氧量。通过镇痛, 减轻疼痛引起的应激反应, 使心率减慢。1 次给药后 10 ~ 20 min 发挥镇痛作用, 1 ~ 2 h 作用最强, 持续 4 ~ 6 h。通常静脉注射吗啡 5 ~ 10 mg, 必要时每 1 ~ 2 小时重复 1 次, 总量不宜超过 15 mg。吗啡治疗剂量时即可发生不良反应, 随剂量增加, 发生率增加。不良反应有恶心、呕吐、低血压和呼吸抑制。其他不良反应有眩晕、嗜睡、表情淡漠、注意力分散等。一旦出现呼吸抑制, 可每隔 3 min 静脉注射纳洛酮有拮抗吗啡的作用, 剂量为 0.4 mg, 总量不超过 1.2 mg。一般用药后呼吸抑制症状可很快消除, 必要时采用人工辅助呼吸。哌替啶有消除迷走神经作用和镇痛作用, 其血流动力学作用与吗啡相似, 75 mg 哌替啶相当于 10 mg 吗啡, 不良反应有致心动过速和呕吐作用, 但较吗啡轻。可用阿托品 0.5 mg 对抗之。临床上可肌内注射 25 ~ 75 mg, 必要时 2 ~ 3 h 重复, 过量出现麻醉作用和呼吸抑制, 当引起呼吸抑制时, 也可应用纳洛酮治疗。对重度烦躁者可应用冬眠疗法, 经肌内注射呢替陡 25 mg 异丙嗪 (非那根) 12.5 mg, 必要时 4 ~ 6 h 重复 1 次。

中药可用复方丹参滴丸, 麝香保心丸口服, 或复方丹参注射液 16 mL 加入 5% 葡萄糖液 250 ~ 500 mL 中静脉滴注。

(四) 再灌注心肌

起病 3 ~ 6 小时内, 使闭塞的冠状动脉再通, 心肌得到再灌注, 濒临坏死的心肌可能得以存活或使坏死范围缩小, 预后改善, 是一种积极的治疗措施。

1. 急诊溶栓治疗

溶栓治疗是 20 世纪 80 年代初兴起的一项新技术, 其治疗原理是针对急性心肌梗死发病的基础, 即大部分穿壁性心肌梗死是由于冠状动脉血栓性闭塞引起的。血栓是由于凝血酶原在异常刺激下被激活, 形成凝血酶, 使纤维蛋白原转化为纤维蛋白, 然后与其他有形成分如红细胞、血小板一起形成的。机体内存在一个纤维蛋白溶解系统, 它是由纤维蛋白溶解原和内源性或外源性激活物组成的。在激活物的作用下, 纤维蛋白溶酶原被激活, 形成纤维蛋白溶酶, 它可以溶解稳定的纤维蛋白血栓, 还可以降解纤维蛋白原, 促使纤维蛋白裂解、使血栓溶解。但是纤维蛋白溶酶的半衰期很短, 要想获得持续的溶栓效果, 只有依靠连续输入外源性补给激活物的办法。现在临床常用的纤溶激活物有两大类, 一类为非选择性纤溶剂, 如链激酶、尿激酶。它们除了激活与血栓相关的纤维蛋白溶酶原外, 还激活循环中的纤溶酶原, 导致全身的纤溶状态, 因此可以引起出血合并症。另一类为选择性纤溶剂, 有重组组织型纤溶酶原激活剂 Ut-Pa），单链尿激酶型纤溶酶原激活剂（SCUPA）及乙酰纤溶酶原—链激酶激活剂复合物（APSAC）。它们选择性的激活与血栓有关的纤溶酶原，而对循环中的纤溶酶原仅有中等度的作用。这样可以避免或减少出血合并症的发生。

2. 经皮腔内冠状动脉成形术（PTCA）

（1）直接 PTCA（direct PTCA）：急性心肌梗死发病后直接做 PTCA。指征：静脉溶栓治疗有禁忌证者；合并心源性休克者（急诊 PTCA 挽救生命是作为首选治疗）；诊断不明患者，如急性心肌梗死病史不典型或左束支传导阻滞（LBBB）者，可从直接冠状动脉造影和 PTCA 中受益；有条件在发病后数小时内行 PTCA 者。

（2）补救性 PTCA（rescue PTCA）：在发病 24 h 内，静脉溶栓治疗失败，患者胸痛症状不缓解时，行急诊 PTCA，以挽救存活的心肌，限制梗死面积进一步扩大。

（3）半择期 PTCA（semi-elective PTCA）：溶栓成功患者在梗死后 7 ~ 10 日内，有心肌缺血指征或冠脉再闭塞者。

（4）择期 PTCA（elective PTCA）：在急性心肌梗死后 4 ~ 6 周，用于再发心绞痛或有心肌缺血客观指征，如运动试验、动态心电图、201T1 运动心肌断层显像等证实有心肌缺血。

（5）冠状动脉旁路移植术（CABG）：适用于溶栓疗法及 PTCA 无效，而仍有持续性心肌缺血；急性心肌梗死合并有左房室瓣关闭不全或室间隔穿孔等机械性障碍需要手术矫正和修补，同时进行 CABG；多支冠状动脉狭窄或左冠状动脉主干狭窄。

（五）严密观察，及时处理并发症

1. 左心功能不全

AMI 时左心功能不全因病理生理改变的程度不同，可表现轻度肺淤血、急性左心衰（肺水肿）、心源性休克。

（1）急性左心衰（肺水肿）的治疗：可选用吗啡、利尿剂（呋塞米等）、硝酸甘油（静脉滴注），尽早口服 ACEI 制剂（以短效制剂为宜）。肺水肿合并严重高血压时应静脉滴注硝普钠，由小剂量（10 Mg/miri）开始，据血压调整剂量。伴严重低氧血症者可行人工机械通气治疗。洋地黄制剂在 AMI 发病 24 小时内不主张使用。

（2）心源性休克：在严重低血压时应静脉滴注多巴胺 5 ~ 15 pg/（kg•min），一旦血压升至 90 mmHg 以上，则可同时静脉滴注多巴酚丁胺 3 ~ 10 Mg/（kg•min），以减少多巴胺用量。如血压不升应使用大剂量多巴胺 [> 15 Mg/（kg.min）]。大剂量多巴胺无效时，可静脉滴注去甲肾上腺素 2 ~ 8/xg/min。轻度低血压时，可用多巴胺或与多巴酚丁胺合用。药物治疗无效者，应使用主动脉内球囊反搏（IABP）。AMI 合并心源性休克提倡 PTCA 再灌注治疗。中药可酌情选用独参汤、参附汤、生脉散等。

2. 抗心律失常

急性心肌梗死约有 90% 以上出现心律失常，绝大多数发生在梗死后 72 小时内，不论是快速性或缓慢性心律失常，对急性心肌梗死患者均可引起严重后果。因此，及早发现心律失常，特别是严重的心律失常前驱症状，并给予积极的治疗。

（1）对出现室性早搏的急性心肌梗死患者，均应严密心电监护及处理。频发的室性早搏或室速，应以利多卡因 50 ~ 100 mg 静注，无效时 5 ~ 10 min 可重复，控制后以每分钟 1 ~ 3 mg 静滴维持，情况稳定后可改为药物口服；美西律 150 ~ 200 mg，普鲁卡因酰胺 250 ~ 500 mg，溴苄胺 100 ~ 200 mg 等，6 小时 1 次维持。

（2）对已发生室颤应立即行心肺复苏术，在进行心脏按压和人工呼吸的同时争取尽快实行电除颤，一般首次即采取较大能量（200 ~ 300 J）争取 1 次成功。

（3）对窦性心动过缓如心率小于每分钟 50 次，或心率在每分钟 50 ~ 60 次但合并低血压或室性心律失常，可以阿托品每次 0.3 ~ 0.5 mg 静注，无效时 5 ~ 10 min 重复，但总量不超过 2 mg。也可以氨茶碱 0.25 g 或异丙基肾上腺素 1 mg 分别加入 300 ~ 500 mL 液体中静滴，但这些药物有可能增加心肌氧耗或诱发室性心律失常，故均应慎用。以上治疗无效症状严重时可采用临时起搏措施。

（4）对房室传导阻滞Ⅰ度和Ⅱ度量型者，可应用肾上腺皮质激素、阿托品、异丙肾上腺素治疗，但应注意其不良反应。对Ⅲ度及Ⅱ度Ⅱ型者宜行临时心脏起搏。

（5）对室上性快速心律失常可选用（β阻滞剂、洋地黄类（24 小时内尽量不用）、异搏定、乙胺碘呋酮、奎尼丁、普鲁卡因酰胺等治疗，对阵发性室上性、房颤及房扑药物治疗无效可考虑直流同步电转复或人工心脏起搏器复律。

3. 机械性并发症的处理

（1）心室游离壁破裂：可引起急性心包填塞致突然死亡，临床表现为电－机械分离或心脏停搏，常因难以即时救治而死亡。亚急性心脏破裂应积极争取冠状动脉造影后行手术修补及血管重建术。

（2）室间隔穿孔：伴血流动力学失代偿者，提倡在血管扩张剂和利尿剂治疗及 IABP 支持下，早期或急诊手术治疗。如穿孔较小，无充血性心衰，血流动力学稳定，可保守治疗，6 周后择期手术。

（3）急性二尖瓣关闭不全：急性乳头肌断裂时突发左心衰和（或）低血压，主张用血管扩张剂、利尿剂及 IABP 治疗，在血流动力学稳定的情况下急诊手术。因左心室扩大或乳头肌功能不全者，应积极应用药物治疗心衰，改善心肌缺血并行血管重建术。

（六）恢复期处理

住院 3 ~ 4 周后，如病情稳定，体力增进，可考虑出院。近年主张出院前作症状限制性运动负荷心电图、放射性核素和（或）超声显像检查，如显示心肌缺血或心功能较差，宜行冠状动脉造影检查考虑进一步处理。心室晚电位检查有助于预测发生严重室性心律失常的可能性。

七、护理

（一）护理评估

1. 病史

发病前常有明显诱因，如精神紧张、情绪激动、过度体力活动、饱餐、高脂饮食、糖尿病未控制、感染、手术、大出血、休克等。少数在睡眠中发病。约有半数以上的患者过去有高血压及心绞痛史。部分患者则无明确病史及先兆表现，首次发展即是急性心肌梗死。

2. 身体状况

（1）先兆：约半数以上患者在梗死前数日至数周，有乏力、胸部不适、活动时心悸、气急、心绞痛等，最突出为心绞痛发作频繁，持续时间较长，疼痛较剧烈，甚至伴恶心、呕吐、大汗、心动过缓、硝酸甘油疗效差等，特称为梗前先兆。应警惕近期内发生心肌梗死的可能，要及时住院治疗。

（2）症状：急性心肌梗死的临床表现与梗死的大小、部位、发展速度及原来心脏的功能情况等有关。

①疼痛：是最常见的起始症状。典型的疼痛部位和性质与心绞痛相似，但疼痛更剧烈，诱因多不明显，持续时间较长，多在 30 min 以上，也可达数小时或数日，休息和含服硝酸甘油多不能缓解。患者常烦躁不安、出汗、恐惧，或有濒死感。老年人、糖尿病患者以及脱水、休克患者常无疼痛。少数患者以休克、急性心力衰竭、突然晕厥为始发症状。部分患者疼痛位于上腹部，或者疼痛放射至下颌、颈部、背部上方，易被误诊，应与相关疾病鉴别。

②全身症状：有发热和心动过速等。发热由坏死物质吸收所引起，一般在疼痛后 24 ~ 48 h 出现，体温一般在 38℃左右，持续约 1 周。

③胃肠道症状：频繁常伴有早期恶心、呕吐、肠胀气和消化不良，特别是下后壁梗死者。重症者可发生呃逆。

④心律失常：见于 75% ~ 95% 的患者，以发病 24 h 内最多见，可伴心悸、乏力、头晕、晕厥等症状。其中以室性心律失常居多，可出现室性期前收缩、室性心动过速、心室颤动或加速性心室自主心律。如出现频发的、成对的、多源的和 R 落在 T 的室性期前收缩，或室性心动过速，常为心室颤动的先兆。室颤是急性心肌梗死早期主要的死因。室上性心律失常则较少，多发生在心力衰竭者中。缓慢型心律失常中以房室传导阻滞最为常见，束支传导阻滞和窦性心动过缓也较多见。

⑤低血压和休克：见于约 20% ~ 30% 的患者。疼痛期的血压下降未必是休克。如疼痛缓解后收缩压仍低于 10.7 kPa（80 mmHg），伴有烦躁不安、面色苍白、皮肤湿冷、大汗淋漓、脉细而快、少尿、精神迟钝、甚或昏迷者，则为休克表现。休克多在起病后数小时至 1 周内发生，主要是心源性，为心肌收缩力减弱、心排血量急剧下降所致，尚有血容量不足、严重心律失常、周围血管舒缩功能障碍和酸中毒等因素参与。

⑥心力衰竭：主要为急性左心衰竭。可在发病最初的几天内发生，或在疼痛、休克好转阶段出现。是因为心肌梗死后心脏收缩力显著减弱或不协调所致。患者可突然出现呼吸困难、咳泡沫痰、紫绀等，严重时可发生急性肺水肿，也可继而出现全心衰竭，并伴血压下降。

（3）体征。

①一般情况：患者常呈焦虑不安或恐惧，手抚胸部，面色苍白，皮肤潮湿，呼吸增快；如左心功能不全时呼吸困难，常采半卧位或咯粉红色泡沫痰；发生休克时四肢厥冷，皮肤有蓝色斑纹。多数患者于发病第 2 天体温升高，一般在 38 ℃左右，不超过 39℃，1 周内退至正常。

②心脏：心脏浊音界可轻至中度增大；心率增快或减慢；可有各种心律失常；心尖部第一心音常减弱，可出现第三或第四音奔马律；一般听不到心脏杂音，二尖瓣乳头肌功能不全或腱索断裂时心尖部可听到明显的收缩期杂音；室间隔穿孔时，胸骨左缘可闻及响亮的全收缩期杂音；发生严重的左心衰竭时，心尖部也可闻及收缩期杂音；约1% ~ 20% 的患者可在发病 1 ~ 3 天内出现心包摩擦音，持续数天，少数可持续 1 周以上。

③肺部：发病早期肺底可闻及少数湿啰音，常在 1 ~ 2 天内消失，啰音持续存在或增多常提示左心衰竭。

3. 实验室及其他检查

（1）心电图：可起到定性、定位、定期的作用。透壁性心肌梗死典型改变是：出现异常、持久宽而深的 Q 波或 QS 波。损伤型 ST 段的抬高，弓背向上与 T 波融合形成单向曲线，起病数小时之后出现，数日至数周回到基线。T 波改变：起病数小时内异常增高，数日至 2 周左右变为平坦，继而倒置。但约有 5% ~ 15% 病例心电图表现不典型，其原因：小灶梗死，多处或对应性梗死，再发梗死，心内膜下梗死以及伴室内传导阻滞，心室肥厚或预激综合征等。以上情况可不出现坏死性 Q 波，只表现为 QRS 波群高度、ST 段、T 波的动态改变。另外，右心梗死，真后壁和局限性高侧壁心肌梗死，常规导联中不显示梗死图形，应加做特殊导联以明确诊断。

（2）心向量图：当心电图不能肯定诊断为心肌梗死时，往往可通过心向量图得到证实。

（3）超声心动图：超声心动图并不用来诊断急性心肌梗死，但对探查心肌梗死的各种并发症极有价值，尤其是室间隔穿孔破裂，乳头肌或腱索断裂或功能不全造成的二尖瓣关闭不全、脱垂、室壁瘤和心包积液。

（4）放射性核素检查：放射性核素心肌显影及心室造影99m 锝及 131 碘等形成热点成像或 201 铊 42 钾等冷点先是 ST 段普通压低，继而 T 波倒置。成像可判断梗死的部位和范围。用门电路控制 y 闪烁照相法进行放射性核素血池显像，可观察壁动作及测定心室功能。

（5）心室晚电位（LPs）：心肌梗死时 LPs 阳性率28% ~ 58%，其出现不似陈旧性心梗稳定，但与室速与室颤有关，阳性者应进行心电监护及予以有效治疗。

（6）磁共振成像（MRI技术）：易获得清晰的空间隔像，故对发现间隔段运动障碍、间隔心肌梗死并发症较其他方法优越。

（7）实验室检查。

①血常规：白细胞计数上升，达10～20×109/L，中性粒细胞增至75%～90%。

②红细胞沉降率增快；C反应蛋白（CRP）增高可持续1～3周。

③血清酶学检查：心肌细胞内含有大量的酶，受损时这些酶进入血液，测定血中心肌酶谱对诊断及估计心肌损害程度有十分重要的价值。常用的有：①血清肌酸磷酸激酶（CPK）：发病4～6 h在血中出现，24 h达峰值，后很快下降，2～3天消失。②乳酸脱氢酶（LDH）在起病8～10 h后升高，达到高峰时间在2～3天，持续1～2周恢复正常。其中CPK的同工酶CPK-MB和LDH的同工酶CDH，诊断的特异性最高，其增高程度还能更准确地反映梗死的范围。

④肌红蛋白测定：血清肌红蛋白升高出现时间比CPK略早，约在2 h左右，多数24 h即恢复正常；尿肌红蛋白在发病后5～40 h开始排泄，持续时间平均达83 h。

（二）护理目标

（1）患者疼痛减轻。

（2）患者能遵医嘱服药，说出治疗的重要性。

（3）患者的活动量增加、心率正常。

（4）生命体征维持在正常范围。

（5）患者看起来放松。

（三）护理措施

1．一般护理

（1）安置患者于冠心病监护病房（CCU），连续监测心电图、血压、呼吸5～7日，对行漂浮导管检查者做好相应护理，询问患者有无心悸、胸闷、胸痛、气短、乏力、头晕等不适。

（2）病室保持安静、舒适，限制探视，有计划地护理患者，减少对患者的干扰，保证患者充足的休息和睡眠时间，防止任何不良刺激。据病情安置患者于半卧位或平卧位。如无并发症，24 h内可在床上活动肢体，无合并症者可在床上坐起，逐渐过渡到坐在床边或椅子上，每次20 min，每日3～5次，鼓励患者深呼吸；第1～2周后开始在室内走动，逐步过渡到室外行走；第3～4周可试着上下楼梯或出院。病情严重或有并发症者应适当延长卧床时间。

（3）介绍本病知识和监护室的环境。关心、尊重、鼓励、安慰患者，以和善的态度回答患者提出的问题，帮助其树立战胜疾病的信心。

（4）给予低钠、低脂、低胆固醇、无刺激、易消化的饮食，少量多餐，避免进食过饱。

（5）心肌梗死患者由于卧床休息、消化功能减退、哌替啶或吗啡等止痛药物的应用，使胃肠功能和膀胱收缩无力抑制，易发生便秘和尿潴留。应予以足够的重视，酌情给予轻泻剂，嘱患者排便时勿屏气，避免增加心脏负担并导致附壁血栓脱落。排便不畅时宜加用开塞露，对5日无大便者可保留灌肠或给低压盐水灌肠。对排尿不畅者，可采用物理或诱导法，协助排尿，必要时行导尿。

（6）吸氧：氧治疗可提高改善低氧血症，有利于心肌梗死的康复。急性期给患者高流量吸氧，持续48 h氧流量在每分钟3～5 L，病情变化可延长吸氧时间。待疼痛减轻，休克解除，可减低氧流量。注意鼻导管的通畅，24 h更换1次。如果合并急性左心衰竭，出现重度低氧血症时。死亡率较高，可采用加压吸氧或酒精除泡沫吸氧。

（7）防止血栓性静脉炎或深部静脉血栓形成：血栓性静脉炎表现为受累静脉局部红、肿、痛，可延伸呈条索状，多因反复静脉穿刺输液和多种药物输注所致。所以行静脉穿刺时应严格无菌操作，患者感觉输液局部皮肤疼痛或红肿，应及时更换穿刺部位，并予以热敷或理疗。下肢静脉血栓形成一般在血栓较大引起阻塞时才出现患肢肤色改变，皮肤温度升高和可凹性水肿。应注意每日协助患者做被动下肢活动2～3次，注意下肢皮肤温度和颜色的变化避免选用下肢静脉输液。

2. 病情观察与护理

急性心肌梗死系危重疾病、应早期发现危及患者生命的先兆表现，如能得到及时处理，可使病情转危为安。故需严密观察以下情况：

（1）血压：始发病时应0.5～1 h测量一次血压，随血压恢复情况逐步减少测量次数为每日4～6次，基本稳定后每日1～2次。若收缩压在12 kPa（90 mmHg）以下，脉压减小，且音调低落，要注意患者的神志状态、脉搏、面色、皮肤色泽及尿量等，是否有心源性休克的发生。此时，在通知医生的同时，对休克者采取抗休克措施，如补充血容量，应用升压药、血管扩张剂以及纠正酸中毒，避免脑缺氧，保护肾功能等。有条件者应准备好中心静脉压测定装登或漂浮导管测定肺微血管楔嵌压设备，以正确应用输液量及调节液体滴速。

（2）心率、心律：在冠心病监护病房（CCU）进行连续的心电、呼吸监测，在心电监测示波屏上，应注意观察心率及心律变化。及时检出可能作为恶性心动过速先兆的任何室性期前收缩，以及室颤或完全性房室传导阻滞，严重的窦性心动过缓，房性心律失常等，如发现室性早搏为：①每分钟5次以上。②呈二、三联律。③多原性早搏。④室性早搏的R波落在前一次主搏的T波之上，均为转变阵发性室性心动过速及心室颤动的先兆，易造成心搏骤停。遇有上述情况，在立即通知医生的同时，需应用相应的抗心律失常药物，并准备好除颤器和人工心脏起搏器，协同医生抢救处理。

（3）胸痛：急性心肌梗死患者常伴有持续剧烈的胸痛，因此，应注意观察患者的胸痛程度，因剧烈胸痛可导致低血压，加重心肌缺氧，扩大梗死面积，引起心力衰竭、休克及心律失常。常用的止痛剂有罂粟碱肌内注射或静滴，硝酸甘油0.6 mg含服，疼痛较重者可用杜冷丁或吗啡。在护理中应注意可能出现的药物不良反应，同时注意观察血压、尿量、呼吸及一般状态，确保用药的安全。

（4）呼吸急促：注意观察患者的呼吸状态，对有呼吸急促的患者应注意观察血压，皮肤黏膜的血循环情况，肺部体征的变化以及血流动力学和尿量的变化。发现患者有呼吸急促，不能平卧，烦躁不安，咳嗽，咯泡沫样血痰时，立即取半坐位，给予吸氧，准备好快速强心、利尿剂，配合医生按急性心力衰竭处理。

（5）体温：急性心肌梗死患者可有低热，体温在37℃～38.5℃，多持续3天左右。如体温持续升高，1周后仍不下降，应疑有继发肺部或其他部位感染，及时向医生报告。

（6）意识变化：如发现患者意识恍惚，烦躁不安，应注意观察血流动力学及尿量的变化。警惕心源性休克的发生。

（7）器官栓塞：在急性心肌梗死第1、2周内，注意观察组织或脏器有无发生栓塞现象。因左心室内附壁血栓可脱落，而引起脑、肾、四肢、肠系膜等动脉栓塞，应及时向医生报告。

（8）心室膨胀瘤：在心肌梗死恢复过程中，心电图表现虽有好转，但患者仍有顽固性心力衰竭或心绞痛发作，应疑有心室膨胀瘤的发生。这是由于在心肌梗死区愈合过程中，心肌被结缔组织所替代，成为无收缩力的薄弱纤维瘢痕区。该区内受心腔内的压力而向外呈囊状膨出，造成心室膨胀瘤。应配合医生进行X线检查以确诊。

（9）心肌梗死后综合征：需注意在急性心肌梗死后2周、数月甚至2年内，可并发心肌梗死后综合征。表现为肺炎、胸膜炎和心包炎征象，同时也有发热、胸痛、血沉和白细胞升高现象，酷似急性心肌梗死的再发。这是由于坏死心肌引起机体自身免疫变态反应所致。如心肌梗死的特征性心电图变化有好转现象又有上述表现时，应做好X线检查的准备，配合医生做出鉴别诊断。因本病应用激素治疗效果良好，若因误诊而用抗凝药物，可导致心腔内出血而发生急性心包填塞。故应严密观察病情，在确诊为本病后，应向患者及家属做好解释工作，解除顾虑，必要时给患者应用镇痛及镇静剂；做好休息、饮食等生活护理。

（四）健康教育

（1）注意劳逸结合，根据心功能进行适当的康复锻炼。

（2）避免紧张、劳累、情绪激动、饱餐、便秘等诱发因素。

（3）节制饮食，禁忌烟酒、咖啡、酸辣刺激性食物，多吃蔬菜、蛋白质类食物，少食动物脂肪、胆固醇含量较高的食物。

（4）按医嘱服药，随身常备硝酸甘油等扩张冠状动脉药物，定期复查。

（5）指导患者及家属，病情突变时，采取简易应急措施。

第四节　心源性休克

心源性休克（Cardiogenic shock）系指由于严重的心脏泵功能衰竭或心功能不全导致心排出量减少，各重要器官和周围组织灌注不足而发生的一系列代谢和功能障碍综合征。

一、临床表现

多数心源性休克患者，在出现休克之前有相应心脏病史和原发病的各种表现，如急性肌梗死患者可表现严重心肌缺血症状，心电图可能提示急性冠状动脉供血不足，尤其是广泛前壁心肌梗死；急性心肌炎者则可有相应感染史，并有发热、心悸、气短及全身症状，心电图可有严重心律失常；心脏手术后所致的心源性休克，多发生于手术1周内。

心源性休克目前国内外比较一致的诊断标准是：

（1）收缩压低于12 kPa（90 mmHg）或原有基础血压降低4 kPa（30 mmHg），非原发性高血压患者一般收缩压小于10.7 kPa（80 mmHg）。

（2）循环血量减少：①尿量减少，常少于20 mL/h。②神志障碍、意识模糊、嗜睡、昏迷等。③周围血管收缩，伴四肢厥冷、冷汗，皮肤湿凉、脉搏细弱快速、颜面苍白或发绀等末梢循环衰竭表现。

（3）纠正引起低血压和低心排出量的心外因素（低血容量、心律失常、低氧血症、酸中毒等）后，休克依然存在。

二、诊断

（1）有急性心肌梗死、急性心肌炎、原发或继发性心肌病、严重的恶性心律失常、具有心肌毒性的药物中毒、急性心脏压塞以及心脏手术等病史。

（2）早期患者烦躁不安、面色苍白，诉口干、出汗，但神志尚清；后逐渐表情淡漠、意识模糊、神志不清直至昏迷。

（3）体检心率逐渐增快，常 > 120 次/分。收缩压 < 10.64 kPa（80 mmHg），脉压差 < 2.67 kPa（20 mmHg）严重时血压测不出。脉搏细弱，四肢厥冷，肢端发绀，皮肤出现花斑样改变。心音低纯，严重者呈单音律。尿量 < 17 mL/h，甚至无尿。休克晚期出现广泛性皮肤、黏膜及内脏出血，即弥漫性血管内凝血，以及多器官衰竭。

（4）血流动力学监测提示心脏指数降低、左室舒张末压升高等相应的血流动力学异常。

三、检查

（1）血气分析。

（2）弥漫性血管内凝血的有关检查。血小板计数及功能检测，出凝血时间，凝血酶原时间，凝血因子Ⅰ，各种凝血因子和纤维蛋白降解产物（FDP）。

（3）必要时做微循环灌注情况检查。

（4）血流动力学监测。

（5）胸部X线片、心电图、必要时做动态心电图检查，条件允许时行床旁超声心动图检查。

四、治疗

（一）一般治疗

（1）绝对卧床休息，有效止痛，由急性心肌梗死所致者吗啡3～5 mg或杜冷丁50 mg，静注或皮下注射，同时予安定、苯巴比妥（鲁米那）。

（2）建立有效的静脉通道，必要时行深静脉插管。留置导尿管监测尿量。持续心电、血压、血氧饱和度监测。

（3）氧疗：持续吸氧，氧流量一般为4～6 L/min，必要时气管插管或气管切开，人工呼吸机辅助呼吸。

（二）补充血容量

首选低分子右旋糖酐250～500 mL静滴，或0.9%氯化钠液、平衡液500 mL静滴，最好在血流动力学监护下补液并严格控制滴速，前20 min内快速补液100 mL，如中心静脉压上升不超过0.2 kPa（1.5 mmHg），可继续补液直至休克改善，或输液总量达500～750 mL。无血流动力学监护条件者可参照以下指标进行判断：诉口渴，外周静脉充盈不良，尿量<30 mL/h，尿比重>1.02，中心静脉压<0.8 kPa（6 mmHg），则表明血容量不足。

（三）血管活性药物的应用

首选多巴胺或与间羟胺（阿拉明）联用，从2～5/ig/（kg•min）开始渐增剂量，在此基础上根据血流动力学资料选择血管扩张剂：①肺充血而心输出量正常，肺毛细血管嵌顿压>2.4 kPa（18 mmHg），而心脏指数>2.2 L/（min-m²）时，宜选用静脉扩张剂，如硝酸甘油15～30 Mg/miri静滴或泵入，并可适当利尿。②心输出量低且周围灌注不足，但无肺充血，即心脏指数<2.2 L/（min-m²），肺毛细血管嵌顿压<2.4 kPa（18 mmHg）而肢端湿冷时，宜选用动脉扩张剂，如酚妥拉明100～300/xg/min静滴或泵入，必要时增至1 000～2 000 Mg/min。③心输出量低且有肺充血及外周血管痉挛，即心脏指数<2.2 L/(min•m²)，肺毛细血管嵌顿压<2.4 kPa（18 mmHg）而肢端湿冷时，宜选用硝普钠，10/Ptg/min开始，每5min增加5～10 ptg/min，常用量为40～160 ptg/min，也有高达430/x/min才有效。

（四）正性肌力药物的应用

1. 洋地黄制剂

一般在急性心肌梗死的 24 h 内，尤其是 6 h 内应尽量避免使用洋地黄制剂，在经上述处理休克无改善时可酌情使用西地兰 0.2 ~ 0.4 mg，静注。

2. 拟交感胺类药物

对心输出量低，肺毛细血管嵌顿压不高，体循环阻力正常或低下，合并低血压时选用多巴胺，用量同前；而心输出量低，肺毛细血管嵌顿压高，体循环血管阻力和动脉压在正常范围者，宜选用多巴酚丁胺 5 ~ 10/ig/（kg•min），亦可选用多培沙明 0.25 ~ 1.0/ig/（kg•min）。

3. 双异吡啶类药物

常用氨力农 0.5 ~ 2 mg/kg，稀释后静注或静滴，或米力农 2 ~ 8 mg，静滴。

（五）其他治疗

1. 纠正酸中毒

常用 5% 碳酸氢钠或摩尔乳酸钠，根据血气分析结果计算补碱量。

2. 激素应用

早期（休克 4 ~ 6 h 内）可尽早使用糖皮质激素，如地塞米松（氟美松）10 ~ 20 mg 或氢化可的松 100 ~ 200 mg，必要时每 4 ~ 6 h 重复 1 次，共用 1 ~ 3 日，病情改善后迅速停药。

3. 纳洛酮

首剂 0.4 ~ 0.8 mg，静注，必要时在 2 ~ 4 h 后重复 0.4 mg，继以 1.2 mg 置于 500 mL 液体内静滴。

4. 机械性辅助循环

经上述处理后休克无法纠正者，可考虑主动脉内气囊反搏（IABP）、体外反搏、左室辅助泵等机械性辅助循环。

5. 原发疾病治疗

如急性心肌梗死患者应尽早进行再灌注治疗，溶栓失败或有禁忌证者应在 IABP 支持下进行急诊冠状动脉成形术；急性心包填塞者应立即心包穿刺减压；乳头肌断裂或室间隔穿孔者应尽早进行外科手术修补等。

6. 心肌保护

1，6—二磷酸果糖 5 ~ 10 g/d，或磷酸肌酸（护心通）2 ~ 4 g/d，酌情使用血管紧张素转换酶抑制剂等。

（六）防治并发症

1. 呼吸衰竭

包括持续氧疗，必要时呼气末正压给氧，适当应用呼吸兴奋剂，如尼可刹米（可拉明）0.375 g 或洛贝林（山梗菜碱）3 ~ 6 mg 静注；保持呼吸道通畅，定期吸痰，预防感染等。

2. 急性肾衰竭

注意纠正水、电解质紊乱及酸碱失衡，及时补充血容量，酌情使用利尿剂如速尿 20 ~ 40 mg 静注。必要时可进行血液透析、血液滤过或腹膜透析。

3. 保护脑功能

使用脱水剂及糖皮质激素，合理使用兴奋剂及镇静剂，适当补充促进脑细胞代谢药，如脑活素、胞二磷胆碱、三磷酸腺苷等。

4. 防治弥散性血管内凝血（DIC）

休克早期应积极应用低分子右旋糖野、阿司匹林（乙酰水杨酸）、双嘧达莫（潘生丁）等抗血小板及改善微循环药物，有 DIC 早期指征时应尽早使用肝素抗凝，首剂 3 000 ~ 6 000 u 静注，后续以 500 ~ 1 000 u/h 静滴，监测凝血时间调整用量，后期适当补充消耗的凝血因子，对有栓塞表现者可酌情使用溶栓药如小剂量尿激酶（25 万 ~ 50 万 u）或链激酶。

五、护理

（一）急救护理

（1）护理人员熟练掌握常用仪器、抢救器材及药品。

（2）各抢救用物定点放置、定人保管、定量供应、定时核对、定期消毒，使其保持完好备用状态。

（3）患者一旦发生晕厥，应立即就地抢救并通知医师。

（4）应及时给予吸氧，建立静脉通道。

（5）按医嘱准、稳、快地使用各类药物。

（6）若患者出现心脏骤停，立即进行心、肺、脑复苏。

（二）护理要点

1. 给氧用面罩或鼻导管给氧

面罩要严密，鼻导管吸氧时，导管插入要适宜，调节氧流量 4 ~ 6 L/ 分，每日更换鼻导管一次，以保持导管通畅。如发生急性肺水肿时，立即给患者端坐位，两腿下垂，以减少静脉回流，同时加用 30% 酒精吸氧，降低肺泡表面张力，特别是患者咯大量粉红色泡沫样痰时，应及时用吸引器吸引，保持呼吸道通畅，以免发生窒息。

2. 建立静脉输液通道

迅速建立静脉通道。护士应建立静脉通道一至两条。在输液时，输液速度应控制，应当根据心率、血压等情况，随时调整输液速度，特别是当液体内有血管活性药物时，更应注意输液通畅，避免管道滑脱、输液外渗。

3. 尿量观察

记录单位时间内尿量的观察，是对休克病情变化及治疗有十分重要意义的指标。如果患者六小时无尿或每小时少于 20 ~ 30 mL，说明肾小球滤过量不足，如无肾实质变说明血容量不足。相反，每小时尿量大于 30 mL，表示微循环功能良好，肾血灌注好，是休克缓解的可靠指标。如果血压回升，而尿量仍很少，考虑发生急性肾功衰竭，应及时处理。

4. 血压、脉搏、末梢循环的观察

血压变化直接标志着休克的病情变化及预后，因此，在发病几小时内应严密观察血压，15 ~ 30 分钟一次，待病情稳定后 1 ~ 2 小时观察一次。若收缩压下降到 80 mmHgdO.7 kPa）以下，脉压差小于 20 mmHg（2.7 kPa）或患者原有高血压，血压的数值较原血压下降 20 ~ 30 mmHg（2.7 ~ 4.0 kPa）以上，要立即通知医生迅速给予处理。

脉搏的快慢取决于心率，其节律是否整齐，也与心搏节律有关，脉搏强弱与心肌收缩力及排血量有关。所以休克时脉搏在某种程度上反映心脏功能，同时，临床上脉搏的变化，往往早于血压变化。

心源性休克由于心排出量减少，末梢循环灌注量减少，血流留滞，末梢发生紫绀，尤其以口唇、黏膜及甲床最明显，四肢也因血运障碍而冰冷，皮肤潮湿。这时，即使血压不低，也应按休克处理。当休克逐步好转时，末梢循环得到改善，紫绀减轻，四肢转温。所以末梢的变化也是休克病情变化的一个标志。

5. 心电监护的护理患者入院后

立即建立心电监护，通过心电监护可及时发现致命的室速或室颤。当患者入院后一般监测 24 ~ 48 小时，有条件可直到休克缓解或心律失常纠正。常用标准 II 导进行监测，必要时描记心电记录。在监测过程中，要严密观察心律、心率的变化。对于频发室早（每分钟 5 个以上）、多源性室早，室早呈二联律、三联律，室性心动过速、R—on—T、R—on—P（室早落在前一个 P 波或 T 波上）立即报告医生，积极配合抢救，准备各种抗心律失常药，随时做好除颤和起搏的准备，分秒必争，以挽救患者的生命。

最后，还必须做好患者的保温工作，防止呼吸道并发症和预防褥疮等方面的基础护理工作。

第五节　心绞痛

心绞痛是冠状动脉供血不足，心肌急剧的、暂时的缺血与缺氧所引起的临床综合征。其特点为阵发性的前胸压榨性疼痛感觉，主要位于胸骨后部，可放射至心前区和左上肢，常发生于劳动或情绪激动时，持续数分钟，休息或用硝酸酯制剂后消失。

一、病因和发病机制

本病多见于男性，多数患者在 40 岁以上，劳累、情绪激动、饱食、受寒、阴雨天气、急性循环衰竭等为常见诱因。除冠状动脉粥样硬化外，本病还可由主动脉瓣狭窄或关闭不全、梅毒性主动脉炎、肥厚型心肌病、先天性冠状动脉畸形、风湿性冠状动脉炎等引起。

对心脏予以机械性刺激并不引起疼痛，但心肌缺血与缺氧则引起疼痛。当冠状动脉的供血与心肌的需求之间发生矛盾，冠状动脉血流量不能满足心肌代谢的需要，引起心肌急剧的、暂时的缺血与缺氧时，即产生心绞痛。

心肌耗氧的多少由心肌张力、心肌收缩强度和心率所决定。心肌张力 = 左室收缩压（动脉收缩压）× 心室半径。心肌收缩强度和心室半径经常不变，因此常用"心率 × 收缩压"（即二重乘积）作为估计心肌氧耗的指标。心肌能量的产生要求大量的氧气供应，心肌细胞摄取血液氧含量的 65% ～ 75%，而身体其他组织则仅摄取 10% ～ 25%，因此心肌平时对血液中氧的吸收已接近于最大量，氧需要增加时已难以从血液中更多地摄取氧，只能依靠增加冠状动脉的血流量来提供。在正常情况下，冠状循环有很大的储备力，其血流量可增加到休息时的 6 ～ 7 倍。缺氧时，冠状动脉也扩张，能使其流量增加 4 ～ 5 倍。动脉粥样硬化而致冠状动脉狭窄或部分分支闭塞时，其扩张性减弱，血流量减少，且对心肌的供血量相对地比较稳定。心肌的血液供给如减低到尚能应付心脏平时的需要，则休息时可无症状。一旦心脏负荷突然增加，如劳累、激动、左心衰竭等，使心肌张力增加（心腔容积增加、心室舒张末期压力增高）、心肌收缩力增加（收缩压增高、心室压力曲线量大压力随时间变化率增加）和心率增快等而致心肌氧耗量增加时，心肌对血液的需求增加；或当冠状动脉发生痉挛（如吸烟过度或神经体液调节障碍）时，冠状动脉血流量进一步减少；或在突然发生循环血流量减少的情况下（如休克、极度心动过速等），心肌血液供求之间的矛盾加深，心肌班液供给不足，遂引起心绞痛。严重贫血的患者，在心肌供血量虽未减少的情况下，可由于红细胞减少，血液携氧量不足而引起心绞痛。

在多数情况下，劳累诱发的心绞痛常在同一"心率 × 收缩压"值的水平上发生。

产生疼痛的直接因素，可能是在缺血缺氧的情况下，心肌内积聚过多的代谢产物，如乳酸、丙酮酸、磷酸等酸性物质；或类似激肽的多肽类物质，刺激心脏内自主神经的传入纤维末梢，经第 1 ～ 5 胸交感神经节和相应的脊髓段，传至大脑，产生疼痛的感觉。这种痛觉反应在与自主神经进入水平相同脊髓的脊神经所分布的皮肤区域，即胸骨后及两臂的前内侧与小指，尤其是在左侧，而多不在心脏解剖位置处。有人认为，在缺血区内富有神经供应的冠状血管的异常牵拉和收缩，可以直接产生疼痛冲动。

病理解剖检查显示心绞痛的患者，至少有一支冠状动脉的主支管腔显著狭窄达横切面的 75% 以上。有侧支循环形成者，则冠状动脉的主支有更严重的阻塞才会发生心绞痛。另一方面，冠状动脉造影发现 5% ～ 10% 的心绞痛患者，其冠状动脉的主要分支无明显病变，提示这些患者的心肌血供和氧供不足，可能是冠状动脉痉挛、冠状循环的小动脉病变、血红蛋白和氧的离解异常、交感神经过度活动、儿茶酚胺分泌过多或心肌代谢异常等所致。

患者在心绞痛发作之前，常有血压增高、心率增快、肺动脉压增高和肺毛细血管压增高的变化，反映心脏和肺的顺应性减低，发作时可有左心室收缩力和收缩速度降低、喷血速度减慢、左心室收缩压下降、心搏量和心排血量降低、左心室舒张末期压和血容量增加等左心衰竭的病理生理变化。左心室壁可呈收缩不协调或部分心室壁有收缩减弱的现象。

二、临床表现

（一）症状

1. 典型发作

突然发生的胸骨后上、中段可波及心前区压榨性、闷胀性或窒息性疼痛，可放射至左肩、左上肢前内侧及无名指和小指。重者有濒死的恐惧感和冷汗，往往迫使患者停止活动。疼痛历时 1～5 min，很少超过 15 min，休息或含化硝酸甘油多在 1～3 min 内（很少超过 5 min）缓解。

2. 不典型发作

（1）疼痛部位可出现在上腹部、颈部、下颌、左肩胛部或右前胸等。

（2）疼痛轻微或无疼痛，而出现胸部闷感、胸骨后烧灼感等，称心绞痛的相当症状。上述症状亦应为发作型，休息或含化硝酸甘油可缓解。

心前区刺痛，手指能明确指出疼痛部位，以及持续性疼痛或胸闷，多不是心绞痛。

（二）体征

平时一般无异常体征。心绞痛发作时可出现心率增快、血压增高、表情焦虑、出汗，有时出现第四或第三心音奔马律，可有暂时性心尖区收缩期杂音（乳头肌功能不全）。

（三）心绞痛严重程度的分级

根据加拿大心血管学会分类分为四级。①Ⅰ级：一般体力活动（如步行和登楼）不受限，仅在强、快或长时间劳力时发生心绞痛。②Ⅱ级：一般体力活动轻度受限。快步、饭后、寒冷或刮风中、精神应激或醒后数小时内步行或登楼；步行两个街区以上、登楼一层以上和爬山，均引起心绞痛。③Ⅲ级：一般体力活动明显受限，步行 1～2 个街区，登楼一层引起心绞痛。④Ⅳ级：一切体力活动都引起不适，静息时可发生心绞痛。

三、分型

（一）劳累性心绞痛

由活动和其他可引起心肌耗氧增加的情况下而诱发。又可分为：

1. 稳定型劳累性心绞痛特点

（1）病程＞1个月。

（2）胸痛发作与心肌耗氧量增加多有固定关系，即心绞痛阈值相对不变。

（3）诱发心绞痛的劳力强度相对固定，并可重复。

（4）胸痛发作在劳力当时，被迫停止活动，症状可缓解。

（5）心电图运动试验多呈阳性。

此型冠状动脉固定狭窄度超过管径70%，多支病变居多，冠状动脉动力性阻塞多不明显，粥样斑块无急剧增大或破裂出血，故临床病情较稳定。

2. 初发型劳力性心绞痛特点

（1）病程＜1个月。

（2）年龄较轻。

（3）男性居多。

（4）临床症状差异大。①轻型：中等度劳力时偶发。②重型：轻微用力或休息时频发；梗塞前心绞痛为回顾性诊断。

此型单支冠状动脉病变多，侧支循环少，因冠状动脉痉挛或粥样硬化进展迅速，斑块破裂出血，血小板聚集，甚至有血栓形成，导致病情不稳定。

3. 恶化型劳累性心绞痛特点

（1）心绞痛发作次数、持续时间、疼痛程度在短期内突然加重。

（2）活动耐量较以前明显降低。

（3）日常生活中轻微活动均可诱发，甚至安静睡眠时也可发作。

（4）休息或用硝酸甘油对缓解疼痛作用差。

（5）发作时心电图有明显的缺血性ST—T改变。

（6）血清心肌酶正常。

此型多属多支冠状动脉严重粥样硬化，并存在左主干病变，病情突然恶化可能因斑块脂质浸润急剧增大或破裂或出血，血小板凝聚血栓形成，使狭窄的冠状动脉管腔更堵塞，至活动耐量减低。

（二）自发性心绞痛

心绞痛发作与心肌耗氧量增加无明显关系，而与冠状动脉血流储备量减少有关，可单独发生或与劳累性心绞痛并存。与劳累性心绞痛相比，疼痛持续时间一般较长，程度较重，且不易为硝酸甘油所缓解。包括：

1. 卧位型心绞痛特点

（1）有较长的劳累性心绞痛史。

（2）平卧时发作，多在午夜前，即入睡1～2h内发作。

（3）发作时需坐起甚至需站立。

（4）疼痛较剧烈，持续时间较长。

（5）发作时ST段下降显著。

（6）预后差，可发展为急性心肌梗死或发生严重心律失常而死亡。

此型发生机制尚有争论，可能与夜梦、夜间血压降低或发生未被察觉的左心室衰竭，以致狭窄的冠状动脉远端心肌灌注不足；或平卧时静脉回流增加，心脏工作量增加，需氧增加等有关。

2. 变异型心绞痛特点

（1）发病年龄较轻。

（2）发作与劳累或情绪多无关。

（3）易于午夜到凌晨时发作。

（4）几乎在同一时刻呈周期性发作。

（5）疼痛较重，历时较长。

（6）发作时心电图示有关导联的 ST 段抬高，与之相对应的导联则 ST 段可压低。

（7）含化硝酸甘油可使疼痛迅速缓解，抬高的 ST 段随之恢复。

（8）血清心肌酶正常。

本型心绞痛是由于在冠状动脉狭窄的基础上，该支血管发生痉挛，引起一片心肌缺血所致。冠状动脉造影正常的患者，也可由于该动脉痉挛而引起。冠状动脉痉挛可能与 a 肾上腺素能受体受到刺激有关，患者后期易发生心心肌梗死。

3. 中间综合征

亦称急性冠状动脉功能不全特点

（1）心绞痛发作持续时间长，可达 30 min 至 1 h 以上。

（2）常在休息或睡眠中发作。

（3）心电图、放射性核素和血清学检查无心肌坏死的表现。本型心绞痛其性质介于心绞痛与心肌梗死之间，常是心肌梗死的前奏。

4. 梗死后心绞痛

梗死后心绞痛是急性心肌梗死发生后 1 月内（不久或数周）又出现的心绞痛。由于供血的冠状动脉阻塞发生心肌梗死，但心肌尚未完全坏死，一部分未坏死的心肌处于严重缺血状态下又发生疼痛，随时有再发生梗死的可能。

（三）混合性心绞痛

混合性心绞痛的特点为：

（1）劳累性与自发性心绞痛并存，如兼有大支冠状动脉痉挛，除劳累性心绞痛外可并存变异型心绞痛，如兼有中等大冠脉收缩则劳累性心绞痛可在通常能耐受的劳动强度以下发生。

（2）心绞痛阈值可变性大，临床表现为在当天不同时间、当年不同季节的心绞痛阈值有明显变化，如伴有 ST 段压低的心绞痛患者运动能力的昼夜变化，或一天中首次劳累性发作的心绞痛。劳累性心绞痛患者遇冷诱发及餐后发作的心绞痛多属此型。

此类心绞痛为一支或多支冠脉有临界固定狭窄病变限制了最大冠脉储备力，同时有冠脉痉挛收缩的动力性阻塞使血流减少，故心肌耗氧量增加与心肌供氧量减少两个因素均可诱发心绞痛。

近年"不稳定型心绞痛"一词在临床上被广泛应用，指介于稳定型劳累性心绞痛与急性心肌梗死和猝死之间的中间状态。它包括了除稳定型劳累性心绞痛外的上述所有类型的心绞痛，还包括冠状动脉成形术后心绞痛、冠状动脉旁路术后心绞痛等新近提出的心绞痛类型。其病理基础是在原有病变基础上发生冠状动脉内膜下出血、粥样硬化斑块破裂、血小板或纤维蛋白凝集、形成血栓、冠状动脉痉挛等。

四、辅助检查

（一）心电图

1. 静息时心电图

心绞痛不发作时，约半数患者在正常范围，也可有非特异性 ST—T 异常或陈旧性心肌梗死图形，有时有房室或束支传导阻滞、过早搏动等。

2. 心绞痛发作时心电图

绝大多数患者可出现暂时性心肌缺血引起的 ST 段移位；有时 T 波倒置者发作时变直立（伪改善），心内膜下心肌缺血的 ST 段水平或下斜压低 mm，变异性心绞痛发作时，ST 段抬高 > 2 mm（变异型心绞痛）；T 波低平或倒置。可出现各种心律失常。

3. 心电图负荷试验

用于心电图正常或可疑时。有双倍二级梯运动试验（master 试验）、活动平板运动试验、蹬车试验潘生丁试验、心房调搏和异丙肾上腺素静脉滴注试验等。

4. 动态心电图

24 h 持续记录心电图 ST-T 改变，以证实胸痛时有无心电图缺血改变及无痛性禁忌缺血发作。

（二）放射性核素检查

1. 201 铊（201T1）心肌显像或兼作负荷（运动）试验

休息时铊显像所示灌注缺损主要见于心肌梗死后瘢痕部位。而缺血心肌常在心脏负荷后显示灌注缺损，并在休息后复查出现缺损区再灌注现象。近年用 99mTc_MIBI 作心肌灌注显像（静息或负荷）取得良好效果。

2. 放射性核素心腔造影

静脉内注射焦磷酸亚锡被细胞吸附后，再注射 201TI，即可使红细胞被标记上放射性核素，得到心腔内血池显影。可测定左心室射血分数及显示室壁局部运动障碍。

（三）超声心动图

二维超声心动图可检出部分冠状动脉左主干病变，结合运动试验可观察到心室壁节段性运动异常，有助于心肌缺血的诊断，静息状态下心脏图像阴性，尚可通过负荷试验确定，近年三维、经食管、血管内和心内超声检查增加了其诊断的阳性率和准确性。

（四）心脏 X 线检查

无异常发现或见心影增大、肺充血等。

（五）冠状动脉造影

可直接观察冠状动脉解剖及病变程度与范围是确诊冠心病的金标准。但它是一种有一定危险的有创检查，不宜作为常规诊断手段。其主要指征为：

（1）胸痛疑似心绞痛不能确诊者。

（2）内科治疗无效的心绞痛，需明确冠状病变情况而考虑手术者。

（六）激发试验

为诊断冠脉痉挛，常用冷加压、过度换气及麦角新碱作激发试验，前两种试验较安全，但敏感性差，麦角新碱可引起冠脉剧烈收缩，仅适用于造影时冠脉正常或固定狭窄病变 < 50% 的可疑冠脉痉挛患者。

五、诊断要点

根据典型的发作特点和体征，含用硝酸甘油后缓解，结合年龄和存在冠心病易患因素，除外其他原因所致的心绞痛，一般即可建立诊断。下列几方面有助于临床上判别心绞痛。

（一）性质

心绞痛应是压榨紧缩、压迫窒息、沉重闷胀性疼痛，而非刀割样尖锐痛或抓痛、短促的针刺样或触电样痛或昼夜不停的胸闷感觉。其实也并非"绞痛"。在少数患者可为烧灼感、紧张感或呼吸短促伴有咽喉或气管上方紧窄感。疼痛或不适感开始时较轻，逐渐增剧，然后逐渐消失，很少因为体位改变或呼吸运动所影响。

（二）部位

疼痛或不适处常位于胸骨附近，也可发生在上腹部至咽部之间的任何水平处，但极少在咽部以上。有时可位于左肩或左臂，偶尔也可位于右臂、下颌、下颈椎、上胸椎、左肩胛骨间或肩胛骨上区，然而位于左腋下或左胸下者很少。对于疼痛或不适感分布的范围，患者常需用整个手掌或拳头来指示，仅用一手指的指端来指示者极少。

（三）时限

为 1 ~ 15 min，多数 3 ~ 5 min，偶有达 30 min 的（中间综合征除外）。疼痛持续仅数秒钟或不适感（多为闷感）持续整天或数天者均不似心绞痛。

（四）诱发因素

以体力劳累为主，其次为情绪激动，再次为寒冷环境、进冷饮及身体其他部位的疼痛。在体力活动后而不是在体力活动的当时发生的不适感，不似心绞痛。体力活动再加情绪激动，则更易诱发，自发性心绞痛可在无任何明显诱因下发生。

（五）硝酸甘油的效应

舌下含用硝酸甘油片如有效，心绞痛应于 1 ~ 2 min 内缓解（也有需 5 min 的，要考虑到患者可能对时间的估计不够准确），对卧位型的心绞痛，硝酸甘油可能无效。在评定硝酸甘油的效应时，还要注意患者所用的药物是否已经失效或接近失效。

（六）心电图

发作时心电图检查可见以 R 波为主的导联中，ST 段压低，T 波平坦或倒置（变异型心绞痛者则有关导联 ST 段抬高），发作过后数分钟内逐渐恢复。心电图无改变的患者可考虑做负荷试验。发作不典型者，诊断要依靠观察硝酸甘油的疗效和发作时心电图的改变；如仍不能确诊，可多次复查心电图、心电图负荷试验或 24 h 动态心电图连续监测，如心电图出现阳性变化或负荷试验诱致心绞痛发作时亦可确诊。

六、鉴别诊断

（一）X 综合征

目前临床上被称为 X 综合征的有两种情况：一是 1973 年 Kemp 所提出的原因未明的心绞痛；二是 1988 年 Keaven 所提出的与胰岛素抵抗有关的代谢失常。心绞痛需与 Kemp 的 X 综合征相鉴别。X 综合征（Kemp）目前被认为是小的冠状动脉舒缩功能障碍所致，以反复发作劳累性心绞痛为主要表现，疼痛亦可在休息时发生，发作时或负荷后心电图可示心肌缺血表现、核素心肌灌注可示灌注缺损、超声心动图可示节段性室壁运动异常。但本病多见于女性，冠心病的易患因素不明显，疼痛症状不甚典型，冠状动脉造影阴性，左心室无肥厚表现，麦角新碱试验阴性，治疗反应不稳定而预后良好则与冠心病心绞痛不同。

（二）心脏神经官能症

多发于青年或更年期的女性患者，心前区刺痛或经常性胸闷，与体力活动无关，常伴心悸及叹息样呼吸，手足麻木等。过度换气或自主神经功能紊乱时可有 T 波低平或倒置，但心电图心得安试验或氯化钾试验时 T 波多能恢复正常。

（三）急性心肌梗死

急性心肌梗死疼痛部位与心绞痛相仿，但程度更剧烈，持续时间多在半小时以上，硝酸甘油不能缓解。常伴有休克、心律失常及心衰；心电图面向梗死部位的导联 ST 段抬高，常有异常 Q 波；血清心肌酶增高。

（四）其他心血管病

如主动脉夹层形成、主动脉窦瘤破裂、主动脉瓣病变、肥厚型心肌病、急性心包炎等。

（五）颈胸疾患

如颈椎病、胸椎病、肋软骨炎、肩关节周围炎、胸肌劳损、肋间神经痛、带状疱疹等。

（六）消化系统疾病

如食管裂孔疝、贲门痉挛、胃及十二指肠溃疡、急性胰腺炎、急性胆囊炎及胆石症等。

七、治疗

预防本病主要是防止动脉粥样硬化的发生和发展。治疗原则是改善冠状动脉的供血和减轻心肌的耗氧，同时治疗动脉粥样硬化。

（一）发作时的治疗

1. 休息

发作时立刻休息，一般患者在停止活动后症状即可消除。

2. 药物治疗

较重的发作，可使用作用快的硝酸酯制剂。这类药物除扩张冠状动脉、降低其阻力、增加其血流量外，还通过对周围血管的扩张作用，减少静脉回心血量，降低心室容量、心腔内压、心排血量和血压，减低心脏前后负荷和心肌的需氧量，从而缓解心绞痛。

（1）硝酸甘油：可用 0.3 ~ 0.6 mg 片剂，置于舌下含化，使其迅速为唾液所溶解而吸收，1 ~ 2 min 即开始起作用，约半小时后作用消失，对约 92% 的患者有效，其中 76% 在 3 min 内见效。延迟见效或完全无效时提示患者并非患冠心病或患严重的冠心病，也可能所含的药物已失效或未溶解，如属后者可嘱患者轻轻嚼碎之继续含化。长期反复应用可由于产生耐药性而效力减低，停用 10d 以上，可恢复有效性。近年还有喷雾剂和胶囊制剂，能达到更迅速起效的目的。不良反应有头昏、头胀痛、头部跳动感、面红、心悸等，偶尔有血压下降，因此第一次用药时，患者宜取平卧位，必要时吸氧。

（2）硝酸异山梨酯（消心痛）：可用 5 ~ 20 mg，舌下含化，2 ~ 5 min 见效，作用维持 2 ~ 3 h。或用喷雾剂喷到口腔两侧黏膜上，每次 1.25 mg，l min 见效。

（3）亚硝酸异戊酯：为极易气化的液体，盛于小安瓿内，每安瓿 0.2 mL，用时以小手帕包裹敲碎，立即盖于鼻部吸入。作用快而短，在 10 ~ 15 s 内开始，几分钟即消失。本药作用与硝酸甘油相同，其降低血压的作用更明显，有引起晕厥的可能，目前临床多不推荐使用。同类制剂还有亚硝酸辛酯。

在应用上述药物的同时，可考虑用镇静药。

（二）缓解期的治疗

宜尽量避免各种确知足以诱致发作的因素。调节饮食，特别是一次进食不应过饱，禁绝烟酒。调整日常生活与工作量；减轻精神负担；保持适当的体力活动，但以不致发生疼痛症状为度；有血脂质异常者积极调整血脂；一般不需卧床休息。在初次发作（初发型）或发作增多、加重（恶化型）或卧位型、变异型、中间综合征、梗死后心绞痛等，疑为心肌梗死前奏的患者，应予休息一段时间。

使用作用持久的抗心绞痛药物，应防止心绞痛发作，单独选用、交替应用或联合应用下列作用持久的药物。

1. 硝酸酯制剂

（1）硝酸异山梨酯：①硝酸异山梨酯：口服后半小时起作用，持续 12 h，常用量为 10 ~ 20 mg/4 ~ 6 h，初服时常有头痛反应，可将单剂改为 5 mg，以后逐渐加量。②单硝酸异山梨酯（异乐定）：口服后吸收完全，解离缓慢，药效达 8 h，常用量为 20 ~ 40 mg/8 ~ 12 h。近年倾向于应用缓释制剂减少服药次数，硝酸异山梨酯的缓释制剂 1 次口服作用持续 8 h，可用 20 ~ 60 mg/8 h；单硝酸异山梨酯的缓释制剂用量为 50 mg，每天 1 ~ 2 次。

（2）长效硝酸甘油制剂：①硝酸甘油缓释制剂：口服后使硝酸甘油部分药物得以逃逸肝脏代谢，进入体循环而发挥其药理作用。一般服后半小时起作用，时间可长达 8 ~ 12 h，常用剂量为 2.5 mg，每天 2 ~ 3 次。②硝酸甘油软膏和贴片制剂：前者为 2% 软膏，均匀涂于皮肤上，每次直径 2 ~ 5 厘米，涂药 60 ~ 90 min 起作用，维持 4 ~ 6 h；后者每贴含药 20 mg，贴于皮肤上后 1 h 起作用，维持 12 ~ 24 h。胸前或上臂皮肤为最合适于涂或贴药的部位，以预防夜间心绞痛。

患青光眼、颅内压增高、低血压或休克者不宜选用本类药物。

2. β 肾上腺素能受体阻滞剂（β 受体阻滞剂）

β 受体有 β1 和 β2 两个亚型。心肌组织中氏受体占主导地位而支气管和血管平滑肌中以 β2 受体为主。所有 β 受体阻滞剂对两型 β 受体都能抑制，但对心脏有些制剂有选择性作用。它们具有阻断拟交感胺类对心率和心收缩力受体的刺激作用，减慢心率，降低血压，减低心肌收缩力和氧耗量，从而缓解心绞痛的发作。此外，还减低运动时血流动力的反应，使在同一运动量水平上心肌耗氧量减少；使不缺血的心肌区小动脉（阻力血管）缩小，从而使更多的血液通过极度扩张的侧支循环（输送血管）流人缺血区。国外学者建议用量要大。不良反应有心室射血时间延长和心脏容积增加，这虽可能使心肌缺血加重或引起心力衰竭，但其使心肌耗氧量减少的作用远超过其不良反应。常用制剂有：

（1）普萘洛尔（心得安）：每天 3 ~ 4 次，开始时每次 10 mg，逐步增加剂量，达每天 80 ~ 200 mg；其缓释制剂用 160 mg，l 次 /d。

（2）氧烯洛尔（心得平）：每天 3 ~ 4 次，每次 20 ~ 40 mg。

（3）阿普洛尔（心得舒）：每天 2 ~ 3 次，每次 25 ~ 50 mg。

（4）吲哚洛尔（心得静）：每天 3 ~ 4 次，每次 5 mg，逐步增至 60 mg/d。

（5）索他洛尔（心得怡）：每天 2 ~ 3 次，每次 20 mg，逐步增至 200 mg/d。

（6）美托洛尔（美多心安）：每天 2 次，每次 25 ~ 50 mg；其缓释制剂用

100 ～ 200 mg，l 次 /d。

（7）阿替洛尔（氨酰心安）：每天 2 次，每次 12.5 ～ 25 mg。

（8）醋丁洛尔（醋丁酰心安）：每天 200 ～ 400 mg，分 2 ～ 3 次服。

（9）纳多洛尔（康加多尔）：每天 1 次，每次 40 ～ 80 mg。

（10）噻吗洛尔（噻吗心安）：每天 2 次，每次 5 ～ 15 mg。

本类药物有引起心动过缓、降低血压、抑制心肌收缩力、引起支气管痉挛等作用，长期应用有些可以引起血脂增高，故选用药物时和用药过程中要加以注意和观察。新一代制剂中赛利洛尔具有心脏选择性 β 受体阻滞作用，同时部分的激动 β2 受体。其减缓心率的作用较轻，甚至可使夜间心率增快；有轻度兴奋心脏的作用；有轻度扩张支气管平滑肌的作用；使血胆固醇、低密度脂蛋白和甘油三酯降低而高密度脂蛋白胆固醇增高；使纤维蛋白降低而纤维蛋白原增高；长期应用对血糖无影响，因而更适用于老年冠心患者。剂量为 200 ～ 400 mg，每天 1 次。我国患者对降受体阻滞剂的耐受性较差宜用低剂量。

β 受体阻滞剂可与硝酸酯合用，但要注意：① β 受体阻滞剂可与硝酸酿有协同作用，因而剂量应减小，开始剂量尤其要注意减小，以免引起体位性低血压等不良反应。②停用 β 受体阻滞剂时应逐步减量，如突然停用有诱发心肌梗死的可能。③心功能不全，支气管哮喘以及心动过缓者不宜用。由于其有减慢心律的不良反应，因而限制了剂量的加大。

3. 钙通道阻滞剂亦称钙拮抗剂

此类药物抑制钙离子进入细胞内，也抑制心肌细胞兴奋，收缩耦联中钙离子的利用。因而抑制心肌收缩，减少心肌耗氧；扩张冠状动脉，解除冠状动脉痉挛，改善心内膜下心肌的血供；扩张周围血管，降低动脉压，减轻心脏负荷；还降低血液黏度，抗血小板聚集，改善心肌的微循环。常用制剂有：

（1）苯烷胺衍生物：最常用的是维拉帕米（异搏定）80 ～ 120 mg，每天 3 次；其缓释制剂 240 ～ 480 mg，每天 1 次。

不良反应有头晕、恶心、呕吐、便秘、心动过缓、PR 间期延长、血压下降等。

（2）二氢吡啶衍生物：①硝苯地平（心痛定）：40 ～ 80 mg，每 4 ～ 8 h 1 次口服；舌下含 3 ～ 5 min 后起效；其缓释制剂用量为 240 mg，每天 1 次。②氨氯地平（络活喜）：5 ～ 10 mg，每天 1 次。③尼卡地平：10 ～ 30 mg，每天 3 ～ 4 次。④尼索地平 20 mg，每天 2 ～ 3 次。⑤非洛地平（波依定）：5 ～ 20 mg，每天 1 次。⑥伊拉地平：2.5 ～ 10 mg，每 12 h 1 次。

本类药物的不良反应有头痛、头晕、乏力、面部潮红、血压下降、心率增快、下肢水肿等，也可有胃肠道反应。

（3）苯噻氮唑衍生物：最常用的是地尔硫草（恬尔心、合心爽），30 ～ 60 mg，每天 3 次，其缓释制剂用量为 45 ～ 90 mg，每天 2 次。

不良反应有头痛、头晕、皮肤潮红、下肢水肿、心率减慢、血压下降、胃肠道不适等。

以钙通道阻滞剂治疗变异型心绞痛的疗效最好。本类药可与硝酸酯同服，其中二氢吡啶衍生物类如硝苯地平尚可与 β 阻滞剂同服，但维拉帕米和地尔硫草与 β 阻滞剂合用时则有过度抑制心脏的危险。停用本类药时也宜逐渐减量然后停服，以免发生冠状动脉痉挛。

4. 冠状动脉扩张剂

冠状动脉扩张剂为能扩张冠状动脉的血管扩张剂，从理论上说将能增加冠状动脉的血流，改善心肌的血供，缓解心绞痛。但由于冠心病时冠状动脉病变情况复杂，有些血管扩张剂如双嘧达莫，可能扩张无病变或轻度病变的动脉较扩张重度病变的动脉远为显著，减少侧支循环的血流量，引起所谓"冠状动脉窃血"，增加了正常心肌的供血量，使缺血心肌的供血量反而更减少，因而不再用于治疗心绞痛。目前仍用的有：

（1）吗多明：1 ～ 2 mg，每天 2 ～ 3 次，不良反应有头痛、面红、胃肠道不适等。

（2）胺碘酮：100 ～ 200 mg，每天 3 次，也用于治疗快速心律失常，不良反应有胃肠道不适、药疹、角膜色素沉着、心动过缓、甲状腺功能障碍等。

（3）乙氧黄酮：30 ～ 60 mg，每天 2 ～ 3 次。

（4）卡波罗孟：75 ～ 150 mg，每天 3 次。

（5）奥昔非君：8 ～ 16 mg，每天 3 ～ 4 次。

（6）氨茶碱：100 ～ 200 mg，每天 3 ～ 4 次。

（7）罂粟碱：30 ～ 60 mg，每天 3 次等。

（三）中医中药治疗

根据祖国医学辨证论治，采用治标和治本两法。所谓治标，主要在疼痛期应用，以"通"为主的方法，有活血、化瘀、理气、通阳、化痰等法；所谓治本，一般在缓解期应用，以调整阴阳、脏腑、气血为主，有补阳、滋阴、补气血、调理脏腑等法。其中以"活血化瘀"法（常用丹参、红花、川芎、蒲黄、郁金等）和"芳香温通"法（常用苏合香丸、苏冰滴丸、宽胸丸、保心丸、麝香保心丸等）最为常用。此外，针刺或穴位按摩治疗也有一定疗效。

（四）其他药物和非药物治疗

右旋糖酐 40 或羟乙基淀粉注射液：250 ～ 500 mL/d，静脉滴注 14 ～ 30 日为一疗程，作用为改善微循环的灌流，可能改善心肌的血流灌注，可用于心绞痛的频繁发作。高压氧治疗增加全身的氧供应，可使顽固的心绞痛得到改善，但疗效不易巩固。体外反搏治疗可能增加冠状动脉的血供，也可考虑应用。兼有早期心力衰竭者，治疗心绞痛的同时宜用快速作用的洋地黄类制剂。鉴于不稳定型心绞痛的病理基础是在原有冠状动脉粥样硬化病变上发生冠状动脉内膜下出血、斑块破裂、血小板或纤维蛋白凝集形成血栓，近年对之采用抗凝血、溶血栓和抗血小板药物治疗，收到较好的效果。

（五）冠状动脉介入性治疗

1. 经皮冠状动脉腔内成形术（PTCA）

为用带球囊的心导管经周围动脉送到冠状动脉，在导引钢丝的引导下进入狭窄部位，向球囊内注入造影剂使之扩张，在有指征的患者中可收到与外科手术治疗同样的效果。过去认为理想的指征为：

（1）心绞痛病程（＜1年）药物治疗效果不佳，患者失健。

（2）1支冠状动脉病变，且病变在近端、无钙化或痉挛。

（3）有心肌缺血的客观证据。

（4）患者有较好的左心室功能和侧支循环。无法行PTCA或施行本术如不成功需作紧急主动脉—冠状动脉旁路移植手术。

近年随着技术的改进，经验的累积，手术指征已扩展到：①治疗多支或单支多发病变。②治疗近期完全闭塞的病变，包括发病6 h内的急性心肌梗死。③治疗病情初步稳定2～3周后的不稳定型心绞痛。④治疗主动脉—冠状动脉旁路移植术后血管狭窄。无血供保护的左冠状动脉主干病变为用本手术治疗的禁忌。本手术即时成功率在90%左右，但术后3～6个月内，25%～35%患者可再发生狭窄。

2. 冠状动脉内支架安置术（ISI）

以不锈钢、钴合金或钽等金属和高分子聚合物制成的筛网状、含槽的管状和环绕状的支架，通过心导管置人冠状动脉，由于支架自行扩张或借球囊膨胀作用使其扩张，支撑在血管壁上，从而维持血管内血流畅通。用于：

（1）改善PTCA的疗效，降低再狭窄的发生率，尤其适于PTCA扩张效果不理想者。

（2）PTCA术时由于冠状动脉内膜撕脱、血管弹性而回缩、冠状动脉痉挛或血栓形成而出现急性血管闭塞者。

（3）慢性病变冠状动脉近于完全阻塞者。

（4）旁路移植血管段狭窄者。

（5）急性心肌梗死者。术后使用抗血小板治疗预防支架内血栓形成，目前认为新一代的抗血小板制剂－血小板GPU b/ffl受体阻滞剂有较好效果，可用abciximab静脉注射，0.25 mg/kg，然后静脉滴注10 ptg/kg/h，共12 h；或eptifibatibe静脉注射，180 ptg/kg，然后，静脉滴注每分钟2 pg/kg，共96 h；或tirofiban，静脉滴注每分钟0.4 pg/kg，共30 min，然后每分钟0.1/ig/kg，滴注48 h。口服制剂有：xemilo-fiban 5～20 mg，每天2次等。也可口服常用的抗血小板药物如阿司匹林、双嘧达莫、噻氯吡啶或较新的氯吡格雷等。

3. 其他介入性治疗

尚有冠状动脉斑块旋切术、冠状动脉斑块旋切吸引术、冠状动脉斑块旋磨术、冠状动脉激光成形术等，这些在PTCA的基础上发展的方法，期望使冠状动脉再通更好，使再狭窄的发生率降低。近年还有用冠状动脉内超声、冠状动脉内放射治疗的介入性方法，其结果有待观察。

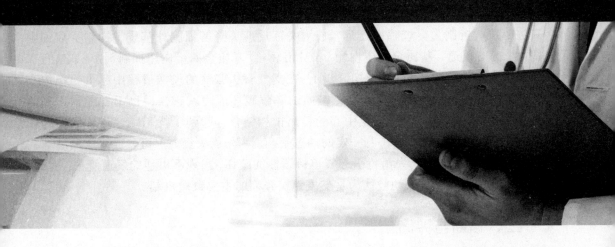

第二章 呼吸系统常见病诊治

第一节 支气管扩张症

一、流行病学及病因学

（一）流行病学

长期以来,我国因缺乏对支气管扩张症的认识,流行病学缺乏大规模的临床数据。随着诊断方式的不断完善,支气管扩张症在我国逐渐受到重视,但国内流行病学资料仍滞后,目前为止尚无确切数据显示支气管扩张症在我国普通人群中的发病率。

（二）病因学及发病机制

（1）病因学:了解流行病学资料的其中一个目的是寻找致病因素,从而进一步预防或控制疾病。支气管扩张症的病因尚未完全阐明且病因谱庞大。一项关于我国支气管扩张症病因的研究发现,病因不明和感染是支气管扩张症病因的主要成分,分别占51.0%和29.8%,其中感染以结核和麻疹最多见。同时,该研究显示原发性纤毛运动障碍（PCD）、变应性支气管肺曲霉病（ABPA）等疾病所导致的支气管扩张症所占比例分别仅为29%、10%。另一项关于欧洲成人支气管扩张症病因的研究发现,PCD和ABPA分别占10%、8%,提示支气管扩张症的病因组成可能存在种族差异性。

（2）发病机制：支气管扩张症反复发生慢性炎症，导致中性粒细胞的溶酶体释放多种蛋白酶，如胶原酶、组织蛋白酶 G 和中性粒细胞弹性蛋白酶（NE）等，其中NE 是最主要的一种蛋白酶。当中性粒细胞释放出大量 NE 而超过局部蛋白酶抑制系统的抑制能力时，即可损伤支气管纤毛以及上皮细胞，从而造成支气管肺组织的破坏。其主要致病机制为促进感染迁延、放大炎症反应、降解细胞外基质、抑制炎症细胞凋亡。另有报道，基质金属蛋白酶 9（MMP9）、基质金属蛋白酶抑制剂 1（TIMP1）共同调节着细胞外基质的降解和沉积，在支气管扩张症的发病过程中起重要作用。MMP9 在支气管壁表达越多，其对基质的降解破坏能力就越强，TIMP1 是 MMP9 的天然抑制剂，可与 MMP9 催化中心的锌离子相结合，起到干扰 MMP9 催化活性的作用，两者在正常情况下保持着一定的动态平衡。当两者失衡时，可造成基质的破坏，引起气道损伤，如长期失衡将引起气道持续性的破坏，出现不可逆的气道受损。因此，慢性炎症和蛋白分解活动被认为是支气管扩张症的主要致病机制。

二、诊断与评估

目前，我国对支气管扩张症的常规诊断手段包括胸部 X 线片、支气管造影、高分辨率 CT（HRCT）、支气管镜等检查。

（1）胸部 X 线片：虽然胸部 X 线片具有操作简便、经济等优势，但由于 X 线片是一种重叠性影像，诊断支气管扩张症时存在一定的缺陷。支气管扩张症的胸部 X 线片通常显示正常或仅见肺部纹理改变，典型蜂窝状影、双轨征或袖口征等征象较为少见，因此，胸部 X 线片用于诊断支气管扩张症的特异性欠佳、漏诊率高，临床价值有限。

（2）支气管造影：支气管造影是诊断支气管扩张症的金标准。研究表明，支气管造影用于对部分支气管壁增厚合并轻度柱状支气管扩张的诊断时，其诊断价值优于 HRCT。此外，支气管造影还可对鉴别多囊肺或支气管囊状扩张提供重要依据。但造影时吸入支气管腔内的造影剂浓度不易控制，可引起过敏反应，且造影剂难以清除干净，对肺功能造成较严重损害。因此，目前支气管造影仅作为一种补充检查的方法。

（3）HRCT：HRCT 采用了薄层和骨算法重建技术，提高了常规 CT 诊断支气管扩张症时的灵敏度，且保持较高的特异度。HRCT 在诊断支气管扩张症的方面，除了灵敏度、特异度较高，还具有以下优势：①操作简单，无痛苦；②可明显减少容积反应，使 HRCT 不仅能清楚显示叶段支气管，且亚肺段支气管的显示率亦可高达 50%～80%；③可明确显示支气管腔内的黏液嵌塞。HRCT 不仅有助支气管扩张症的早期诊断，同时对病因诊断也起到一定的提示作用。

（4）支气管镜检查：支气管扩张症无需常规行支气管镜检查，病变局限者可行支气管镜检查排除异物阻塞的可能性，或当 HRCT 提示非典型分枝杆菌感染而痰培养阴性时，或痰培养阴性以及治疗效果欠佳时，可经支气管镜获取标本。

（5）肺功能检查：支气管扩张症患者的肺功能检查结果以阻塞性通气功能障碍较为多见（＞80%）。其主要表现为FEV1/FVC和FEV1下降，FVC可轻度降低或正常，FVC如降低常提示气道黏液堵塞所致的呼气时气道闭陷或者合并肺炎；至后期时管壁受损明显，肺顺应性下降时就会出现不同程度的肺弥散功能下降。

三、治疗与进展

支气管扩张症的病程长且复杂，临床表现多样，轻重程度不一，治疗方案需视具体情况而定。Rademacher等认为，支气管扩张症急性期的治疗目标应包括：①治疗原发病；②改善黏膜纤毛清除分泌物功能；③治疗感染等。内科治疗虽可控制绝大部分患者临床症状，但达不到根治效果，外科手术治疗终末期患者疗效确切，尤其是对内科治疗无效的大咯血患者，手术治疗往往是唯一有效的方法。

（一）病因治疗

只有把握疾病的本质才可进行针对性治疗。如应对所有支气管扩张症患者血清Ig进行初筛，一旦诊断为免疫缺陷造成的支气管扩张症，应予以免疫替代治疗，可起到预防或减缓疾病进展的作用。研究显示，支气管扩张症患者因反复发生慢性炎症而具有较高的Ig水平，83%的支气管扩张症患者Ig水平高于正常者2个单位。ABPA常伴有支气管扩张症，此病属于对曲霉的超敏反应，予口服泼尼松治疗，视临床效果逐渐减量，联合服用抗真菌药伊曲康唑，可减少糖皮质激素的用量。此外，类风湿关节炎、炎症性肠病、鸟复合型分枝杆菌感染所导致的支气管扩张症，针对原发病的治疗也甚为重要。但目前我国开展的病因研究较少，亟待规范病因诊断的流程。

（二）改善黏膜纤毛分泌物的清除功能

治疗目的是提高气道表面的湿化程度，常用方法为吸入高渗性药物，如雾化吸入高张盐水或甘露醇等。高张盐是一种离子物质，已有多项研究表明，高张盐水和等渗盐水均有助非CF支气管扩张症的治疗，可明显改善肺功能，但加强呼吸频率后无明显改善。

（三）抗感染治疗

支气管扩张症患者反复住院，病原菌随之发生改变。革兰阴性菌以铜绿假单胞菌最为常见，革兰阳性杆菌主要为金黄色葡萄球菌。大部分革兰阴性菌对头孢呋辛钠、头孢曲松钠、头孢噻肟钠、左氧氟沙星、氨曲南、氯霉素耐药率高，超过70%；对含β内酰胺酶抑制剂的复合抗生素、氨基糖苷类、碳青霉烯类等的敏感性较高。

（四）咯血

支气管扩张症患者的大部分咯血病情可以控制，但大咯血仍可危及生命，需及时救治。内科止血治疗药物甚多，目前脑垂体后叶素因其止血起效快、作用强等优点，广泛用于支气管扩张症咯血的治疗，但该药收缩血管作用较强并可引起多种不良反应，又限制了其在临床上的使用。为解决这一难题，有学者在应用垂体后叶素的基础上加用扩血管药物酚妥拉明，可加强止血作用，同时可减少垂体后叶素引起头痛、头晕、胸闷等不良反应的发生。两者合用尤其适用于合并冠状动脉粥样硬化性心脏病、高血压病、肺动脉高血压等基础疾病的老年性支气管扩张症伴咯血的患者。文献报道，垂体后叶素联合酸妥拉明治疗支气管扩张症咯血的总有效率为91.3%，明显高于单用垂体后叶素的73.9%，而两者联合使用的不良反应发生率（4.3%）低于仅用垂体后叶素的不良反应发生率（34.8%）。

（五）手术治疗

药物治疗只能缓解支气管扩张症患者的临床症状，而手术切除是唯一有望达到根治的方法。支气管扩张症的手术适应证有：①诊断明确，内科治疗无效，症状反复发作；②急性大咯血；③病变部位较局限，切除病肺后余下组织可基本维持肺功能；④全身状况可耐受手术者。手术切除范围应是受累肺组织，且切除后能最大限度地保留肺功能。对病变局限的一叶、二叶或者单侧肺，患者如能耐受手术，可考虑一次性切除病变肺组织，对双侧、多叶、多段病变，应依据术前肺功能情况先切除病变较重的一侧肺组织，待全身状况改善后行二期手术。病情严重的CF支气管扩张症患者可以考虑行肺移植，但需满足以下条件：FEV1 < 30%以及进入ICU的患者或者每年加重次数多于3次者，或反复发生气胸的患者。目前肺移植的5年生存率可达到55% ~ 60%。

第二节　支气管哮喘

一、流行病学及病因学

哮喘的相关危险因素分为宿主和环境因素。宿主因素是指易感个体或保护机体并防止哮喘发展的因素，主要包括遗传易感性、个体特应性、气道高反应性和性别。环境因素是指影响易感个体，加速哮喘恶化和（或）导致持续出现哮喘症状的因素，包括变应原、职业性致敏物质、烟草、空气污染、呼吸道（病毒）感染、饮食、社会经济状况和家系大小。

二、诊断与评估

（一）哮喘的严重程度分级

哮喘的严重程度可分为4级：间歇发作（第1级）：①症状 < 每周1次；短暂发作，发作间隙患者可无症状；夜间哮喘症状 ≤ 每月2次；第1秒最大呼气量（FEV1）≥ 80%预计值，PEF（呼吸峰流速）变异率 < 20%。②轻度持续（第2

级）：症状≥每周1次，但<每天1次；夜间哮喘症状>每个月2次，但<每周1次；FEV1≥80%预计值，PEF变异率20%~30%。③中度持续（第3级）：每日有症状；症状影响日常活动；夜间哮喘症状≥每周1次；FEV1为60%~79%预计值，PEF变异率>30%。④重度持续（第4级）：症状持续存在，且影响到一些生理活动；夜间哮喘症状频繁发作；FEV1<60%预计值，PEF变异率>30%。

除严重程度分级也就是病情的评估外，每次急性发作时还可根据患者气短的程度、体检发现（讲话方式、精神状态、出汗的程度、呼吸频率、哮鸣音等）以及动脉血气分析结果等分为轻度、中度、重度、危重急性发作。

（二）哮喘的临床诊断标准

支气管哮喘的临床诊断标准包括：①气急、喘息、胸闷、咳嗽等反复发作；②发作时双肺存在哮鸣音，且以呼吸相为主，可为弥漫性或散在性，呼气相则显著延长；③在接受哮喘治疗后症状好转或自行缓解；④不合并气急、胸闷、喘息等其他疾病；⑤无典型的临床症状者至少符合下述中的一条：支气管激发试验与运动试验结果为阳性或支气管舒张试验结果为阳性（用药后FEV1增加12%以上且其绝对值超过200ml）、PEF一天内的变异率超过20%。

（三）非典型哮喘的临床诊断

这类患者无典型的哮喘症状，难以及时诊治。近些年，将非典型哮喘分为以下几种。

（1）咳嗽变异性哮喘：这种在临床上并不少见，尚无特异性的诊断方法，通常咳嗽变异性哮喘的临床诊断要符合以下几点：①咳嗽持续2个月以上，呈发作性，多见于夜间、清晨；②检查结果发现肺部无阳性体征，放射检查结果正常；③支气管激发试验结果阳性，24h呼气峰流速上下波动幅度在20%以上；④强的松等平喘止咳治疗2周后症状好转。

（2）老年性哮喘：老年性哮喘指的是年龄≥60岁的人群新发的哮喘，其诊断标准与其他年龄哮喘的诊断一致，在采集详细病史和进行特异性实验室检查后可进行诊断。24HpEF（峰流速仪）变异率可辅助诊断，若PEF超过25%或者FEV1增加12以上即可做出确诊。

（3）阿司匹林哮喘：不少研究者还发现应用阿司匹林后，还原酶功能受到抑制，使得气道黏膜内炎性介质引发哮喘。阿司匹林哮喘诊断依据其病史、症状等，也可辅助使用激发试验。

目前，常用的激发试验为静脉法、吸入法、口服法。3种方法中吸入法安全性最好，临床一致认为通过阿司匹林吸入激发试验对这类哮喘诊断的准确性高，而且是安全的。可利用赖氨酸阿司匹林雾化吸入，30min吸入1次，剂量分别为1mg、2mg、4mg、8mg、16mg、32mg，分别在吸入后的30s、2min时测量FEV1，若FEV1降低20%以上则为阳性。

（4）运动性哮喘及职业性哮喘：若患者哮喘发作是在剧烈运动之后，就可能是因为运动时通气过度导致气道内的水分及热量丢失有关。另外，运动时肥大细胞炎性介质释放更多，引起哮喘。这类患者称为运动性哮喘。职业性哮喘主要特点则为：①有哮喘症状，存在支气管狭窄疑似症状；②接触致喘物质时哮喘发作，脱离后症状就有所缓解或消失；③经职业性抗原试验和特异性支气管激发试验结果显示为阳性。

（5）SFA（突发性致死性哮喘）：这类患者在临床诊断中可以发现其气道内无痰栓，主要表现为强烈的气道平滑肌痉挛，这可能与非气道黏膜炎症、食道变态反应无明显相关性，而与急性气道黏膜水肿存在一定关系。与缓慢性哮喘相比，SFA具有中性粒细胞浸润的主要特征。

三、治疗与进展

对于哮喘的药物治疗，目前强调应根据病情的严重程度来选择相应的治疗药物，力求以最少的药物用量和不良反应来获得对哮喘症状的完全控制。

（一）临床治疗

（1）间歇发作：按需给予能够迅速缓解症状的速效 β2 受体激动剂，如沙丁胺醇。具体用法：沙丁胺醇 $200 \sim 400 \mu g$ 吸入，1日 $3 \sim 4$ 次。发作间隙期间无需长期用药。

（2）轻度持续：①对于持续有症状的患者，应给予长期控制性药物，丙酸倍氯米松气雾剂：100（μg 吸入，1日 $2 \sim 3$ 次（每撤 50（μg）。②在此基础上再加用沙丁胺醇 $200 \sim 400 \mu g$ 吸入，1日 $3 \sim 4$ 次。

（3）中度持续：①规则应用丙酸倍氯米松气雾剂：$200 \mu g$ 吸入，1日 $2 \sim 3$ 次（每撤 50 μg）。②规则吸入 β_2 受体激动剂沙丁胺醇 $200 \sim 400 \mu g$，1日 $3 \sim 4$ 次。必要时可使用沙丁胺醇雾化吸入，沙丁胺醇 $2.5 \sim 5.0 mg$ 以氯化钠注射液稀释至 2M1 或 2.5M1，喷雾吸入 10 分钟，每日 4 次。③对一些症状控制仍不理想者，可加用氨茶碱 $0.1 \sim 0.2g$ 口服，1日 3 次；或缓释型茶碱 $0.1 \sim 0.2g$ 口服，1日 2 次。

（4）重度持续及危重症：在中度持续的用药基础上，提高丙酸倍氯米松的吸入剂量至 $300 \mu g$ 吸入，1日 $3 \sim 4$ 次，若症状仍不能获得有效控制，可再加用：①琥珀酸氢化可的松 $3 mg/kg$，6小时 1 次，静脉滴注；或首次给予 $2 \sim 4 mg/kg$，静脉滴注，再以每小时 $0.5 mg/kg$ 静脉滴注维持，病情稳定 3 天后改口服泼尼松 $5 \sim 10 mg$，1日 3 次。②静脉应用茶碱类药物：氨茶碱 $0.5g$ 加入 10% 葡萄糖液 500ml 静脉滴注。

（二）临床研究

（1）GCS（糖皮质激素）治疗：GCS 是控制气道炎症最有效的药物，可经口服、吸入、静脉等方式给药，首选吸入途径，其安全性高，局部抗炎效果强，吸入后可直接作用在呼吸道部位，再经消化道、呼吸道进入血液后被肝脏灭活。常用的有布地奈德以及二丙酸倍氯米松、环索奈德等。对于轻中度哮喘以及高剂量激素吸入治疗无效的哮喘患者来说，口服 GCS 治疗可作为备选方案，通常选择泼尼松龙、泼尼松等半衰期短的 CCS。对于急性发作的哮喘患者首选静脉给药，可选择甲泼尼松龙或琥珀酸氢化可的松静脉治疗，若无激素依赖用药 $3 \sim 5d$，若存在激素依赖则适当延长给药时间。

（2）β₂受体激动剂：包括短效、长效激动剂两种，短效β₂受体激动剂可松弛气道平滑肌，在几分钟内即可起效，并可持续数小时，是急性哮喘、运动性哮喘临床治疗的首选。LABA（长效氏受体激动剂）可持续12h以上松弛气道平滑肌，常用的沙美特罗、福莫特罗可经吸入法给药，用药30min后起效，药效维持12h以上。近年来，有人提出将激素、LABA联合来治疗哮喘，发现两者有协同作用，可获得更高疗效，激素剂量及其不良反应明显降低，可作为中重度哮喘长期用药。

（3）茶碱类治疗药物：茶碱类药物对支气管平滑肌有松弛作业，还能强心利尿和使得呼吸中枢兴奋、冠脉扩张。研究表明低浓度茶碱具有良好的抗炎、免疫作用。常用的为茶碱及氨茶碱、多索茶碱、双羟丙茶碱等，可口服或静脉给药。茶碱作为非选择性磷酸二酯酶抑制剂，其治疗窗较窄，毒副作用相对较多，临床应用有一定限制。现在研究合成的PED（磷酸二酯酶）同工酶抑制剂PDE4、PDE3抑制剂是哮喘治疗的新型药物，具有扩张支气管、抗过敏、抗炎等效果，对气道组织选择性强，对心血管副作用小。第二代PDFA抑制剂SB207499及CDP840、BP73401的抗炎效果更佳，这些为哮喘的药物治疗开辟了新征程。

（4）抗胆碱类药物：治疗溴化异丙托品及溴化泰乌托品、溴化氧托品等抗胆碱药物吸入后，支气管舒张作用虽不及β2受体激动剂，但长期用药不会产生耐药性，对老年哮喘患者的疗效也很好。其中溴化泰乌托品作为一种新型抗胆碱药物，对M1、m²受体可选择性抑制，每天只需吸入治疗1次。

（5）白三烯调节剂：白三烯作为一种炎症介质，会导致气道痉挛或变应反应，是哮喘发作的关键因素。常用的白三烯受体拮抗剂有半胱氨酸白三烯受体拮抗剂、5-脂氧化酶抑制剂，对肺功能有明显改善效果，缓解哮喘症状，具有抗炎、扩张支气管的作用，对重度哮喘、阿司匹林哮喘、运动性哮喘等效果显著，该类药物服用方便、安全，可显著改善症状，阻止哮喘病情恶化，但其药效低于吸入性激素。扎鲁斯特也是白三烯受体拮抗剂的一种，每天用药2次，1次20mg即可。另外还有研究发现5-脱氧化酶抑制剂长期用药可能损伤肝功能，用药期间要定期监测肝功能。

（6）色甘酸钠类药物：这类药物具有稳定肥大细胞细胞膜、抑制炎症细胞活化、降低气道反应等效果，对儿童哮喘、过敏性哮喘具有很好的防治效果。近年来的研究趋向于重视色甘酸钠类药物阻断肿胀依赖性氯离子通道的作用。有研究已经证实耐多罗米钠抗炎效果强于色甘酸钠，对症状较轻的哮喘治疗有效，而且副作用小，可能将会取代色甘酸钠。

（7）其他治疗哮喘药物：抗组胺类药物：酮替芬、阿司咪唑、氯雷他丁、氮卓司丁等第二代抗组胺药物抗变态反应强烈，是哮喘治疗中的重要辅助性用药，可用于伴有过敏性鼻炎患者治疗当中，但要警惕其嗜睡等副作用，尤其是成人用药副作用更加明显。同时，阿司咪唑还可导致心血管反应，用药需谨慎。有人在研究中联合使用氯雷他丁及孟鲁司特治疗2周，并与受体激动剂相比，结果发现前者在增加FEV1、哮喘症状评分等方面优于后者。另外，还有人应用利多卡因雾化吸入、利尿剂雾化吸入、钙离子拮抗剂、阿片受体拮抗剂、抗凝药物、维生素、金钠大环内酯类抗生素治疗支气管哮喘取得了一定成效。

第三节　肺动脉高压

一、流行病学及病因学

（一）流行病学

肺动脉高压因其诊断困难、就诊率低等原因，导致流行病学统计资料较难获得，所以全球发病率统计数据少见。文献报道，肺动脉高压的患病率英国为97/100万，女/男比为1∶8，美国年龄标准化的死亡率为（4.5 ~ 12.3）/10万。就不同类型而言，左心疾病是导致肺动脉高压最常见的原因。有统计显示，成人PAH和特发性肺动脉高压（IPAH）患病率至少分别为15/100万、5.9/100万，每年PAH发病率至少为2.4/100万，TPAH占PAH的35% ~ 48%；在疾病相关的PAH中，首要原因是结缔组织病，占PAH的15% ~ 30%，其中系统性硬化症（SSc）最为常见。慢性血栓栓塞性肺动脉高压（CTEPH）及其他肺动脉梗阻性疾病的流行病学数据较少，其中较大的是来自西班牙的注册登记研究，CTEPH的患病率和发病率分别为3.2/100万、每年0.9/100万。

（二）病因研究

（1）骨形成蛋白Ⅱ型受体（BMPR2）的发现：1997年Nichols等在对家族性肺动脉高压患者的家谱基因进行研究时发现第2染色体的短臂2q31.q32部分存在异常，猜想在这一区域可能存在肺动脉高压的致病基因（PPH1基因）。2000年Deng等研究者在Nichols研究基础的指引下，经过进一步研究证实了PPH1属于转移生长因子β（TGFβ）超家族的骨形成蛋白（BMP）Ⅱ型受体（BMPR2）基因。欧美及日本在此后多项研究发现家族性肺动脉高压以及特发性肺动脉高压均存在BMPR2基因的异常，其比例占到20% ~ 50%。同时还发现，在先天性心脏病的肺动脉高压和减肥药长期使用所致肺动脉高压的病例中也发现有部分患者同样伴有BMPR2基因的异常。由此分析除家族性和特发性PAH外，BMPR2基因可能也参与其余类型肺动脉高压的发病过程。

（2）活化素受体样激酶（ALK1）等遗传基因：在继发性肺动脉高压的发病病因中有一类疾病称之为遗传性出血性毛细血管扩张症（HHT）。在针对该种疾病的研究中发现，其致病基因属于TGF-β活化素受体样激酶（ALK1）基因和ENG（endoglin）基因。ALK1基因500个氨基酸组成与BMPR2的氨基酸组成相似。绝大多数HHT患者致病基因中检出ALK1基因突变，在同时伴有PAH的患者中还发现该突变基因集中活跃在激酶活性领域。

（3）过氧化物酶增殖物激活受体（PPAR）：是配体依赖的细胞核激素受体超家族成员之一，在脂肪细胞、单核细胞分化成熟及肿瘤细胞增殖、分化调控中起重要作用。科学家们在肺动脉高压患者与正常肺组织对比中发现，肺动脉高压患者在基因水平或蛋白水平中PPAR的表达量都明显降低。由此说明重症PAH的内皮细胞功能异常可能与具有细胞凋亡诱导功能的PPAR表达水平下降有关。

（4）Rho激酶信号通路等的异常：Rho激酶属于丝氨酸鄉氨酸蛋白激酶家族成员，分子Rho激酶信号通路在细胞的收缩、增殖、迁移和基因表达等功能上起重要作用。有学者使用Rho激酶抑制剂诱发PAH大鼠模型的研究中发现，在给大鼠投用Rho激酶抑制剂后大鼠的生存率有明显的改善。研究表明Rho激酶的高表达或过度激活与包括肺动脉高压在内的许多心脑血管疾病的发生发展密切相关，当前Rho激酶正成为肺动脉高压治疗的新靶点。

二、诊断与评估

首先根据病史、症状、体征、危险因素、X线胸片、心电图疑诊PAH的患者，再通过超声心动图、肺功能测定、CT、MRI、血清学检查，进一步明确PAH的病因。PAH确诊依靠右心导管检查。

（一）临床分型

肺高血压简称肺高压，是指肺内循环系统发生的高血压，整个肺循环，任何系统或者局部病变而引起的肺循环血压增高均可称为肺高压。肺高压临床诊断分类：

（1）肺动脉高压：①特发性PAH；②家族性PAH；③相关因素所致PAH：胶原血管病；先天性体肺分流性心脏病；门静脉高压；人类免疫缺陷病毒（HIV）感染；药物和毒物；其他（甲状腺疾病、糖原累积症、Gaucher病、遗传性出血性毛细血管扩张症、血红蛋白病、骨髓增生性疾病、脾切除）。④因肺静脉或毛细血管病变导致的PAH：肺静脉闭塞病；肺毛细血管瘤；新生儿持续性PAH。

（2）左心疾病相关的肺高压：①主要累及左房或左室的心脏疾病；②左心瓣膜病。

（3）与呼吸系统疾病或缺氧相关的肺高压：①慢性阻塞性肺疾病；②间质性肺疾病；③睡眠呼吸障碍；④肺泡低通气综合征；⑤慢性高原病；⑥肺泡毛细血管发育不良。

（4）慢性血栓和（或）栓塞性肺高压：①血栓栓塞近端肺动脉；②血栓栓塞远端肺动脉；③非血栓性肺栓塞（肿瘤、虫卵和（或）寄生虫、外源性物质）。

（5）混合性肺高压：包括类肉瘤样病，组织细胞增多症，淋巴血管瘤病，肺血管压迫（腺瘤、肿瘤、纤维性纵隔炎）。

（二）临床表现

PAH早期没有特异性的临床表现，随病情进展可出现活动后气短、乏力，胸痛，昏厥，咯血，水肿等症状。气短往往标志PAH患者出现右心功能不全，而当发生晕厥时，则往往标志患者心输出量已经明显下降。常见体征是颈静脉怒张，肺动脉听诊区 P2 亢进，三尖瓣区反流性杂音，右心室抬举及出现第三心音，右室第四心音奔马律，下肢浮肿，紫绀。

（三）辅助检查

（1）超声心动图：目前国际推荐超声心动图拟诊 PAH 的标准为：肺动脉收缩压 > 40mmHg。因有些患者只有活动时才会出现肺动脉压升高，所以对有危险因素的患者行运动负荷或药物负荷超声心动图检查（常用中心静脉泵入腺苷注射液）将有助于 PAH 的早期筛查。

超声心动图是筛查 PAH 最重要的无创性检查方法。因其测得的右心室收缩压与通过右心导管插管测得的肺动脉收缩压有很好的相关性，故可用来估测肺动脉收缩压，还可通过测定右房压、左右室大小及有无心包积液等来评估病情的严重程度和预后，同时有助于病因诊断，所以超声心动图在 PAH 的诊断中具有重要价值，对疑有 PAH 者应首先完成此项检查。

（2）其他：①心电图：可有以下改变：电轴右偏；N 导联出现 S 波；右心室高电压；右胸前导联可出现 ST 段压低、T 波低平或倒置，但心电图正常不能排除 PAH。②胸部 X 线：肺动脉段明显突出，右下肺动脉干扩张，其横径 > 15mm，伴外周肺血管稀疏，右心室肥大。但胸片正常并不能排除 PAH。胸部 X 线检查对于中、重度的 PAH 患者有更高的诊断价值。③肺功能检查和动脉血气分析：有助于了解患者有无通气障碍及弥散障碍。④CT、MRI、肺通气灌注扫描：有助于慢性血栓栓塞性肺高压的诊断。

（3）右心导管检查：右心导管检查不仅是诊断 PAH 惟一的金标准，也是指导确定科学治疗方案必不可少的手段。右心导管检查简便易行，安全性高，心血管病学专家建议对没有明确禁忌证、WHOPAH 功能分级 Ⅰ~Ⅲ 级的患者均应积极开展标准的右心导管检查。

（4）急性肺血管扩张试验：因目前认为部分 PAH，尤其是特发性 PAH 的发病机制与肺血管痉挛有关，而急性肺血管扩张试验阳性往往提示多数小肺动脉处于痉挛状态，因此肺血管扩张试验是筛选这些患者的有效手段，同时还可评价患者能否应用钙通道阻滞剂治疗。研究证实，对试验结果阳性的患者采用钙通道阻滞剂治疗可显著改善预后。所以在患者行右心导管检查的同时行急性肺血管扩张试验非常重要。

急性肺血管扩张试验阳性标准：平均肺动脉压下降到 40mmHg 以下，平均肺动脉压下降幅度超过 10mmHg，且心输出量增加或不变。

（四）心肺功能评价

（1）6min 步行距离试验：6min 步行距离试验是评价 PAH 患者活动耐量最重要的检查方法。首次住院的 6min 步行距离与预后有明显的相关性，是随访和评价治疗是否有效的关键方法，在 PAH 新药临床研究中几乎均采用 6min 步行距离作为主要观察终点。Borg 呼吸困难评级与 6min 步行距离试验相结合来评价 PAH 患者的心肺功能状态已成为国内外公认的指标。

（2）WHO 肺动脉高压功能评级：①Ⅰ级：患者体力活动不受限，日常活动不会导致气短、乏力、胸痛或黑蒙。②Ⅱ级：患者体力活动轻度受限，休息时无不适，但日常活动会出现气短、乏力、胸痛或近乎晕厥。③Ⅲ级：患者体力活动明显受限，休息时无不适，但低于日常活动量时即出现气短、乏力、胸痛或近乎晕厥。④Ⅳ级：患者不能进行任何体力活动，有右心衰竭的征象，休息时可有气短、乏力，任何体力活动都可加重症状。

PAH 功能评级与预后密切相关，不同的功能分级，存活率不同。功能分级也是临床上选择用药方案的根据及评价用药后疗效的重要指标。

（五）早期筛查

目前已知先天性心脏病患者、结缔组织病患者、特发性 PAH 及家族性 PAH 患者的亲属、肝硬化患者、溶血性贫血患者、服用减肥药人群、HIV 感染患者、遗传性出血性毛细血管扩张症患者及亲属等均是 PAH 危险人群。应定期对 PAH 高危人群进行超声心动图的筛查，以期早发现其中的 PAH 患者并及早进行干预治疗。

三、治疗与进展

肺动脉高压的治疗主要包括传统的吸氧、强心、利尿、抗凝、扩血管（对于急性肺血管反应实验阴性的患者效果不佳）的综合治疗外，目前更多推荐针对疾病的个体差异行个体化治疗，其中靶向药物的应用特别是靶向药物的联合应用，有利于晚期肺动脉高压患者改善生活质量、延长生存期。

（一）传统治疗

主要是针对右心功能不全和肺动脉原位血栓的形成，包括吸氧、利尿、强心和抗凝。先天性心脏病患者应尽早行手术治疗。

（二）肺血管扩张剂

目前临床上应用的血管扩张剂有：内皮素受体拮抗剂、前列环素及其结构类似物、钙通道阻滞剂和 5 型磷酸二酯酶抑制剂。

（1）内皮素受体拮抗剂：内皮素 21（ET21）在血管重塑和 PAH 的发病过程中起着十分重要的作用。肺动脉平滑肌细胞膜上的 ETA 受体可以调控由 ET21 引起的血管收缩，肺动脉内皮细胞中的 ETB 受体可以调控由 ET21 引起的血管舒张。目前在国外已经有波生坦（Bosentan）（非选择性内皮素受体拮抗剂）和西他生坦（选择性 ETA 受体拮抗剂）上市。有多项多中心临床对照试验结果证实：波生坦可显著降低肺血管阻力，改善临床症状和血流动力学指标，提高运动耐量，改善生活质量和生存率，减少临床恶化事件并推迟临床恶化的时间。欧洲和美国 PAH 指南推荐：波生坦作为 WHO 功能Ⅰ～Ⅲ级 PAH 患者的一线用药。需注意的是，波生坦具有潜在的肝脏毒性，故治疗期间建议每月监测 1 次肝功能。

国内已有患者接受了波生坦治疗，治疗初步结果显示：可以降低肺血管阻力，增加心排血量，改善患者的运动耐量，疗效明显且安全性好。

（2）前列环素类药物：静脉依前列醇化（Epoprostenol）是最早在欧洲上市的前列环素类药物，对各类PAH患者都有明显疗效，但其半衰期短（2～3min），且在常温性质不稳定。后来依次有伊洛前列素、曲前列环素、贝前列环素等药物上市用于PAH的治疗。研究表明：除了贝前列环素对PAH患者治疗前后的运动耐力、血流动力学参数及功能分级无显著差异外，其他前列环素类药物均取得较好疗效。目前我国只有吸入用伊洛前列素（Iloprost）上市。该药化学性质稳定，且可选择性作用于肺血管。多中心安慰剂对照临床试验表明：对WHO功能分级Ⅰ～Ⅲ PAH患者，该药可以快速降低肺血管阻力，增加心搏出量，提高运动耐量，明显改善血流动力学参数。故可推荐用于治疗PAH，特别是重症右心衰竭和PAH危象的PAH患者。需要注意，最近研究结果不支持该药单剂、长期治疗PAH，必须与口服药物联合使用。

（3）钙通道阻滞剂：只有急性肺血管扩张试验阳性的患者才能应用钙通道阻滞剂治疗。对尚未进行急性肺血管扩张试验的患者不能盲目应用钙通道阻滞剂，因其有导致体循环血压下降、心力衰竭加重、诱发肺水肿等危险，研究表明对该药不敏感病人长期服用会使病死率增加。且应用1年还应再次复查急性肺血管扩张试验以评价患者是否持续敏感，只有长期敏感者才能继续应用且从中获益。研究表明，钙通道阻滞剂长期敏感者的5年生存率与同龄正常人群相当。

（4）5型磷酸二酯酶抑制剂：磷酸二酯酶抑制剂西地那非（sildenafil）已被美国FDA批准用于临床治疗PAkI，但关于西地那非的治疗经验只是初步性的，进行中的随机对照试验（SUPER21试验）将进一步评价西地那非在不同WHO功能分级的PAH患者中的疗效和安全性。而我国尚未批准磷酸二酯酶抑制剂治疗PAH的适应证。但国内有关同类药物伐地那非的临床研究结果显示，WHO功能分级Ⅰ～Ⅲ级的PAH患者3个月治疗结果令人满意。如果急性肺血管扩张试验阴性，经济承受力差的患者建议选择此类药物治疗。

（5）一氧化氮（NO）和精氨酸：NO有舒张血管平滑肌，抑制平滑肌细胞增殖的作用。吸入NO治疗PAH选择性高，起效快，但作用时间只有几分钟且有潜在毒性，因目前无法监测吸入浓度，缺乏长期应用的临床研究证据，故国内外均不建议将其作为长期治疗药物。精氨酸是合成NO的底物，补充L2精氨酸能增加NO的合成，从而起到降低肺动脉压的作用，只是一种辅助性治疗。

（三）靶向治疗药物

（1）酪氨酸激酶抑制剂：伊马替尼（Imatinib），作为一种酪氨酸激酶抑制剂，目前主要用于治疗慢性粒细胞白血病。最新研究提示伊马替尼还可抑制血小板趋化生长因子的表达，抑制肺血管平滑肌细胞的增殖。然而，伊马替尼的毒副作用，尤其是心脏毒性问题尚未解决。

（2）5-羟色胺受体拮抗剂：5-羟色胺与其受体结合后，可引起肺血管收缩和动脉平滑肌异常增殖，导致肺血管阻力增高，参与PAH的发生。故干预5-羟色胺信号通路是PAH治疗的另一个新型靶点。代表药物：特麦角脲（terguride）。

（3）靶向药物联合治疗：在单独使用靶向药物6个月左右，机体对靶向药物的敏感性下降，对于患者活动能力的进一步提升改善不足，患者可能再次出现活动后气促等症状。部分文献研究表明，在单独使用靶向药物无效后，选择使用不同机制靶向药物联合，对于患者症状改善或 6 分钟步行实验测试结果的提升有明显差异。遗憾的是，靶向药物联合使用的相关研究样本数量较少，且靶向药物联合使用的花费较高，尚需进一步深入探讨。

（四）房间隔造口术

内科无法治疗的比较严重的 PAH 患者可考虑行房间隔造口术，造成一个从右房向左房的分流，来改善血液流向，增加左心输出量。入选标准：重度 PAH（肺动脉收缩压 > 70mmHg）患者经内科充分治疗后仍反复发生晕厥；静息状态下动脉血氧饱和度 > 90%，红细胞压积 > 35%。征得患者及家属同意后可行此手术，但术后会造成动脉氧合作用失调。WHO 推荐：对没有条件使用前列环素的发展中国家和地区可开展此项技术以减轻右心负荷，增加左心输出量从而改善临床症状。

（五）肺移植

肺移植（包括单侧肺移植、双肺移植、活体肺叶移植及心肺移植）是终末期 PAH 患者的有效治疗方法，在国外已较广泛应用于内科治疗无效的 PAH 患者，并证实：能明显延长这些患者的寿命，提高患者生活质量。但在一定程度上受器官来源及排异反应的限制。

（六）基因治疗

基因治疗 PAH 是目前研究的热点，包括基因转移和基因抑制治疗。基因转移治疗是向体内植入目的基因，如一氧化氮合酶（NOS）基因、心钠素（ANP）基因、前列环素合酶（PGIS）基因、降钙素基因相关肽（CGRP）等。目的基因的表达能舒张肺动脉，抗平滑肌增殖。基因抑制治疗是向体内植入特殊基因片段来封闭特定基因的复制或表达，以减少其下游产物蛋白或酶的表达水平，达到治疗 PAH 的目的，如植入单核细胞趋化因子 21 基因、组织金属蛋白酶 21 基因治疗。目前基因治疗仍处于动物实验阶段。

近年，美国 Alberta 研究小组发现一种在恶性肿瘤中几乎都过度表达的蛋白质（Survivin）在人类和动物 PAH 肺动脉的表达中也显著增加，而在正常人的肺血管中无此表现，他们认为 Survivin 在肺血管中促进细胞过度生长的作用与肿瘤组织中相同。因此 Survivin 成为 PAH 针对性干预的非常有前景的治疗靶点。

肺动脉高压作为一种发病机制复杂、多方面因素参与的综合征，因其起病隐匿，患者就诊时多已处于肺动脉高压心功能的 III ~ IV 级，治疗难度大，药物敏感性低，心脏结构不可逆程度高，预后极差，通常从确诊到死亡绝大多数患者生存不足 2 年。

第四节　慢性阻塞性肺病

一、流行病学及病因学

（一）COPD 的流行病学

由于全球各地区人群特征和暴露因素不同，流行病学统计方法存在差异。目前世界各地的 COPD 流行病学报道的发病率不尽一致。同一项 COPD 流行病学调查资料，若分别按美国胸科学会（ATS）、欧洲呼吸学会（ERS）、COPD 全球创议（GOLD）对 COPD 的诊断标准进行分析，成人 COPD 的发病率分别为 2.9%、14.3% 和 13.9%。通过分析近几年资料发现，COPD 流行病学存在以下几个特点。

（1）COPD 发病率的特征：①不同国家和地区 COPD 发病率存在差异。据统计当前 COPD 在全球人群中发病率大约是 10%，在欧洲，40～69 岁人群 COPD 的发病率为 9.1%，英国、法国、波兰约 10% 的成年人有慢性咳嗽、咯痰并伴气流阻塞征象，导致了 COPD 高发病率。发展中国家 COPD 发病率预计在今后的 20 年中，亚、非国家将迅速上升。。

（2）COPD 病死率的特征：许多 COPD 患者甚至在死亡后，还未做出 COPD 的明确诊断。预计到 2025 年，全球 COPD 病死率将从 1990 年的第 4 位上升到第 3 位。在美国每年有 10 万 COPD 患者死亡，占美国死亡原因的第 4 位。而 COPD 的病死率仍在上升，在 1979 年～1993 年增长了 46.6%。1990 年全球有 4400 万人患 COPD，而美国则占 1400 万人，1995 年美国有 9.2 万人死于 COPD，由此估计该年全球约有 288 万人死于 COPD，2001 年 WHO 估计 COPD 的全球病病死率为 44.2/10 万，并且人数仍在不断增加。在中国，2005 年呼吸系统疾病（主要是 COPD）占城市居民主要死亡构成中占 12.6%，居第 4 位；在农村占 23.5% 居第 1 位。2006 年 5 月公布的《中国慢性病报告》指出，2000 年因 COPD 死亡的人数达到 128 万，而且有逐年增加之势。

（二）COPD 的危险因素

（1）吸烟：吸烟是 COPD 发病的危险因素之一，大约 15%～20% 的吸烟者可发展为 COPD。据 WHO 估计，被动吸烟导致成人 COPD 发病的危险性上升 10.5%～43%，儿童和慢性暴露人群中更是如此。在希腊，35 岁以上、吸烟 100 支以上的总的 COPD 发病率为 8.4%，其中，男性 11.6%，女性 4.8%，且吸烟强度与 COPD 发病率显著相关。40～55 岁瑞典城市及郊区吸烟人群的筛查中，COPD 发病率 27%。吸烟者在发达国家数量缓慢下降，而在发展中国家上升，尤其是亚洲和非洲，相对于男性来说，吸烟对于女性的危险性更大，并且与女性烟草的消耗量增长呈正比。另外，吸烟能使支气管上皮纤毛变短、不规则、纤毛运动障碍，降低局部抵抗力，削弱肺泡吞噬细胞的吞噬、灭菌作用，引起支气管痉挛，增加气道阻力。吸烟者肺功能的异常率较高，FEV1 的年下降率较快。有资料表明在非吸烟者中，成年人 FEV1 每年 5F 均下降速率是 20 ~ 30ml，在大多数吸烟者中，年平均下降速率增加到 30 ~ 45ml，在易患 COPD 的吸烟者中，年下降速率可达 80 ~ 100ml。若早期戒烟，可以明显延缓肺功能的下降，减少 COPD 的发病率，使吸烟者发病危险降低至近似于不吸烟者的水平。我国 15 岁以上大约 67% 的男性和 4% 的女性吸烟，占世界吸烟者的 1/3。基于目前的吸烟比率，中国吸烟者的病死率将大幅增加。钟南山指出，吸烟者 COPD 发病率明显高于不吸烟者，而且吸烟的种类和开始吸烟的年龄对 COPD 发病率有明显影响。

（2）职业暴露：矽尘是职业性呼吸道毒物的重要粉尘之一，慢性暴露于矽尘可不引起矽肺，但可引起慢性支气管炎，肺气肿和（或）小气道疾病，可引起气流阻塞。而硅尘暴露也可致 COPD，甚至在没有两肺放射学征象时，其可以和气流阻塞独立存在。从事水泥厂工作的工人，其肺功能降低且呼吸道症状发病率增高。从事橡胶工作，肺功能每年下降 0.08%。亦有材料证实纺织业是 COPD 的高危因素。暴露于钢铁粉尘其 COPD 发病率男性为 16.1%，女性为 4.4%。暴露于粉尘和金属采矿业及镉矿气体中均和气道阻塞有关。

（3）空气污染：近年来，室内空气污染与 COPD 发病率的相关性日益受到关注。大约 50% 发展中国家依赖于动物粪便、柴草为燃料，这些物质的开放燃烧会造成室内通气不良，有机烟尘中会有许多有害物质，如颗粒和一氧化碳，燃煤的烟尘中含有硫氧化物和氮氧化物及碳氢化物，它们可引起呼吸道疾病。每年，农村约有 190 万人死于室内污染，而城市约 45 万人死于此。室内可吸入颗粒物是室外的 2 ~ 4 倍，因此应用有机燃料是 COPD 很强的高危因素。土耳其的调查结果显示，使用生物燃料在室内做饭，其 COPD 发病率为 12.4%，高于不使用该燃料者的 3.9%。COPD 的另一重要影响因素是室外空气污染，长时间的暴露在空气的有毒颗粒物中，如二氧化硫（SO_2）、氮氧化物及光化学物质，可增加 COPD 发病率。空气污染尤其是在拉丁美洲、印度和中国的城市是个突出的问题，每年约有 50 万人死于空气中的悬浮颗粒物（TSP）和 SO_2。我国一些城市，非吸烟者肺气肿病死率比美国的几乎高 100 倍，这与城市中的空气污染密切相关。有研究表明，面包烘烤、地毯编织、生物燃料是造成肺疾病的重要危险因素，家禽饲养、使用煤油、气体燃料是相对危险因素。取暖造成的污染与 COPD 发病率有关，尤其是取暖月份长短与 COPD 发病率存在剂量反应关系。

（4）呼吸道感染：呼吸道感染是 COPD 发病和加剧的另一个重要因素，有证据表明潜在的腺病毒感染或细菌可能与 COPD 的发病有关系。儿童期下呼吸道感染是以后形成 COPD 的独立危险因素之一，在英国的一项对 618 例 70 岁以上的人群调查中，发现 2 岁以前曾患呼吸道疾病与成人后 COPD 的发生有因果关系。

（5）遗传因素与宿主因素：有资料表明 COPD 发病具有典型的多基因遗传特点和家族聚集倾向，患者各级亲属的发病率高于群体发病率，亲代中有 COPD 患者，是子女 FEV1（M1）降低和 FEV1 < 70% 预计值的独立危险因素，但目前尚不能解释这种聚集性是遗传因素所致还是环境因素造成。重度吸烟者中也仅有 20% 左右发展成 COPD，COPD 患者体内可能存在遗传易感基因。α1- 抗胰蛋白酶（AAT）的 ZZ 纯合子引起的 α1-AT 缺乏是迄今为止唯一证实的 COPD 遗传易感因素。COPD，尤其是无放射性肺气肿表现的 COPD 的发生，与肿瘤坏死因子（TNF-α）、489G/A 基因多态性相关。其他的基因如 α1- 抗凝乳蛋白酶，可以解释吸烟者的 COPD 基因易感性，微粒体环氧化物水解酶可能与 COPD 有关。

（6）营养状况：有研究表明，营养状况可以影响肺功能及患 COPD 的倾向。尤其多食用新鲜水果及鱼类对肺部健康有益，饮食中摄入足量的水果和蔬菜，可以降低呼吸道疾病的危险。可能和这些食物中含有抗氧化剂营养素（维生素 C 和维生素 E 等）有关。因此，改善饮食健康，食用水果、蔬菜和整粒谷物的食物及低酒精低脂肪的食物，能保护儿童及成人的呼吸道健康。

（7）其他：如社会经济状况、气象因素、性别等也与 COPD 相关。社会经济状况愈低下，肺功能减少率愈高。而气候条件的不同，COPD 的发病高峰不同，秋末冬初增多，隆冬反而减少，但到了 3 月份又出现发病高峰，这种发病情况与大气环流的季节变化有密切关系。

二、诊断与评估

当患者存在呼吸困难，慢性咳嗽或咳痰和（或）疾病危险因素接触史时应考虑 COH）的临床诊断。肺功能检查在这种临床背景下是确立诊断所必需的。吸入支气管舒张药后 FEV1/FVC < 0.7 证实存在持续气流受限，即可诊断为 COPD。

COPD 的评估包括 4 个方面的内容，即症状评估、肺功能评价气流受限的程度、急性加重风险评估和合并症的评估。症状评估采用 COPD 评估测试（CAT）或改良英国医学研究委员会（MRC）呼吸困难指数；气流受限程度采用肺功能严重度分级，即占预计值 80%、50%、30% 为分界点分为 1 ~ 4 级；采用急性加重病史和肺功能评估急性加重的风险，上 1 年发生 ≥ 2 次的急性加重或 FEVI < 50% 预计值提示高风险；同时还要正确评估合并症并给予恰当的治疗，最常见的合并症是心血管疾病、抑郁和骨质疏松。应该综合评估以上指标从而达到改善 COPD 的疾病管理的目的。

三、治疗与进展

COPD 的治疗目标包括缓解症状、改善运动耐力、改善健康状态、阻止疾病进展、预防和治疗急性加重、降低病死率。其中前 3 项主要针对缓解症状，后 3 项主要是降低风险。

现有循证医学对 COPD 的治疗都是基于肺功能进行的，然而，FEV1 水平并不能很好地反映疾病状态，因此稳定期 COPD 的治疗应基于症状和急性加重情况来综合制定治疗策略。现有药物治疗的证据都是基于气流受限严重程度（FEV1 占预计值％）获得的。目前没有证据支持对于 FEV1 > 70% 预计值的患者给予任何治疗，也没有证据支持对于 FEV1 > 60% 预计值的患者进行抗炎治疗。

1. 支气管舒张药

支气管舒张药主要包括 β2 受体激动药、抗胆碱能药物及茶碱类药物，是控制 COPD 症状的主要治疗药物，但并不能阻止疾病发展。短期按需应用可缓解症状，长期规律应用可预防和减轻症状。

（1）β2 受体激动药：短效 β2 受体激动药（SABA）如沙丁胺醇已用于 COPD 治疗多年，起效迅速。长效 β2 受体激动药（LABA）如沙美特罗和福莫特罗作用时间长，每日给药 2 次即可。单独使用 β2 受体激动药，或 β2 受体激动药与其他支气管舒张药或糖皮质激素联合使用已经被广泛应用于 COPD 的治疗。临床研究表明，沙美特罗和福莫特罗能够改善 COPD 患者的肺功能，缓解症状，提高运动耐受能力，提高健康相关的生活质量。超长效 β2 受体激动药是正在开发的新一代 LABA，作用时间可 > 24h，包括茚达特罗（Indacaterol）、欧达特罗（olo-daterol）、卡莫特罗（carmoterol）、维达特罗（vilanterol）等，现有的临床研究证实其支气管舒张效应优于噻托溴铵和沙美特罗或福莫特罗，具有更广阔的临床应用前景。

（2）抗胆碱能药物：主要有短效抗胆碱能药物（SAMA）异丙托溴铵和长效抗胆碱能药物（LAMA）噻托溴铵。长达 4 年的 UPLIFT 研究表明噻托溴铵改善 FEV1 的优势贯穿研究始末，不仅可显著改善患者相关生活质量，还可延缓首次急性加重发生时间，减少急性加重次数，住院风险、治疗期间死亡风险亦明显下降。此外噻托溴铵安全性也再次获得证实。噻托溴铵每天 1 次给药，支气管舒张效果持续而显著，在 COPD 治疗中起重要作用，抗胆碱能药物除具有支气管舒张作用外，还可能参与抑制 COPD 患者的气道炎症反应，减轻气道重塑，从多方面延缓肺功能下降的速率，对合并胃食管反流的 COPD 患者可能具有更好的临床效果。

（3）甲基黄嘌呤类药物：茶碱类药物有解除气道平滑肌痉挛、促进纤毛摆动、增加呼吸肌力量等作用，长期以来一直是治疗 COPD 的主要药物之一。但是由于频发的不良反应和相对较差的治疗效果，茶碱在发达国家的使用已大为减少。但低剂量茶碱的抗炎及免疫调节作用，茶碱缓释、控释剂型的开发，以及相对低廉的价格，提高了茶碱类药物在我国 COPD 治疗中的地位。另外，茶碱作为 COPD 治疗药物，作用范围较狭窄，临床疗效欠佳。因此，目前不作为一线用药。但近年来对茶碱类开辟新的研究领域，发现其衍生物多索茶碱，具有较强的平喘、抗炎作用，可解除气道平滑肌痉挛，其安全性比茶碱高。解除气道平滑肌痉挛是氨茶碱的 10 ~ 15 倍，且起效快，对其他系统作用是氨茶碱的 1/10，因而不良反应较少。

2. 抗炎药物

COPD 的异常炎症反应是 COPD 疾病进展的重要驱动因素。但是目前没有任何抗炎药物能够有效抑制 COPD 的慢性炎症反应。

（1）糖皮质激素：TORCH 研究显示规律吸入性糖皮质激素（ICS）能够延缓

FEV1 < 60% 预计值的 COPD 患者肺功能下降的速率。ISOLDE 研究也证实氟替卡松显著减少了 COPD 急性发作次数。尽管 ICS 不能改变肺功能进行性下降的趋势，未能达到延长生存的目的，但确实能降低肺功能下降速率，改善生活质量，减少急性加重频率。基于这些研究，GOLD 推荐有临床症状的 COPD 患者若 FEV1 < 50%（Ⅲ级和Ⅳ级）、反复急性加重，可在吸入支气管舒张药基础上长期规律使用 ICS。AECOPD 住院患者可加糖皮质激素口服或静脉给药，其中口服泼尼松应优先推荐。

（2）磷酸二酯酶 -4（PDE-4）抑制药：PDE 抑制药能够参与许多药理学过程，包括炎症介质的产生、细胞分化和细胞凋亡、平滑肌收缩、信号通道功能和糖原合成，特别是 PDE-4，在参与 COPD 的病理生理过程的炎症细胞中表达。PDE-4 抑制药是环磷酸腺苷（cAMP）特异性酶，可降解细胞内 cAMP 和环磷酸鸟苷。抑制 PDE-4 表达可增加胞质 cAMP 水平，而使炎症细胞趋化性、活化、脱颗粒和黏附作用减弱，抑制炎症细胞释放递质。PDE-4 抑制药已显示出改善 COPD 肺功能、减少急性发作的优越性。体外细胞培养中应用罗氟司特（rofluM1last）能抑制中性粒细胞、单核细胞和嗜酸性粒细胞的功能并能抑制 TNF-α 的合成与释放。目前已经成功开发出的两种新的 PDE-4 抑制药西洛司特和罗氟司特在国外已开始临床应用，还有大量临床研究正在进行中。

（3）白细胞三烯 B4 受体阻断剂：白三烯 B4（LTB4）调节剂是很强的白细胞化学趋化物，是炎症进程、免疫应答以及宿主防御系统的关键介质，可刺激趋化反应、细胞脱颗粒、溶酶体释放及活性氧产生等。而中性粒细胞是 LTB4 主要的靶细胞，中性粒细胞在炎症部位聚集是 LTB4 诱导炎症反应的重要方式。COPD 患者外周血和痰中 LTB4 水平明显增高，抑制 LTB4 能够阻断中性粒细胞的趋化活性，减轻局部及全身的炎症反应。

（4）干扰素 -α 抑制剂（TNF-α）：是一种具有多种效能的炎性因子，它通过氧化剂活化核因子 κB（NF-κB）转录激活诱导 IL-8 上调，使得 COPD 炎症进行性加重。TNF-α 参与介导 COPD 的炎症反应，故可以采用 TNF 单克隆抗体进行治疗。目前，人 TNF 单克隆抗体正试验用于 COPD 的治疗。

（5）趋化因子抑制剂：COPD 炎症反应涉及趋化因子与其相应受体相互协调并介导炎症细胞向炎症病灶移动等过程。CXC 家族中多种趋化因子可以介导中性粒细胞炎症，其中以炎症因子 IL-8 最为重要。研究发现 COPD 患者痰中 IL-8 水平增高，且 IL-8 水平与 COPD 病情严重程度呈正相关。动物模型中，IL-8 抗体可以阻断 IL-8 对中性粒细胞的趋化作用，从而减轻炎症。目前 IL-8 抗体已用于临床试验。CXCR2 为其他 CXC 趋化因子家族成员所共有，在炎性趋化中起重要作用，已有相关研究正在进行。另外有研究发现，CC 趋化因子家族如单核细胞趋化因子 1（MCP-1）及其趋化因子受体 2（CCR2）在 COPD 患者巨噬细胞、上皮细胞中表达下调，提示 MCP-1 可能参与了 COPD 患者血中单核细胞的动员，与 COPD 慢性炎症有关。目前 MCP-1 抗体已用于实验室阶段研究。

（6）NF-κB 抑制药：NF-κB 调节 IL-8、TNF-α 和炎症细胞因子，以及一些基质金属蛋白酶（MMP）的表达。NF-κB在COPD患者的巨噬细胞和上皮细胞中被激活，尤其在病情恶化时。目前最有前景的方法是用小分子的抑制药来抑制NF-κB抑制蛋白激酶（IKK）2，它们中的一些药物正在研发中。

（7）P38MAPK：MAPK级联是细胞内重要的信号传导系统之一，在慢性炎症中发挥着重要作用。其中，P38MAPK是哺乳动物MAPK信号通路中的一条经典途径，是通过细胞应激反应来激活并调节炎症因子的表达，包括IL-8、TNF-α和MMP。小分子的P38MAPK抑制药有广泛的抗炎效应，可以减少在吸入内毒素后中性粒细胞的浸润，以及降低小鼠支气管肺泡灌洗液中IL-6和MMP-9的浓度。它在COPD治疗中可能可以作为一种具有潜在价值的抗炎药物。

（8）诱导型一氧化氮合酶抑制药：一氧化氮是一种嗜酸粒细胞趋化因子，也是一种重要的炎症调节因子。中性粒细胞、肺泡上皮细胞、肺泡巨噬细胞都可以合成和释放一氧化氮。一氧化氮具有双重生理作用，一方面可以轻度松弛平滑肌，另一方面通过生成氧自由基和增加血管通透性等作用加重炎症。人体细胞暴露于前炎症细胞因子和氧化物之后，诱导型一氧化氮合酶高度表达，从而产生炎症反应。通过使用抑制药，可以降低炎症反应。一些选择性诱导型一氧化氮合酶抑制药正在研发中。

（三）抗菌药物

（1）稳定期COPD：GOLD明确指出COPD稳定期不推荐应用抗菌药物预防治疗，但有研究显示抗菌药物在稳定期COPD中的作用。约50%COPD患者在稳定期下呼吸道存在细菌定植。COPD患者下呼吸道细菌定植除了和吸烟、支气管炎及疾病严重程度相关，还和疾病进展以及急性加重频率相关。减少气道细菌的数量可能减少急性加重的发生和其带来的不良后果。

（2）COPD急性加重期（AECOPD）：AECOPD抗菌药物应用指征：①COPD恶化，同时有下列3个主要症状：呼吸困难加重、痰量增加、痰变脓性；②COPD恶化，同时有2个主要症状，其中之一为痰变脓性；③COPD严重恶化，需机械通气治疗（包括无创和有创机械通气）。选择抗菌药物应根据病情严重程度，覆盖常规病原菌，使用时不仅要规范用药指征、时机和疗程，还应对药效、不良反应及患者依从性、效价等进行评估，必要时及时调整抗菌药物。恰当的抗菌药物治疗不仅能迅速缓解急性加重症状，有效降低气道内细菌负荷，还可延缓下一次急性加重的发生。

（四）其他药物

（1）他汀类药物：可以通过抗炎、诱导细胞凋亡及促进凋亡细胞的清除、抗氧化应激、减轻肺气肿和减轻气道黏液分泌等机制在治疗COPD中发挥作用。由于他汀类药物的多效性作用，可以降低COPD患者的病死率，减缓FEV1下降的速度，减少急性发作的次数，改善COPD患者的生命质量等，因此，他汀类药物对COPD患者是一种安全有效的药物。但是上述结论多来自于回顾性研究或非随机对照研究，且样本量较小。为进一步确定他汀类药物在COPD治疗中的地位，需要大规模、多中心的随机双盲对照研究来验证。

（2）黏液溶解剂、免疫调节剂：在 GOLD 中不作为常规推荐用药，但作为抗氧化剂在 COPD 的治疗中发挥着潜在的作用。PEACE 研究显示，作为祛痰剂使用的药物羧甲司坦，由于分子结构中含有较高浓度的巯基(-SH)，具有抗氧化和抗炎的特性，而 COPD 发病的重要机制之一，就是在致病因子中的氧化物（如氧自由基）可作用于机体细胞产生氧化应激反应，从而导致损伤。研究结果显示，羧甲司坦长期治疗能预防 COPD 的急性发作。治疗 1 年的累计急性发作次数羧甲司坦治疗组比对照组显著减少，每年每人急性发作率羧甲司坦治疗组减少了 24.5%，其疗效接近于国际上标准的吸入糖皮质激素联合长效 β 激动药物，并且其治疗效果不受 COPD 严重程度以及合并用药的影响。研究同时发现，羧甲司坦还能显著改善 COPD 患者的症状和生活质量，安全性良好，基本上没有不良反应。同时由于价格便宜，还可以显著减少医疗资源的消耗，符合我国国情。在新修订的 GOLD 中也将羧甲司坦作为备选药物用于稳定期 COPD 的治疗。

（3）中医药治疗：对 COPD 的治疗，各专家治疗方法多以补虚和祛邪相结合，在中医辨治中应着重于"热""痰""瘀""虚"。发作期以清热祛痰行瘀法为主，缓解期给予补虚理瘀兼以清肺化痰法调治。在治疗 COPD 具有独特优势，如川芎嗪、参麦、黄芪、丹参等具有增加心输出量，减轻肺动脉压力，降低血液黏稠度等作用机制，其治疗的优势显著，值得深入挖掘研究。

（4）疫苗：COPD 患者接种流感疫苗可降低疾病严重性，降低病死率。减少上呼吸道感染，从而减少 COPD 患者住院频率。

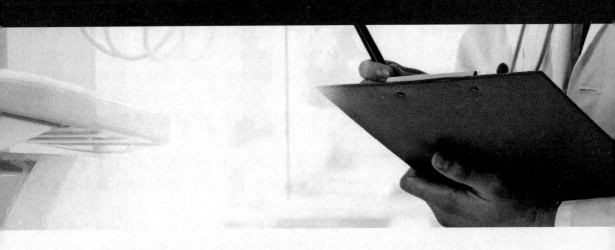

第三章 消化系统疾病

第一节 消化道出血

一、消化道出血

（一）流行病学及病因学

消化道出血是常见的临床问题。根据人口的资料统计，每年消化道出血住院患者约为 50 ～ 150/10 万人，约占所有住院患者的 1% ～ 2%。消化道出血的发生率有随年龄增长而上升的趋势，老年消化道出血住院患者可达 1000/10 万人以上。尽管下消化道出血的死亡率近几十年来有逐渐下降的趋势，但上消化道出血的死亡率仍然维持在约 5% ～ 10% 的高位。上消化道出血的诊断和治疗近几十年来已取得很大的进展，死亡率无显著下降的主要原因是老年/高龄患者在上消化道出血患者中的占比增加，死亡者的上消化道出血往往是其他严重疾病（如脑血管意外、心肌梗死、呼吸衰竭、肾功能不全、肝硬化等）的并发症或伴发表现。

既往文献报道，上消化道出血以消化性溃疡、食管胃底静脉曲张破裂出血、上消化道肿瘤、应激性溃疡、急慢性上消化道黏膜炎症常见。中消化道出血的常见病因包括小肠血管畸形、克罗恩病、钩虫感染、小肠肿瘤、缺血性坏死性肠病、肠系膜动脉栓塞。下消化道出血根据国家地区及人种不同有较大差异，西方国家研究多以肠道憩室出血、炎性肠病最常见，我国多数报道以结直肠癌、炎性肠病、结肠息肉为主要病因。

（二）诊断与评估

1. 辅助检查

（1）内镜检查：内镜检查是消化道出血病因诊断的关键。内镜检查前需对患者进行风险评估，多项研究已经证实 Glasgow-Blatchford 评分系统（GBS）对低危患者的内镜检查治疗有较理想的预测和指导作用。2015 欧洲胃肠内镜学会（EuropeanESGE）指南推荐 GBS 评分为 0 ~ 1 分的患者再出血风险非常低，不需急诊内镜检查和住院治疗。但也有研究将 GBS 的低危预测值提高至 2 或 3，也得到了安全的预测结。

常规食管、胃、十二指肠镜和结肠、乙状结肠、直肠镜检查：可发现大多数上消化道和下消化道出血病变，技术成熟，应用广泛，在一些基层的社区医院或乡镇卫生院已能普遍开展。

胶囊内镜：胶囊内镜是一种无创性的全胃肠道检查方法，尤其是对于中消化道的病变检查具有重要价值，ACG 推荐胶囊内镜为小肠出血首选检查方式。2014 年发布的中国胶囊内镜临床应用指南，总结胶囊内镜对不明原因消化道出血总体诊断率为 35% ~ 77%，MIn 等也报道诊断率为 32% ~ 83%。相对于有创的双气囊小肠镜检查，胶囊内镜检查明显减轻患者痛苦和不良反应。缺点是普通胶囊内镜在患者体内观察视角不能人为控制，不能进行病变部位活检等操作治疗；对于一些梗阻和胃肠道狭窄的患者，有发生嵌顿和体内滞留风险，甚至需要手术取出。近年来，磁控胶囊内镜的临床运用，使胶囊内镜在体内视角可以人为控制，大大提高了胶囊内镜对胃和中消化道病变无创性诊断率。Douglas 等报道了结肠胶囊内镜的应用，提示对无法完成传统结肠镜检查的患者，结肠胶囊内镜是有效可行的检查手段。

双气囊小肠镜：双气囊小肠镜对小肠病变具有重要的诊断治疗价值，文献报道其总体诊断率可达到 83.3%。ACG 推荐对于怀疑小肠出血，但胶囊内镜检查阴性，应行双气囊小肠镜检查。双气囊小肠镜可选择自口腔开始向下逐渐检查或自肛门开始向上逐渐检查，可在中消化道"会师"，理论上可以对整个消化道进行全面的、无死角的检查。双气囊小肠镜使既往一些不明原因的小肠出血病变得以确诊。但是双气囊小肠镜检查时间较长，要求患者配合度高，ACG 不建议将双气囊内镜作为小肠疾病的首选筛查方式，因此双气囊内镜检查前建议先完善腹部 MRI/CT、胶囊内镜等检查，同时结合临床综合判断。

共聚焦激光显微内镜（CLE）：是在内镜头端整合一个共聚焦激光探头，将共聚焦显微镜与传统内镜有机结合，可以在不借助传统活检的情况下，对消化道黏膜实施即时的组织病理学观察，使内镜检查与组织学检查同步，在诊断早期胃癌、早期结肠癌、息肉、溃疡性结肠炎等方面都具有可观的应用价值。

（2）腹部 CT 及 MRI 检查：近年来开展的以 CT 和 MRI 为基础的肠道造影检查，对血管畸形、肠道缺血坏死等疾病诊断有较大帮助，对出血的诊断及鉴别诊断有重要价值。CT 小肠造影主要对动脉病变诊断价值大，对于静脉系统病变也有重要提示，可以提供血管信息、肠道信息、栓塞来源、腹腔内结构及病变等。文献报道 CT 肠道造影诊断肠系膜动脉缺血准确度为 95% ~ 100%，ACG 指南推荐胶囊内镜检查阴性的小肠出血患者应行 CT 肠道造影检查，并且在出血病变中 CT 小肠造影优于 MRI 小肠造影。因 CT 和 MRI 小肠造影需患者口服大量 2.5% 甘露醇（一定时间内 1000 ~ 1500ml）和静脉注射山莨菪碱，增加了肠梗阻和肠麻痹患者的检查风险，对于这类患者也可简单行 CT 或 MRI 肠系膜血管三维重建增强扫描检查。

（3）数字减影血管造影（DSA）：DSA 主要用于急性、活动性的动脉出血，理论上出血速度 > 0.5M1/min，才能充分显示造影剂通过病灶外渗到肠腔。文献报道检查阳性率为 60% ~ 91.7%，特异度为 100%。一旦发现出血病灶可根据情况行栓塞止血治疗，或标记病变部位给内镜治疗及外科手术治疗以引导。ACG 推荐对于休克等血流动力学不稳定的显性出血病例应急诊行 DSA 检查。临床工作中，因血管造影为有创性检查，且费用昂贵，该技术难以普及和广泛开展，往往经内镜、影像学等检查难以诊断明确时才考虑，同时由于止血药物、缩血管药物运用，检查时易出现假阴性结果。因对出血速度有要求，对间断出血性病变诊断价值小。DSA 主要用于动脉性出血病灶，对静脉出血几乎无诊断价值。

2. 评估病情

消化道大出血是临床常见危急重症疾病，病情轻重缓急的判断对于抢救治疗预后有重要意义。目前评估急性非静脉曲张性上消化道出血患者主要有 AIMS65 评分系统、Rockall 评分系统、GBS 系统；而 Childspugh 评分系统和 MELD 评分系统主要用于静脉曲张性上消化道出血评估。各评分系统各有侧重点，如 AIMS65 可预测 AU 消化道出血死亡风险，Child-β ugh 评分系统主要对肝硬化患者进行分级及评估（A 级 ≤ 6 分，B 级 7 ~ 9 分，C 级 ≥ 10 分），而 Rockall 评分系统侧重评估患者危重程度（分为高危、中危或低危，分值越高危险性越高，0 ~ 2 分为低危，3 ~ 4 分为中危，> 5 分者为高危）。

（三）治疗与进展

消化道大出血病情急、变化快，严重者可危及生命，应采取积极措施进行抢救。抗休克、迅速补充血容量应放在一切医疗措施的首位。病情平稳者除一般治疗措施外，应尽可能明确病因，针对病因进行治疗，以获得更好地疗效。

（1）内镜治疗：多指南推荐 Forrest 分级指导内镜下治疗，Ⅰa、Ⅰb 和 Ⅱa 病变药物止血困难，再出血风险高，强烈推荐内镜下止血治疗。内镜止血起效迅速，疗效确切，指南推荐为首选止血措施。ACG 推荐对有高风险和持续出血患者内镜检查治疗应在入院 24h 内进行。目前内镜治疗方法主要为注射疗法、热凝治疗、机械止血。

近年来内镜技术飞速发展，内镜技术的运用已经超出简单止血治疗。由于经自然腔道手术治疗的热议，内镜下的病灶剥离已经悄悄替代部分外科手术治疗消化道原位癌。近年来刘冰熔等报道成功实施经结肠镜逆行阑尾炎治疗术（ERAT）和内镜下经盲肠逆行阑尾切除术，将内镜下剥离、止血技术、内镜下缝合技术等有效结合，创造了新的阑尾炎治疗方式。

（2）介入治疗：非静脉曲张消化道出血介入治疗方法主要有经导管动脉灌注缩血管药物和经导管动脉栓塞术（TAE），消化道大出时，通过常规治疗难以止血的患者应行肠系膜血管造影，造影阳性可在术中行 TAE 治疗。最新 ACG 指南推荐：病情不稳定的急性显性出血患者，应紧急开展血管造影检查治疗。TAE 对止血有立竿见影的作用，文献报道其成功率达 70% 以上。

经颈内静脉肝内门体分流术（TIPS）：主要用于食管胃底静脉曲张破裂出血的微创治疗。近年来，一些 RCT 研究证实 TIPS 较静脉曲张套扎术（VBL）和非选择性 β 受体阻滞剂（NS-BB）能明显减少出血，降低再出血风险。英国胃肠病学会（BSG）和中华医学会先后于 2015 年发布肝硬化静脉曲张出血防治指南，较以前指南，均肯定了 TIPS 对急性静脉曲张出血的作用，推荐 TIPS 可作为药物或内镜治疗失败的再出血治疗手段，并建议使用聚四氟乙烯（pTFE）覆膜支架。但是因为肝性脑病、支架狭窄、介入医师水平等限制，未将 TIPS 推荐作为一级预防，仍主要用于二线治疗方案选择，但指南也同时推荐静脉曲张出血患者应尽量转到有条件行 TIPS 治疗的医疗中心治疗。

胃冠状静脉栓塞术（GCVE）：胃冠状静脉是肝硬化时主要的自然门体分流通道之一，在 TIPS 成功建立分流通道后延 TIPS 路径插管至胃冠状静脉造影，发现曲张静脉后推人弹簧圈等进行栓塞断流，直到曲张静脉消失。由于堵塞了食管胃底静脉的上游来源，能明显降低食管胃底静脉压力，对止血和预防再出血有积极作用。Guang-Rong 等报道了 TIPS 联合 GCVE 的安全性及有效性。魏波等也报道经 TIPS 途径联合 GCVE 较单纯 TIPS 能进一步降低再出血风险。但其安全性、有效性及经济性仍需进一步证实。

（3）质子泵抑制剂（PPI）：PPI 主要用于上消化道出血，多研究表明其能迅速抑制胃酸分泌，迅速提升胃部 pH 值对上消化道出血患者止血治疗及预防再出血至关重要。欧洲胃肠内镜学会（ESGE）推荐上消化道大出血患者先静脉推注 80 mg 埃索美拉唑镁后再以 8 mg/h 的连续序贯注射治疗方案。对于服用非留体类抗炎药（NSAIDs）或抗血小板聚集药物患者，特别是双联抗血小板治疗，应长期联合使用 PPI 类药物降低消化道出血风险，Attwood 等通过前瞻性随机试验研究表明长期使用 PPI 是安全的。

（4）抗幽门螺杆菌（Hp）：治疗 Hp 与胃溃疡、胃癌等疾病密切相关，因此对感染 Hp 的消化道出血患者应考虑积极抗 Hp 治疗。由于克拉霉素等药物的耐药性增高，Hp 清除率逐渐下降，治疗方案也由以前的标准三联疗法（包括 PPI、阿莫西林、克拉霉素或甲硝唑），逐渐过渡到四联疗法。有报道在中国人群中，包含多西环素或四环素的四联 10d 治疗方案有较低的耐药性和较高的有效性；近日，Murakami 等报道了一种新型钾离子竞争性酸阻滞剂——沃诺拉赞（Vmwprazan），作为根除 Hp 三联疗法，其疗效明显优于兰索拉唑，为根治 Hp 提供了新的药物选择。

（5）阿司匹林：阿司匹林等 NSAIDs，特别是联合玻立维双联抗血小板治疗，明显增加了上消化道出血风险，在急性上消化道出血时应及时停用。但是阿司匹林对于心脑血管疾病的预防作用突出，近来美国预防服务工作组（USPSTF）发表指南推荐：50～59岁的人群服用低剂量阿司匹林（81 mg）预防结直肠癌和心血管疾病，B级证据。在阿司匹林的使用上应权衡利弊。在有高危心脑血管风险患者中，在确认充分止血后，应尽早恢复使用阿司匹林。阿司匹林对于下消化道出血患者风险相对较低，ACG 指南推荐下消化道出血确诊高危心血管疾病的患者不应停用阿司匹林。

（6）其他：输血是上消化道大出血患者的重要抢救措施，目前广泛使用的输血阈值是 7g/dl，最近多个指南推荐，如果有严重出血，合并心脑血管疾病可考虑提高输血阈值至 9g/dl。静脉曲张性上消化道出血指南强烈推荐：非选择性 β 受体阻滞剂如普萘洛尔和卡维地洛作为一级预防和二级预防使用；同时短期内使用抗生素治疗，如头孢三代、喹诺酮类（1a，A级类证据）。

二、不明原因消化道出血

不明原因消化道出血（OGIB）是指经食管胃十二指肠镜检查、结肠镜检查、小肠放射学检查（小肠钡餐造影或小肠 CT）后仍不能明确病因的反复性或持续性消化道出血。根据临床表现分为不明原因 - 隐性出血和不明原因 - 显性出血。此处所指不明原因，仅是基于我们初次检查，由于病变特殊性、检查手段或者医生经验不足的限制，而没有发现病因，常常在完善各项检查后，大部分出血病因可以明确。

（一）流行病学及病因学

OGIB 发病率约占消化道出血的 5%，尚无报道统计相关死亡率。OGIB 中，上消化道出血约占 15%～37%，包括 Cameron 糜烂、血管扩张病变、静脉曲张、DIeulafoy 溃疡、胃窦血管扩张症等；中消化道出血（小肠出血）约占 44%～94%，包括血管扩张病、小肠肿瘤、克罗恩病、Meckel's 憩室、NASID 肠病、门脉高压性肠病、乳糜泻、放射性肠炎、GIST 等；下消化道出血约占 3%，包括肿瘤、Dieulafoy 溃疡、血管扩张病等；另外较为少见的 OGIB 包括如胰腺出血、胆管出血、主动脉瘘等。

（二）诊断与评估

1. 病史和体格检查

对 OGIB 患者首先应仔细询问病史（包括目前症状、既往史、用药史、家族史等）。如果患者有消瘦或梗阻症状，提示小肠疾病的可能性大；而老年患者如有肾病或结缔组织病等，则血管病变的风险较高。详细可靠的病史和体格检查有助于减少漏诊率。

2. 内镜下诊断

（1）重复胃镜及肠镜检查：研究显示：通过小肠镜检查 OGIB，检查结果中有 28%～35% 的患者病变部位在屈氏韧带以上，首次用结肠镜检查，会有 3%～6%

的漏诊率。当考虑为 OGIB，准备进一步行小肠相关检查时，可先评估患者以前的胃肠镜检查结果，判断检查结果的准确性。常见的漏诊病变有 Cameron 糜烂、血管畸形、异常新生物（息肉或肿瘤等）等。出现漏诊的常见原因为：①内镜医师的操作及认知水平；②初次胃肠镜检查的时机。一般认为，出血后 48h 内的内镜检查可以增加出血病灶的发现率；③病灶的大小、部位以及病灶是否存在活动性出血或是否被覆盖。当病变处于"视野盲区"时，如高位胃小弯、胃角切迹下、十二指肠球后壁等部位，容易漏诊；④机体的状态或药物的影响。在初次检查为阴性的患者中，复查胃镜和结肠镜后可提高阳性发现率，多数专家推荐在小肠检查前行重复胃镜或结肠镜检查。

（2）术中内镜（IOE）：理论上，IOE 基本可完成全小肠检查并且可予以即时治疗，在 20 世纪后叶被认为是诊断 OGIB 的金标准。其完成全小肠检查率为 57%～100%，对 OGIB 的诊断率为 70%～100%，在检查过程中直接予以治疗的概率为 40%～100%。术中内镜治疗后再出血的概率为 21.4%。IOE 检查出的 OGIB 病因主要为血管性病变和溃疡。IOE 并发症的发生率为 5%～21%，其中手术带来的并发症主要为肠道粘连、穿孔、感染、腹外疝等，恢复期的并发症主要为浆膜腔积液、肠系膜缺血、肠梗阻等。为解决 IOE 的并发症发生率高、创伤大等问题，临床医师尝试腹腔镜联合术中小肠镜来诊断与治疗 OGIB。自 21 世纪开始，随着双气囊小肠镜（DBE）、单气囊小肠镜（SBE）、螺旋式小肠镜（SE）、CE 等在临床上逐渐展开应用，术中小肠镜已成为二线检查方式。

（3）胶囊内镜（CE）：CE 以其非侵入性、患者易耐受、检查过程中活动不受限、安全性高、基本可以完成全小肠的检查、诊断率较高等一系列优势，自问世 10 余年来，已逐渐成为小肠疾病的一线检查手段和 OGIB 诊断的主要方法，对 OGIB 的诊断有较大的帮助。CE 完成全小肠检查率为 90.6%，对 OGIB 的诊断率为 59.4%～80%。

有研究指出 CE 诊断阳性率及检出率的差异主要与以下因素有关：①检查时机：在出血 2 周内行 CE 检查的检出率要明显高于出血 2 周后行 CE 检查的检出率，国外也有文献报道，若在发现出血 48h 内行 CE 检查，可提高诊断率，但在活动性出血时应禁止行该检查，肠道内的积血会遮挡视野，影响 CE 对病灶的观察，从而影响诊断的准确性；②出血量：中 - 重度出血小肠疾病的检出率高于轻度小肠出血的检出率；③缺乏 CE 图像的判读标准等。

此外，大部分 CE 在工作时间内能够拍摄到回盲瓣或者结肠，即完成全小肠检查，但还有 10%～30%CE 在这一时间内无法到达回盲瓣，不能对全小肠进行拍摄。如何提高 CE 的全小肠检查完成率成为该领域的研究热点，有关文献为了探讨 CE 对全小肠检查完成率、对小肠病灶的发现率及诊断率是否有影响，均各自进行了研究，认为延长 CE 在肠道内运行的时间，对全小肠的检查有更好地完成率，但是对小肠病灶的诊断率无明显关系。重复行 CE 检查可提高诊断率。CE 检出 OGIB 前三位的病因为血管性病变（以血管畸形最常见）、炎症性病变（以小肠糜烂与溃疡最常见）、肿瘤性病变（以间质瘤最常见），国内外报道一致。在完成 CE 检查后，CE 检查阳性患者中特异性治疗的有效干性很低，可行保守治疗。

　　CE检查虽然安全,但仍有一定的并发症,最常见的为胶囊滞留,发生率为1.18%,严重者可发生肠梗阻而需要内镜介入治疗或外科手术取出胶囊。因此,有文献提出使用探路CE可在检查前评估消化道是否通畅,也可先行小肠钡剂检查排除潜在梗阻的可能,避免胶囊滞留的发生。此外,罕见的并发症还有食管嵌顿、坠入气管等。CE仍存在的不足有:①检查时不能进行充气、冲洗、局部反复观察、活检和治疗等操作;②胃肠内容物残留和胃肠道动力差可影响其对消化道的全面观察;③出血量较多和有血凝块时,CE视野不清,易遗漏病灶,造成假阴性,而肠道狭窄时有发生嵌顿的危险;CE的前进速度不可控,不能在局部停留等。

　　(4)小肠镜:双气囊小肠镜(DBE):DBE的临床应用在小肠疾病的诊断和治疗中的价值日益得到广泛认可。其诊断价值及安全性成为临床关注的焦点。DBE对OGIB病因的诊断率为60%~80%,可能是以下因素影响诊断率:①血容量低;②行DBE检查时视野不清晰;③行DBE检查前已行药物治疗;④既往有活动性出血,现在出血已经停止。DBE检查出OGIB的最常见前三位病因为:血管性病变、溃疡、肿瘤。DBE虽为侵入性检查,费时、费力、费用高、对操作技术要求高,但由于DBE的可控制性、反复观察性、可行镜下活检及治疗、安全性好等突出特点,是目前小肠疾病诊疗的理想方法。DBE检查并发症定义为患者行小肠镜术后30d之内所发生的身体不适,发生率约为1.2%,DBE检查主要并发症有急性胰腺炎、出血、穿孔、组织坏死、吸入性肺炎等,胰腺炎为DBE主要的并发症,发生率为1%~8%,治疗性小肠镜的并发症高于诊断性。总之,DBE对OGIB的诊治有较大帮助,临床实用性强,随着DBE的广泛开展,对小肠疾病的认识将进一步深化。

　　单气囊小肠镜(SBE):SBE是一项较新的小肠镜技术,没有内镜前端的气囊,可实现单人操作,可较为安全有效地运用于小肠疾病的评价和治疗。SBE全小肠检出率为2.6%~21.2%,国外报道,由于SBE的进镜深度不足,诊断率为40%~50%,略低于DBE,但在国内的报道中,SBE的诊断率为62.5%~71.7%。Nelson等将在24h之内行SBE与24h之后行SBE的诊断率进行对比,发现二者诊断率差异无统计学意义。SBE检出的OGIB的病因前三位为:血管性病变、溃疡和糜烂、肿瘤和息肉等。SBE检查明确病因后,指导相关治疗,有59.2%的患者得到了长期的缓解。SBE并发症发生率为1.3%~2.7%,主要有出血、穿孔、组织坏死、急性胰腺炎、吸入性肺炎、高淀粉酶血症等,其中以穿孔为主,发生率为1.3%~2.7%。SBE镜段灵活,视角大,检查前准备时间比DBE短,也可以进行内镜下取活检、内镜下治疗等,具有较好的临床应用价值。SBE是一种安全的检查方法,值得临床推广应用。

　　螺旋式小肠镜(SE):SE是目前较新的一项小肠内镜诊疗技术,小肠镜由螺旋形外套管及内镜组成,内镜可以使用DBE或者SBE。SE对OGIB病因诊断率为22%~36%,患者接受检查时是否处于活动性出血状态对检出率的影响较大。SE检出的病因主要为血管性病变、溃疡、肿瘤。有报道认为,SE操作的并发症低于DBE及SBE,且操作越复杂,并发症发生率越高。SE操作中发生率最高的并发症为消化道黏膜损伤及咽部损伤,此外,其他少见的并发症有消化道穿孔、唾液腺疾病、肠梗阻、肠黏膜局部缺血、高淀粉酶血症、急性胰腺炎等。SE 的安全性及检查前准备时间要优于 DBE,成像清晰、操作可控性高、可取活检并行内镜下治疗,有助提高小肠疾病诊断率,进镜深度与 DBE 相当,但是大大缩短操作时间。SE 可作为有效的小肠内镜诊疗手段和 CE 的补充检查手段,值得临床推广应用。

3. 影像学诊断

(1)CT/MRI 小肠造影(CTE/MRE):CTE 是近年来发展起来的用于小肠疾病诊断的新技术,由于 CTE 不但能发现肠道外的病变,还能准确反映肠壁的异常情况,在 OGIB 诊断中越来越受到重视。CTE 对 OGIB 的诊断率为 40%。CTE 对于血管性病变和溃疡等黏膜性病变的诊断不敏感,但对于肿瘤等诊断较敏感。在肿瘤性病变中,CTE 能更全面地显示肿瘤与肠壁之间的关系、肠周侵犯及淋巴结转移情况。CTE 对于显性出血的 OGIB 的诊断准确率较高,阳性结果能提示消化道出血的来源,有助于明确诊断,肠道的扩张程度及清洁度会影响 CTE 的诊断率。CTE 以其非侵入性、扫描范围广、可完成全小肠检查等优点,在临床诊断小肠病变中得到应用。

MRE 是在超快速磁共振序列出现的基础上发展起来的无创性小肠检查方法。MRE 中,肠道准备起到非常重要的决定作用,要求充分扩张、小肠清洁、扫描时期相对静止等。MRE 的优势在于可以获得多平面、多参数的图像,无辐射暴露,必要时可获得动态的 MRI 影像,有助于评价肠道运动和肠道的延展性。可能 MRE 费用昂贵等局限了其在临床中的应用。

(2)多层螺旋 CT(MSCT):2012 年定制的 OGIB 诊断流程中,MSCT、CE 和小肠镜等一系列为小肠的主要检查方式,MSCT 作为非侵入性检查,易被患者接受,可在相对较短的时间内花费较少的费用来完成对整个小肠的评价,观察腹部实质脏器及肠腔内外的情况,并可显示病变以及毗邻血管、淋巴结之间的关系,有利于术前评估,适用于不能耐受内镜检查、内镜检查失败者或作为急性 OGIB 的筛查。既往报道,MSCT 对小肠出血的检查率为 87.5%。对小肠肿瘤、小肠憩室、小肠息肉、克罗恩病、回肠结核具有较高的诊断率。

(3)核素扫描:核素扫描只有在活动性出血期才能显示出血的征象,出血量 0.05～0.12M1/min 的活动性出血灶,即可被发现。为了提高核素扫描的诊断率,可在活动性出血时安排显像;急性出血且出血量大者采用动态连续显像;对慢性少量出血者,尽量延长观察时间、缩短静态显像间期;对一次显像阴性而临床高度怀疑活动性出血者应重复检查。核素扫描在 OGIB 诊断中的优点为:①在活动性出血中,出血部位检出率高;②无创伤,对少量出血可延迟显像,可重复检查;③示踪剂在血液中滞留时间长,观察时间长,容易捕捉到出血机会,提高阳性诊断率。但其仍有一定的缺点:不能观察到具体的血管、定位不准确、核素扫描诊断准确率欠佳(<30%)、需要鉴别血池区积血是否为原发病灶,对之后的外科手术指导意义欠佳。目前,应用此检查作为 OGIB 的诊断手段已日益减少。

(4)血管造影(DSA):DSA 是一项有创检查,尤其适用于活动性出血的患者。

根据相关报道，消化道出血速度 0.5M1/min 以上时，诊断阳性率为 50% ~ 72%，出血速度低于 0.5M1/min 或出血停止时，则阳性率为 25% ~ 50%，对于检查阴性者，重复检查可提高诊断率。DSA 检查的直接征象为造影剂从病变血管外溢，也能显示异常血管的具体形态特征、分布范围、血流动力学的变化，从而进行可能的定性诊断 a DSA 可确定消化道出血的部位和原因，尤其是对于胃肠道血管病变，可达到确诊的目的。DSA 除了定位准确，还可给予立即治疗（栓塞等），给进一步手术治疗定位等。DSA 的缺点，如：创伤性检查，辐射暴露，有缺血性肠炎、肾功能衰竭等可能的并发症，影响了其在临床的应用。

（三）治疗与进展

（1）支持治疗：对于 OGIB 患者的治疗，尤其对急性大出血患者，应先复苏再明确诊断。首先要根据患者临床状态、循环容量缺失程度、出血速度、年龄及并发症情况给予适当的补液及输血治疗，以维持生命体征并创造条件进行病因诊断。大多数慢性或间歇性出血患者都会存在不同程度的缺铁性贫血，因此必须给予补铁治疗以纠正贫血。

（2）药物治疗：病变部位不明或病变弥漫，不适用内镜治疗、手术治疗或血管造影栓塞治疗及治疗无效者，可考虑药物治疗。①性激素，如炔雌醇和炔诺酮等，其预防消化道血管扩张出血复发的疗效仍存在争议，一方面其疗效未能得到多中心安慰剂对照临床研究的证实，另一方面长期激素治疗存在不良反应，尤其是心血管不良反应。②生长抑素及其类似物（如奥曲肽），对胃肠道毛细血管扩张和蓝色橡皮大疱痣综合征引起的 OGIB 有一定的治疗作用，其机制可能与抑制血管生成和内脏血流有关。③沙利度胺，为谷氨酸衍生物，对血管扩张引起的 OGIB 有效，可能与其抗血管生成作用有关。沙利度胺虽价格低廉，但存在一定的不良反应，如周围神经病变、深静脉血栓等。沙利度胺禁用于生育期女性。④促红细胞生成素，有病例报告发现其能控制消化道黏膜弥漫性出血。

（3）内镜下治疗：对 DBE 检查发现病变者，可同时治疗小肠血管损害且维持缓解时间较长。

（4）血管造影下栓塞等治疗：主要用于 OGIB 急性大量出血。方法主要包括选择性动脉内加压素治疗、超选择性微线圈栓塞或合用明胶海绵或聚乙烯醇栓塞等。

（5）病因治疗：OGIB 的治疗主要还是病因治疗，一旦病因明确，即针对病因进行治疗。

第二节 贲门失弛缓症

一、流行病学及病因学

贲门失弛缓症（AC）是一种罕见病，但近年发病率呈上升趋势。在小于 16 岁的青少年中发病率约为 0.18/10 万人，在成年人中发病率为（0.3 ~ 1.63）/10 万人。但近几年，发病率随着年龄的增加而逐渐增长，目前我国尚缺乏该病的流行病学调查。该病可发生于任何年龄，常见于 20 ~ 50 岁。主要以食管体部正常蠕动消失及吞咽时下食管括约肌松弛不良为特征，临床表现为吞咽困难、胸痛、反食和体重下降等。

该疾病的病因及发病机制至今仍未完全阐明。目前有一种假说认为，AC 是多因素介导产生的疾病，即感染引起了 LES 肌间神经丛的炎症，随后该炎症激发有基因易感性的人产生了自身免疫反应，进而 LES 抑制性神经节遭到自身免疫介导的炎症破坏，受抑制性神经节支配的 LES 出现松弛障碍而形成 AC。因此，自身免疫介导的炎症反应可能在 AC 的发病过程中发挥着重要作用。

白介素 17（IL-17）被认为是炎症性自身免疫疾病的关键介质，它能够促进中性粒细胞的聚集、固有免疫细胞的活化，并能够增强 B 细胞的功能以及诱导炎症因子的释放。白介素 22（IL-22）属于 IL-10 家族中的一种，它在机体参与启动了对于病原体的固有免疫应答，并调控抗体产生，同时，也与自身免疫性疾病有着密切关系。IL-17 及 IL-22 共同参与了许多自身免疫性疾病的炎症致病过程，在各种自身免疫性疾病中扮演重要角色。

也有研究发现下食管括约肌的肠道间质细胞和一氧化氮合酶与贲门失弛缓症相关。研究发现硫化氢合成减少与贲门失弛缓症的发生甚至发展之间存在关联。

二、诊断与评估

早期或不典型贲门失弛缓症较难诊断，X 线钡餐透视敏感性较低。贲门失弛缓症患者分为 3 个类型：①Ⅰ型：经典型，提测压的 10 次湿咽中有大于 8 次远端食管蠕动波消失，食管内压力小于 30mmHg；②Ⅱ型：变异型，指测压的 10 次湿咽中有大于等于 2 次食管内压力大于 30mmHg；③Ⅲ型：痉挛型，指测压的 10 次湿咽中有大于等于 2 次吞咽并有痉挛性收缩。

（一）食管测压

食管测压被认为是评估食管运动功能的金标准。传统的测压方法已被广泛用于诊断贲门失弛缓症，其数据主要为线性，且操作费时，患者耐受性较差。目前一种新型的高分辨率测压法（HRM）已广泛应用于欧美国家，并在我国部分医院开展。高分辨率食管测压（HRM）是贲门失弛缓症诊断及分型的主要依据，其中完整松弛压（IRP）可较好地反映下食管括约肌（LES）的弛缓功能，远端收缩积分（DCI）可作为参与分型及一定程度上有可能预测临床症状的指标，贲门失弛缓症（尤其是芝加哥食管动力障碍分类标准Ⅱ型）可引起上食管括约肌（UES）功能障碍。另外，HRM是非梗阻性吞咽困难（NOD）的主要诊断方法，而贲门失弛缓症是非梗阻性吞咽困难的最常见疾病，其次是功能性吞咽困难，，而通过HRM分析发现贲门失弛缓症的主要表现为最常见为LES松弛不完全，其次为同步收缩，第三为蠕动缺失。但也有研究发现上食管括约肌（UES）异常与吞咽困难、咽部异物感等症状有关。

目前已出现的3DHRM技术能够更加清晰、准确的记录食管胃连接部（EGJ）的松弛情况，对于研究EGJ的生理状态提供了更为有效的工具。

（二）食管钡餐检查

X线钡餐检查能够观察食管形态、蠕动、舒张度、有无反流等表现，在诊断贲门失弛缓症方面有独到之处，食管钡餐显示上段食管呈现不同程度的扩张、延长与弯曲，无蠕动波，典型的表现为"鸟嘴"征。其检查方法简单易行，患者痛苦较小，费用低廉且诊断准确率较高，患者易于接受，目前是该病检查的首选方法。

（三）内镜检查

内镜检查是贲门失弛缓症的重要诊断方法，可排除肿瘤和其它疾病，了解食管扩张情况，有无并发炎症等。

（四）放射性核素传输实验

主要用于评估食团传输或清除情况。当食管动力功能正常时，食管可迅速清除放射性核素（＜15s）；但在贲门失弛缓症或硬皮病时，可出现明显的延迟。目前该技术并未广泛应用于临床，主要由于其仅能反应食团运动情况，并不能有效分辨食管动力或结构异常。

三、治疗与进展

确诊后可根据分型选择合理的治疗方案，虽然目前腹腔镜下Heller手术是治疗贲门失弛缓症的金标准，但结合我国国情以及治疗费用及风险，目前采用手术治疗患者较少，而球囊扩张治疗及肉毒素注射治疗因为存在较高的复发风险。最近新开展的POEM治疗能够明显改善患者症状，将可能是贲门失弛缓症治疗的发展方向。

（一）一般治疗

许多有轻微症状的AC患者，可以通过改变饮食习惯，调整情绪，做扩胸运动及加深呼吸等措施，来不同程度地缓解症状。在门诊随访的患者中发现，大多数患者诉在吞咽困难或胸痛发作时，饮用热水后可得到明显缓解，因此，建议患者餐前、餐后及睡前连续饮用200～300m，温度在40～50℃的热水，少食多餐，进餐时细嚼慢咽，以热汤或热水送服来缓解症状。结果证明，热水能够加快食管的排空，有助于 LES 松弛，对于改善吞咽困难、反食、胸痛等均有效。此外，有研究发现，精神心理因素可诱发或加重 AC 患者的症状，因此，加强心理治疗，对治疗 AC 也显得至关重要。然而，对于伴有食管变形、LES 压力明显增高或食管内有结石形成的 AC 病人，一般治疗很难达到理想的效果。所以，一般治疗只适合于症状较轻、容易缓解、食管无增宽或轻度增宽无变形、LES 压力不增高或轻度增高、食管内无结石形成的 AC 患者，亦适应于重度 AC 患者其它治疗后的辅助治疗。

（二）药物治疗

（1）口服药物：临床上，常用的松弛 LES 的药物包括硝酸酯类、钙通道阻滞剂、$\beta 2-$ 受体激动剂、抗胆碱能药物及磷酸二酯酶抑制剂等。硝酸酯类药主要是通过升高平滑肌细胞内的 cGMP 浓度，使 NO 的浓度升高，降低 LES 压力，松弛 LES；钙通道阻滞剂可以选择性阻滞 Ca^{2+} 经细胞膜上的电压依赖性 Ca^{2+} 通道进入细胞内，减少胞质内 Ca^{2+} 浓度，进而产生负性肌力作用，引起 LES 的松弛。张春芬等研究发现，硝苯地平与黛力新联合用药比单用硝苯地平更能缓解 AC 的症状。但是，此类药物会引起头晕、恶心呕吐、心动过速、面色潮红、低血压、外周性水肿等不良反应，故效果并不令人满意。因此，药物治疗主要适应于轻症 AC，不能耐受有创治疗的患者或球囊扩张、手术治疗前后的辅助治疗。

（2）肉毒杆菌毒素注射（BTJ）：A 型肉毒杆菌毒素（BTA）是肉毒杆菌产生的一种生物毒素，具有嗜神经性，被用于神经肌肉接头处，其切割突触前膜的 SNAP25 分子，阻断乙酰胆碱从囊泡中释放，促进肌肉松弛。对 BTJ 反应良好的类型包括强力型 AC、老年患者和 LES 压力不超过正常上限的 50% 者。AC 主观症状评分（VAS 评分）从 10 分降低到 3.9 分（$P < 0.001$）。而且，在一般情况下，BTJ 没有副作用。BTJ 可用于治疗怀孕期间 AC，这种治疗被证明是一种没有手术和麻醉风险的安全的临时替代治疗。近期研究发现，球囊扩张可能比 BTJ 对 AC 的长期缓解更有效，联合治疗较单一球囊扩张有效率更高。一项荟萃分析评估了九项研究发现，BTJ 在短期内有效率高，但有很高的复发率。有症状的患者在一个月内改善率为 78.7%，3 个月后逐渐下降至 70%，6 个月后下降为 53.3%，1 年后下降为 40.6%。此外，至少有 46.6% 的患者需要二次注射。有些学者认为，重复 BTJ，可增加食管黏膜层与肌层粘连，增加二次手术的风险，同时有效性有所降低，而这可能与抗体形成有关。亦有病例报道，食管穿孔、炎症性纵隔炎和胸主动脉瘤为 BTJ 治疗后的潜在并发症。为此，一些专家建议，BTJ 适合老年人患者，或有广泛性疾病不适合手术者，其他治疗方法失败后的抢救性治疗。近几年，国外研究发现，乙醇胺油酸酯（EO）也可用于注射治疗 AC，疗效相当。而且，EO 成本是 BT 的 1/2。同时，最新研究表明，肉毒毒素抑制剂能延长疗效，但目前没有使用在 AC 模型上，这还有待观察。

（三）介入治疗

（1）内镜下球囊扩张术（EPD）：目前，内镜下球囊扩张术（EPD）被认为是治疗 AC 较为有效的非手术性治疗手段。此技术主要是采用空气压力腔扩张 LES 区 3～4 厘米,造成 LES 黏膜和部分肌层纤维的撕裂,降低 LES 静息压,缓解症状,常用的是不透 X 线的聚乙烯气球(Rigiflex 扩张器)。有研究报道,功能管腔成像探测技术已被纳入到气囊扩张的气球中,使梯度扩张的方法对 LES 的断裂具有针对性。以术后 LES 压力 < 10mmHg 为治疗有效的标准。据累计,用 3、3.5 和 4cm 直径的球囊扩张,随访 1.6 年后,症状缓解率分别为 74%、86% 和 90%。ChengP 对 35 例特发性 AC 患者行 EPD 后随访 10 年中发现,通过对缓解吞咽困难的症状进行评分,手术的成功率为 97.2%(35/36),无大出血、穿孔等严重并发症。治疗后吞咽困难明显减轻(P < 0.01)。而且,患者的症状评分在治疗后下降显著(P < 0.01)。这些结果表明,EPD 对于治疗 AC 具有良好的效果,它是一种简单且安全的内镜下治疗。另外,EPD 最好用于老年患者、女性,特别是 2 型 AC。虽然,EPD 具有操作简单、近期疗效确切、疼痛轻微、在任何年龄段都可进行、费用低等特点,但其远期疗效较差。根据长达 5～10 年的随访发现,20%～75% 的患者需要进行二次或多次 EPD 治疗。AljebreenAM 临床研究亦表明,扩张的平均指数为 1.3,50.7% 的患者需要一次性扩张,19.2% 的患者需要二次扩张,30.1% 的患者需要三次扩张。其并发症较多,包括:穿孔、胸痛、胃食管反流、黏膜撕裂致黏膜出血、吸入性肺炎、食管水肿等。其中,最严重的并发症是食管穿孔,发生率约在 1.9%(0%～16%)。许多小穿孔,往往发生在第一次扩张时,认为与不正确的定位和气球松弛及扩张程度有关,早期发现有利于改善过程,小的穿孔可以保守治疗,进行肠外营养和抗生素。但是穿孔若较大,症状明显,或疑似纵隔污染时,则必须行开胸修补术。有研究显示,EPD 后胃食管反流发生概率大。

(2)支架植入术:其原理是用可膨胀性金属支架在 LES 处随着体温的升高缓慢展开,均匀压力使 LES 的肌组织较完全的断裂,使 LES 压力下降。与 EPD 相比,支架使 LES 的肌纤维更为均匀地撕裂,修复时瘢痕相对且较小,再发生率低。支架可分为永久性支架和暂时性支架两种,永久性支架在后期会发生频繁的胃食管反流和肉芽组织增生导致食管狭窄等,因此,永久性支架并不适合 AC;暂时性金属支架多在手术后 3～6d 取出。涂征艳等进行的对比研究表明,EPD、EPD+BTJ、支架植入术在短时间内均能改善 AC 的食管动力学指标,而支架植入术的远期疗效更佳。这与国内外研究结果相似,但其术后并发症较多,出血、穿孔、胃食管反流、支架移位,甚至有些患者支架无法取出、治疗费用昂贵等。故目前支架植入术在我国应用尚少。而且,其远期疗效还有待确定。

(3)内镜下环形肌切开术(POEM):POEM 是一种由 Inoue 等在 2010 年首先开展的一种新型内镜下治疗方法。其操作过程为:在食管近端胃连接部(GEJ)切开食管黏膜,分离一个约 2cm 的纵形黏膜开口,应用内镜下黏膜下层剥离术(ESD)在黏膜下层建立黏膜下隧道,剥离到离 GEJ 上方 10cm 处开始进行食管环形肌束的切开,至 GEJ 远端约 2cm 处,用止血夹关闭黏膜开口。,与其他治疗相比,POEM 术的优势有:①容易延伸环行肌切开的长度,对于食管痉挛或者食管段高收缩的患者均可以切开理想的长度；②损伤迷走神经的概率较小；③避免对 His 角的损伤，反流发生率低；④术后患者疼痛较少；⑤无疤痕；⑥切开食管内环形肌层及 GEJ 的套索纤维，保留完整的纵形肌层，减少穿孔发生。POEM 是治疗 AC 的首选，通常以主观症状来评价临床疗效。临床上很多研究都是用 Eckhart 评分 < 3 来评估治疗是否成功的。据报道，在 1 年内，改善率可达到 82% ~ 100%，大多数都达到 90%。而且，问卷调查显示治疗后患者的生活质量有了显著的改善。

POEM 术中或术后的并发症包括皮下气肿、气胸、气腹，但发生率较低，可以通过使用二氧化碳作为注入气体、全麻与正压通气等避免。此外，胃食管反流病（GERD）、胃灼热、食管炎在术后发生率较高，但可通过口服质子泵抑制剂（PPI）得到缓解。严重出血、术后血肿及局限性腹膜炎这些并发症经保守治疗也可治愈，无手术相关性死亡报道。但也有关于食管穿孔造成纵隔瘘的报道，这需要胸腔镜或腹腔镜手术，住院时间延长，在进食固体食物后注意吻合口是否完全闭合是避免这一并发症的主要措施。虽然，随着 POEM 被广泛接受，问题也会随之而来，比如切开的理想长度，切开的范围，是否划分全层切开术或内环肌切开术等，这些还需要更长时间的观察来评估。但是，POEM 所需时间短，损伤小，死亡率低，术后恢复时间短，故仍是目前治疗 AC 的金标准。

（四）外科手术治疗

1913 年，Heller 首先提出食管肌切开术治疗 AC（Heller 肌切开术，HM）。经过几十年的不断发展，HM 已经由开胸或开腹发展为微创胸腔镜或腹腔镜下进行。操作过程为：在食管下段肌层切口 4 ~ 5cm，贲门肌层切开 2 ~ 3cm，并剥离肌层范围超过食管周径的一半。目前，腹腔镜 HM 附加胃底折叠术是治疗 AC 的标准方式。腔镜下 HM 避免了对食管裂孔大范围的游离，减少了对膈食管韧带的损伤，使抵御反流性食管炎的机制得到保护，与常规开胸 HM 具有相同的效果。对于反复行 EPD 或反复行 BTJ 治疗失败的患者，行 HM 后可得到持久的缓解。然而，HM 术后存在很多问题，比如可能需单肺通气、放置胸管、食管黏膜破坏、出血、穿孔、住院时间较长等。HM 后 GERD 的发生是一个常见的问题，是否在术后行抗反流手术已成为广泛争辩的话题，特别是涉及增加胃底折叠术后是否会出现吞咽困难。虽然，单纯手术切开与附加胃底折叠术后 GERD 的发生率分别为 29% 和 14%，附加胃底折叠术后会减少 GERD 的发生率，但还存在不确定性（术前或术后附加）。随着技术的不断发展，目前还有经口、经颈内镜下 HM，机器人辅助下 HM 等。机器人辅助下 HM 比人工手术精确度更准，安全性更高，但成本较高，目前应用范围较窄。

第三节　食管 – 贲门黏膜撕裂综合征

一、流行病学及病因学

MWS 是非静脉曲张上消化道出血的病因之一，属于内科急症，其出血迅速，严重者可发生休克甚至死亡，经止血治疗后仍有再出血风险。西方国家报道其发生率占非静脉曲张消化道出血的 8%～15%。该病从婴儿到老年均可累及，有研究报道，国外 MWS 好发于 > 65 岁的男性，多数患者有合并症，男性明显多于女性。中国的发生率低于西方国家，据报道约为 3%～8%，国内好发于中青年男性，多数有饮酒史或消化道疾病。流行病学研究发现 MWS 患者 1 个月内再出血率为 16%，1 年后再出血率为 12%，1 个月内死亡率为 11%，严重威胁患者健康。

大量饮酒和暴饮暴食是导致 MWS 的最常见原因。此外，各种导致腹内压骤然升高的因素都可以引起腹腔及胃内压力骤然上升，导致贲门黏膜撕裂，比如闭合性腹部外伤，严重咳嗽、哮喘、癫痫发作、便秘、频繁的呃逆、分娩的挤压、举重、胸外心脏按压，以及内镜检查、牙科检查、化疗药所诱发的呕吐反射等等。

滑动性的食管裂孔疝可能也是引起 MWS 的一个重要原因，有报道在伴有消化道出血的病人中，大约 35%～100% 存在滑动性食管裂孔疝。但新近也有报道 MWS 和食管裂孔疝没有相关性。

关于 MWS 的发生机制，有研究表明，酒精导致食管胃黏膜撕裂的机制与酒精直接或间接刺激胃黏膜导致呕吐、通过诱导氢离子弥散导致食管胃黏膜损伤，以及酒精影响食管下端括约肌的压力及运动有关。在呕吐的过程中，幽门关闭，而胃底和食管是扩张的。因此，当腹压骤然升高时会将胃内容物迅速推向胃底，导致胃底食管内压力骤升，从而突然扩张而撕裂。如果患者有基础急慢性胃炎史、消化性溃疡、食管炎等病史，则发生撕裂的概率会更高。各种导致腹压骤升的因素引起黏膜撕裂的可能机制为：①黏膜层和黏膜下层应对胃食管收缩的速度不同，导致相对移动；②胃不同层次的肌束收缩方向不同；③贲门括约肌调节功能缺陷，不能对瞬间的胃食管压力变化做出反应；④随着年龄增加，贲门区黏膜固有层胶原纤维弹性下降，对于突然出现的压力变化顺应性下降。

MWS 撕裂可以发生在食管、胃底，或者食管胃交界处，好发于食管贲门结合部的偏右侧壁和后壁，也容易发生在小弯侧纵行黏膜皱装分布的区域，这可能和这一区域的组织结构和韧带特点有关，在这些区域组织薄而且有韧带相对固定，导致弹性下降。

二、诊断与评估

MWS 的临床表现多为剧烈的呕吐，起初为胃内容物，后呕鲜血，通常量不多，但也有出现大量呕血失血性休克的病例。部分患者表现为剧烈呕吐后出现的黑便，多数患者在呕吐后出现上腹剑突下或者胸骨后的疼痛、烧灼感，个别疼痛剧烈。

（一）临床诊断

（1）初步诊断：通过询问病史和体格检查可初步诊断。就诊的 MWS 患者中 50% 以上有大量酗酒、消化道疾病史或慢性病史；大部分患者临床表现为恶心、频繁剧烈呕吐，可伴有阵发性咳嗽、呕血（常为咖啡色或暗红色）、黑便，出血多为无痛性，出血量为 200 ~ 2500ml；少数患者可无明显临床症状，由内镜检查或 CT 发现。近年来研究表明，人体体型分析可提高诊断率，MWS 可分为单纯性撕裂和复合性撕裂：前者常见于矮胖型，身高低于平均身高，体质量超重或肥胖，身长腿短，胸背较宽；后者常见于瘦高型，身高高于平均身高5cm 以上，体质量低于标准体质量，身短腿长，肩胸较窄。

（2）明确诊断：确诊首选内镜，大多数贲门黏膜撕裂出血有可能自行止血，但经胃镜检查时，仍发现大约60% 的病人存在出血迹象，需要内镜下诊治。在内镜检查时，发现常见的累及部位为贲门（62.5%）、食管（12.5%）或贲门和食管均累及（25%）。因此，对疑似 MWS 患者应在 24 ~ 48h 进行内镜检查，可确定出血的部位和范围。多数患者内镜下可见一条或数条纵行线性伤口，长约 3 ~ 18cm，少数为横行或不规则形；呕血患者可见活动性出血，周边黏膜充血、水肿；无症状患者可见黄白色坏死组织，或有散在出血点及陈旧血痂附着。MWS 撕裂部位常位于食管下段、贲门后壁和右侧壁，原因可能是随着年龄增长，胶原纤维抗压能力减弱，黏膜与黏膜下层活动受限，腹内压骤然升高使老化的黏膜组织发生撕裂。

另外，除了贲门黏膜撕裂和出血外，部分病人存在食管、胃和十二指肠的其他病变，如肿瘤、静脉曲张、糜烂性胃炎、溃疡等。因此，对于有明确的病史诊断为 MWS 综合征的病人，即使没有明显呕血，仍然有做胃镜的必要。

（二）危险评估

由于 MWS 综合征可能出现消化道大出血甚至休克，因此对所有病人应当进行再出血风险的评估。预示再出血的危险因素包括：发病初始就有休克、低血红蛋白水平、尿素氮增高、血压低、内镜检查时有活动性出血的、有凝血功能障碍的患者。

Glasgo-Blenchford 评分（GB 评分）：作为是否需医疗干预的一种评估手段广泛应用于临床，现主要用于急性上消化道出血患者的评估，其综合患者的血红蛋白、血尿素氮、血压、心率等指标，结合相应临床表现及既往肝脏疾病和心脏疾病史分为 0 ~ 9分。有 Meta 分析显示，采用 GB 评分将 MWS 患者进行危险度分层，可指导临床治疗，预测预后。对 GB 评分分的 MWS 患者可采取保守治疗，无需住院；对 GB 评分 > 6 分的患者需紧急内镜下止血（撕裂口出血量大且快）；对 GB 评分 > 8 分的患者除内镜下止血外，还需紧急输血并延长住院时间。

Forrent 分级：对于未发现明显撕裂痕的患者，应注意食管右侧壁和后壁，以及小弯侧的黏膜皱襞中。研究表明，Forrent 分级对于上消化出血和 MWS 的再出血风险评估有同样的临床意义。

三、治疗与进展

治疗 MWS 没有特异性的方法，一些用于溃疡出血的止血措施都可以选择使用，包括卧床休息、镇静、止吐、抑酸药物、止血药物的使用，以及适当的补液措施，和生命体征的监护。MWS 由于多为正常粘膜上的撕裂，且多数仅累及黏膜层及黏膜下层，周围组织弹性好，因而多数病人容易止血。少数情况下病变可累及肌层，表现为反复消化道出血。因此，对于怀疑 MWS 的患者更强调急诊内镜检查，其目的不仅仅是证实诊断，更重要的是了解撕裂的状态，决定是否需要内镜治疗，据统计，大约 60% 的病人是需要内镜下治疗的。内镜治疗 MWS 已成为一种趋势，但并不适用于所有 MWS 患者。研究认为对无活动性出血患者行保守治疗即可，对有活动性出血患者在内镜下用金属夹及套扎比注射高渗盐水和肾上腺素更有效，再出血率明显降低。

（一）内科综合治疗

对于出血量较小，GB 评分 6 分的 MWS 患者采取保守治疗，在一些特殊情况下，如失血性休克昏迷、已无法进行急诊内镜诊治的患者，应先保守治疗，待病情稳定后再行内镜检查或手术。MWS 患者入院后予禁食、胃肠减压、及时补充血容量，根据相应病情需要维持酸碱平衡、应用抑酸药及止血药，如质子泵抑制剂奥美拉唑、H2 受体阻滞剂法莫替丁、氨甲环酸、去甲肾上腺素等。有研究报道，在基础治疗基础上使用奥曲肽注射液可缩短总住院时间、凝血酶转阴时间，降低再出血率，具体操作时应注意剂量、给药途径及速率、治疗周期以保证良好的效果。

（二）内镜治疗

内镜下止血是治疗 MWS 的重要手段，对于活动性出血患者可应用去甲肾上腺素（8 mg/100 ml）、肾上腺素（1：10000）、凝血酶（2U/10ml）喷洒治疗直至出血停止，此方法治愈率为 80.5% ~ 90%，再出血率为 14.2% ~ 24.1%。对喷洒治疗后仍有活动性出血的患者，可在出血点周围黏膜注射小剂量肾上腺素（1：20000）治疗，其机制是黏膜下注射肾上腺素可激动 a 受体，可使开放的血管立即收缩，同时促进血小板凝聚和血栓形成。对于止血效果差的患者可用钛夹止血或直接用圈套器套扎。许多文献报道，氩离子束凝固术（APC）是治疗 MWS 的较好方法，使用时要注意不能距离病灶太近，在病灶上方 0.5 ~ 0.8cm 切线方向为宜，每次发射氩离子束时间为 1 ~ 3S。APC 较微波、热极、药物喷洒等方法起效更快、疗效更佳、更安全可靠，尤适用于妊娠期患者。而对于孕期 > 9 个月的 MWS 患者，除 APC 止血治疗外，还需同时剖宫、输血等治疗，以防胎儿因缺血缺氧而窒息。

（三）外科手术或介入治疗

MWS 患者如年龄 > 45 岁，诊断不明确，合并心血管疾病、肝硬化、凝血机制障碍，多出血迅猛，保守和急诊内镜治疗效果常不理想，可考虑急诊外科手术治疗。有研究报道，在急诊内镜下止血失败后进行开腹手术，可一次性止血成功，排除相关干扰因素，明确诊断。外科手术探查对于不能控制的活动性上消化道出血患者可作为一种补救措施。对病情严重不适合外科手术者，可选择动脉栓塞治疗。

第四节　酒精性肝病

酒精性肝病（ALD）是由于长期大量饮用含酒精的饮料导致的慢性肝脏损害性病变。因过量饮酒而导致的一系列肝脏疾病，统称为 ALD。随着经济的飞速发展，居民酒精摄入量日益增长，在我国，ALD 已成为仅次于肝炎病毒，是导致肝硬化的第二大原因。ALD 初期通常表现为酒精性脂肪肝，进而可发展成酒精性肝炎、酒精性肝纤维化和酒精性肝硬化，严重酗酒时可诱发广泛肝细胞坏死甚或肝衰竭。

一、流行病学及病因学

据调查，在低收入的发展中国家，人们对 ALD 缺乏认识，并且其治疗相当困难，急性重症酒精性肝炎的相关病死率高达 50%。ALD 在欧美等国多见，近年我国发病率也在迅速上升，在饮酒者中已达到 6.1%。在酒精摄入量 > 16g/d 的人群中，90% 的人会发展为酒精性脂肪肝，少数酒精性脂肪肝患者或者大量酗酒者会发展为酒精性肝炎。

ALD 的发病机制十分复杂，可能与性别、年龄、酒精及其代谢产物对肝脏的毒性作用、内毒素、细胞因子、氧化应激、细胞凋亡、遗传因素、肥胖、营养不良、病毒的叠加作用等多种因素有关，但致病因素却很单一，即摄入过量酒精。每日的饮酒量、持续饮酒时间、摄入的酒精量超过一定的阈值，即会引起 ALD。一般来说，摄入酒精量男性 40 ~ 80g/d，女性 20 ~ 40/d，持续 10 ~ 12 年，大部分会发展为 ALD。研究表明，在那些长期大量饮酒者中，90% ~ 100% 可发展为酒精性脂肪肝，10% ~ 35% 发展为酒精性肝炎，8% ~ 20% 发展为酒精性肝硬化。

二、诊断与评估

（一）临床特征

（1）酒精性脂肪肝：酒精性脂肪肝是良性病变，通常无明显的临床表现，或仅有轻度不适，或表现为无症状性肝大，中重度则类似慢性肝炎表现，如易疲劳、胃部不适、右上腹隐痛等。

（2）酒精性肝炎：酒精性肝炎症状较脂肪肝重，可出现恶心呕吐、食欲丧失、逐渐消瘦、黄疸、肝区疼痛、肝功能障碍、腹水、肝性脑病等表现。

（3）酒精性肝硬化：酒精性肝硬化的临床特征与其他原因引起的肝硬化相似，如体质量减轻、食欲减退、乏力、倦怠、腹痛、黄疸、蜘蛛痣、肝掌、肝脾大、门静脉高压表现等。晚期可合并一系列并发症，影响中枢神经系统可致肝性脑病；影响肾脏可致肝肾综合征；影响肺可导致肝肺综合征；沉积在肝脏中的铁可引起血色素沉着症；沉积在器官中的铜可引起威尔逊病，还能引起门静脉高压及扰乱激素水平。

（二）临床诊断

ALD 的诊断方法主要包括酒精摄入量的评估、实验室检查以及肝活检。

（1）患者饮酒史：有长期饮酒史，一般 > 5 年，折合酒精量男性 > 40g/d，女性 > 20g/d，或 2 周内有大量饮酒史，折合酒精量 > 80g/d，均有可能患 ALD。由于否认酗酒或者少报酒精摄入量者很常见，因此在筛查过量饮酒方面需依赖调查问卷的方式，包括酒瘾问题自填式筛查问卷（CAGE）、密西根酒精中毒筛选试验、终生饮酒史评估及酒精使用障碍鉴别试验。

CAGE 是目前最流行的酒精滥用筛检工具，常用于评估住院患者的酒精相关问题，方法非常简洁，只包含 4 个是非题。CAGE 实施起来非常方便，特异度（94%）较高，而灵敏度（77%）较低。

密西根酒精中毒筛选试验是最古老和最准确的筛选试验之一，常用于评估酗酒的相关问题，优点是能有效诊断青少年的酗酒问题。有实验表明，密西根酒精中毒筛选试验对女性酗酒的评估有更高的效率和准确率。

终生饮酒史评估被认为是定量评估生活中酒精摄入量的金标准，具有相当高的稳定性，常被用来筛查酒精滥用。

酒精使用障碍鉴别试验是筛查关于是否存在酒精滥用和酒精依赖的最精确的测试，适用于所有的种族和性别，主要用于轻度酒精依赖，比起 CAGE，酒精使用障碍鉴别试验答题时间较长，评分也更复杂，且有效性不如 CAGE 高，但正是复杂的测试及评分使得酒精使用障碍鉴别试验可以获得患者更多的酗酒信息，比起CAGE，它更注重早期发现、早期治疗患者。

（2）生化指标：生化指标包括丙氨酸转氨酶（ALT）、天冬氨酸转氨酶（AST）、γ 谷氨酰转移酶（GGT）、红细胞平均体积（MCV）、血清胆红素、缺糖转铁蛋白（CDT）、血清白蛋白。这些指标在禁酒后显著下降，通常 4 周内基本恢复正常。

ALT、AST、GGT：ALT、AST、GGT 均是肝功能指标，健康人血清中的 AST/ALT < 1。AST 是一个对酒精所致肝损伤较敏感的指标，当酒精损伤肝实质时，AST 活性增加，而 ALT 活性降低，AST/ALT > 2 有助于诊断 ALD。GGT 是诊断酒精性肝损伤最重要的酶，在肝损伤的初始阶段，GGT 升高是唯一标志。对于无肝损伤的长期饮酒者来说，GGT 值可高于正常 2 ~ 3 倍，而对于合并肝损伤的长期饮酒者，GGT 值可高于正常 10 ~ 20 倍。禁酒后，血清中的 GGT 可在 2 周内减少到初始值的一半。为此，GGT 可用于监测患者的戒酒情况。

MCV：MCV 与酒精消耗量直接相关。酒精能直接作用于红细胞，影响细胞膜脂质层的稳定性，导致红细胞溶血，使红细胞生物寿命降低。在酒精消耗量 > 40g/d 的人中，MCV 可高于正常值 1 ~ 2 倍。因此，MCV 可用于检测长期饮酒但无明显临床症状者。ALT、AST、GGT 以及 MCV 的敏感性和特异性都有一定限度，往往在饮酒并发症时出现异常，常作为评估和管理过量饮酒的辅助手段。

血清胆红素：血清胆红素是提示肝脏分泌功能的指标，肝实质病变、肝胆系统再摄取酒精功能受损可引起血清胆红素升高。在疾病初期以血清结合胆红素增高为主，肝衰竭的终末阶段以非结合胆红素增高为主。

CDT：CDT 是迄今为止 ALD 最特异的标志物。研究表明，即使是少量的酒精摄入，CDT 也会升高，特点是它既不受肝脏疾病的影响，也不受药物的影响。因此，CDT 可以作为检测酒精依赖程度的敏感指标。CDT 与 GGT 联用可提高诊断效率。

血清白蛋白：血清白蛋白是诊断重度饮酒者肝脏损害的敏感指标。在无肝脏损害的重度饮酒者中，白蛋白轻度升高表明白蛋白的合成增加；而在有肝脏损害的重度饮酒者中，白蛋白显著低于正常值，白蛋白 < 25g/L 是预后不良的标志。

（3）肝活检：肝活检即组织病理学诊断。肝活检可以准确区分是脂肪性肝炎还是早期肝硬化或纤维化。在临床实践中，它对确诊 ALD 的分期和严重性有重要意义。

三、治疗与进展

在 ALD 的治疗中，戒酒是至关重要的行为，生活方式改善及营养支持也会对患者有不同程度的益处。重度 ALD 患者需要进行药物干预，尽管目前尚无 FDA 批准的有效药物疗法，但是许多药物如 TNF 拮抗剂已在临床观察中，并且大量非传统药物也有可能被证明为有效药物，此外尚有肝移植重度 ALD 或者严重酒精性肝硬化患者。

（一）生活方式的改变

（1）戒酒：戒酒是至关重要的一步，是治疗 ALD 最重要的措施，不但可以防止肝损伤进一步加重，延缓肝纤维化、肝硬化的进展，在疾病早期阶段，戒酒通常可引起临床组织学、生化学和影像学的改善。戒酒能降低 ALD 各阶段的病死率。再饮酒是戒酒后所有患者均可能出现的问题，研究表明，戒酒者在 1 年后复饮率高达 67% ~ 81%。确定患者嗜酒及酒精依赖的程度后，可以给予心理治疗及药物辅助治疗。辅助药物包括纳曲酮、阿坎酸等，可以降低患者复饮率。戒酒过程中，还应注意酒精戒断综合征，苯二氮卓类药物（安定、利眠宁、劳拉西泮、奥沙西泮等）被认为是酒精戒断综合征治疗的首选用药。短效和中效类（如劳拉西泮、奥沙西泮）对于老年患者和肝功能不全者较安全。

（2）营养支持治疗：由于不良的饮食习惯和酒精性肝炎可引起继发厌食症，几乎所有的酒精性肝炎患者都有一定程度的营养不良，且营养不良的程度与严重的并发症（如肝性脑病、腹水、肝肾综合征等）的发展有关。长期酗酒者存在蛋白质热量营养不良。营养治疗应通过经口或肠内途径进行，避免静脉输液。可以给予高蛋白、高热量、低脂饮食 [蛋白质 1.2 ~ 1.5/（kg·d），热量 146.3 ~ 167.2kJ/（kg·d）]，补充多种维生素、叶酸、硫胺和一些矿物质，必要时适当补充支链氨基酸为主的复方氨基酸制剂等。

（3）日常生活注意事项：酒精性脂肪肝、酒精性肝炎患者应培养良好的饮食习惯，多吃新鲜蔬菜水果，忌食油腻，少食辛、辣、甜食，适当食用凉性食品，如黄瓜、冬瓜、苦瓜、豆芽、西瓜等。保持良好心情及充足睡眠，适当锻炼。酒精性肝硬化患者应增加进餐次数，以改善氮平衡。坚持低脂饮食，多吃新鲜蔬菜水果，适当补充优质蛋白。对于失代偿期酒精性肝硬化患者，应选用优质植物蛋白，进食时细嚼慢咽，忌暴饮暴食、粗糙食物、粗纤维蔬菜等，忌食过热、酸、辣等刺激性食物，不饮浓茶、咖啡等。保持良好心情，适度运动，避免腹部用力及提重物，避免用力咳嗽，保持大便通畅，保证充足睡眠等。此外，ALD 患者应做到控制体质量、戒烟等。

（二）药物治疗

轻 - 中度酒精性肝炎患者，即 Maddrey 辨别函数（MDF）< 32，无肝性脑病及住院第 1 周血清胆红素水平或 MDF 下降者应密切观测，给予营养支持及戒酒治疗，不需要药物治疗。而重度酒精性肝炎、AFH、酒精性肝硬化患者应尽早进行药物干预，防止疾病进一步发展。根据疗效可分为疗效获益药物、可能获益药物及非传统药物。

（1）疗效获益药物：美他多辛可加速血中酒精的代谢，减少酒精的直接和间接毒性。适用于急慢性酒精中毒、ALD 及戒断综合征，此外，美他多辛有一定的抗氧化剂功能，对其引起的神经和肝损伤有预防和治疗作用，且安全性高，无严重不良反应。

糖皮质激素已被广泛用于治疗酒精性肝炎，但其作用有限。使用类固醇的基本原理是减少免疫反应，抑制炎性细胞因子的生成。研究表明，类固醇治疗可使患者短期存活率显著增加。大多数随机研究支持在重症急性酒精性肝炎中使用激素治疗。因此，对于重度 ALD（MDF332，伴或不伴肝性脑病）且无类固醇治疗禁忌证的患者应考虑给予为期 4 周的泼尼松治疗（40 mg/d，28d，随后停药或在 2 周内逐渐减量）。

己酮可可碱是一种非选择性磷酸二酯酶抑制剂，可以减少炎性细胞因子及肿瘤坏死因子（TNF）ct 生成，降低患者的住院病死率。对于重度 ALD 患者（MDF ≥ 32），尤其是有类固醇治疗禁忌证时，应考虑给予口服乙酮可可碱 400 mg，每日 3 次，连续 4 周治疗。研究表明，体内低浓度的 TNF 是肝细胞再生的重要条件。理论上讲，长时间拮抗 TNF 可能会增加感染率并引起过度的肝细胞再生，故 TNF 拮抗剂是否适用于酒精性肝炎及酒精性肝硬化患者仍待进一步研究。依那西普是可溶性 TNF 融合蛋白，是 TNF-α 拮抗剂，且比起英夫利西有更短的半衰期，故在临床上更受欢迎。

（2）疗效可能获益的药物：秋水仙碱具有抗炎功能，抑制成纤维细胞增生和胶原蛋白合成分泌，促进胶原酶活性，从而减少胶原的产生和沉积，促进胶原分解，起到抗纤维化的作用。丙硫氧嘧啶是一种抗甲状腺药物，可以减轻酒精诱导的高代谢、高耗氧状态，并提高门静脉血流。相关临床试验显示丙硫氧嘧啶、秋水仙碱对患者的总体病死率、并发症等方面没有任何显著的益处，因此试验认为丙硫氧嘧啶和秋水仙碱不适合用于 ALD 患者的治疗。

（3）非传统药物：水飞蓟素可能是美国用于治疗肝病最常见的非传统药物，具有抗氧化、抗炎、抗纤维化作用，但是目前在水飞蓟素是否能使 ALD 患者获利问题上并无定论，唯一可以肯定的是它非常安全。

S- 腺苷甲硫氨酸可确保肝细胞内谷氨酸的储存，降低肝脏对氧化剂所致肝损伤的敏感性。同时能恢复谷胱甘肽能力，提高肝脏脂肪代谢水平。相关临床试验显示，S- 腺苷甲硫氨酸对患者的总体病死率、并发症等方面没有任何显著的益处，因此 S-腺苷甲硫氨酸仅限用于临床试验。

维生素 E 具有抗炎、抗纤维化作用，且研究表明 ALD 患者体内维生素 E 不足，故维生素 E 被广泛用作实验模型的保肝药。目前尚无临床试验证明患者从中获益，相反，有荟萃分析表明，服用大剂量维生素 E 可提高患者病死率。

（三）肝移植

只有对重度 ALD 或者严重肝硬化（ChildC 级）患者才应考虑肝移植。由于 ALD 不是肝移植的指征，几乎所有的移植中心都要求 ALD 患者在移植前接受正规的心理评估和治疗。戒酒至少 6 个月后再考虑肝移植，可避免无需移植的患者接受不必要的手术。

（四）ALD 的预后评估

MDF、动态模型、多伦多大学指数、贝克莱尔模型、终末期肝病模型评分、格拉斯哥酒精性肝炎评分等均被用于评估患者的预后，其中应用最广泛的是 MDF。MDF&32 时患者具有死亡的高风险。

第五节　非酒精性脂肪性肝病

非酒精性脂肪性肝病（NAFLD）是一种与遗传易感、热量过剩、肠道微生态失衡、胰岛素抵抗（IR）和氧化应激等因素密切相关的复杂的疾病，疾病谱包括非酒精性单纯性脂肪肝

一、流行病学及病因学

随着肥胖和代谢综合征的流行，NAFLD 已成为发达国家和地区慢性肝病和肝脏酶学异常的首要原因。美国 NAFL 和 NASH 患病率分别高达 25% 和 5%；我国成人 NAFLD 患病率增长迅速，部分地区患病率高达 30%，并且越来越多的慢性乙型肝炎患者合并 NAFLD。

NAFLD 不但与肝细胞癌（HCC）、肝衰竭和移植肝 NASH 复发密切相关，而且显著增加糖尿病、动脉硬化性心脑肾血管疾病以及结直肠腺癌等肝外恶性肿瘤发病

率。与一般人群相比，NAFLD 患者生存率降低；最常见的死因为心血管疾病和恶性肿瘤，并且 NAFLD 是 HCC 和肝移植越来越重要的原因。

NAFLD 的肝病预后取决于肝组织学特征，是 NAFL 还是 NASH，伴有或不伴肝纤维化或肝硬化。内科医师以及亚专科医师和初级保健医师，应该知晓 NAFLD 临床特征和自然转归，早期识别出 NASH 特别是合并进展期肝纤维化和心血管疾病的高危患者，通过多学科协作和积极的治疗干预，改善 NAFLD 患者的预后。

二、诊断与评估

NAFLD 的诊断需要肝脏脂肪变的影像学或组织学证据，并且要排除引起肝病或脂肪变的其他病因，特别是过量乙醇摄入。后者可能极具挑战性，因为导致肝毒性的乙醇使用阈值存在个体差异并且在各专业学会指南中有所不同。因为没有特异性症状，大部分情况因偶然发现血清丙氨酸氨基转移酶（ALT）、γ-谷氨酰转移酶（GGT）异常或者影像学有肝脂肪变而疑诊为 NAFLD。

（一）临床诊断

NAFLD 的诊断有赖于肝脂肪变和纤维化的定量评估，并判断有无肝脏炎症损伤及心血管和代谢危险因素。无需对每个疑诊为 NAFLD 患者进行肝活组织检查，因为大部分 NAFLD 患者可通过无创方法进行诊断和分期。肝活组织检查主要用于那些诊断不明确或疾病分期不明确的患者。首次肝活组织检查存在 NASH 是肝纤维化发生发展的主要预测因素，而进展性肝纤维化则是肝脏相关不良转归的决定因素。因此，诊断 NASH 和肝硬化具有重要的预后和管理意义。

（1）肝脂肪变：鉴于肝脂肪变及其程度与 NAFLD 相关肝损伤和纤维化密切相关，并可预测 2 型糖尿病和其他心血管危险因素的发病风险，为此肝脂肪变的诊断和定量非常重要。

B 型超声是一种便宜的诊断工具，当肝脂肪变超过 33% 时敏感性高达 93%。然而，当肝脂肪变介于 5% 至 33% 时，B 型超声诊断脂肪肝的敏感性低。此外，B 型超声诊断脂肪肝的特异性差，因肝纤维化和早期肝硬化时也可观察到肝脂肪变的典型特征，如亮度增强和血管模糊。新的超声技术可更准确地定量脂肪并克服这些局限性。

受控衰减参数（CAP）是一项基于肝脏瞬时弹性成像（FibroScan 和 KbroTouch）平台诊断肝脂肪变的新技术，CAP 能够定量程度较轻的肝脂肪变，准确区分轻度脂肪变与中重度脂肪变。然而，这项技术受到人体质量指数（BMI）和皮肤至肝包膜距离（SCD）等因素的影响，并且难以区分中度肝脂肪变与重度脂肪变。如果肝脂肪变轻微，计算机化体层摄影（CT）不能大幅提高诊断的敏感性，并且有花费增加以及暴露于辐射的缺点。

磁共振波谱分析（MRS）能够检出 5% 以上的肝脂肪变，准确性接近 100%，缺点是花费高和难以普及。应用 BMI、腰围、血清甘油三酯、GGT 等人体学和实验室指标组合的脂肪肝指数、肝脂肪指数，对肝脂肪变的诊断性能存在年龄和种族群体差异，目前主要用于流行病学研究。

（2）脂肪性肝炎：鉴于NASH是NAFL进展至肝硬化和HCC的中间阶段，在广大NAFLD患者中识别10%～25%的NASH更具临床意义和挑战性。现有影像学技术不能区分NAFL与NASH，新兴的磁共振（MRI）技术可使之成为可能。

对于NAFLD初诊患者，需详细了解其体质量/腰围、代谢性危险因素、并存疾病，以及肝功能生物化学指标，以综合判断疾病的严重程度。合并2型糖尿病、代谢综合征、血清转氨酶＞60U/L持续半年以上，以及血液细胞角蛋白-18（M30和M65）增高的NAFLD，特别是中老年患者，可能存在NASH。然而，这些指标诊断NASH的准确性尚不足以取代或显著减少肝活组织检查。

ALT水平升高诊断NASH的敏感度和特异度分别为45%和85%，但ALT水平正常者亦可能存在NASH，ALT水平正常的糖尿病患者肝活组织检查NASH患病率高达56%。

肝活组织检查至今仍是诊断NAFLD的金标准。肝活组织检查可确切评估肝脂肪变、肝细胞损伤、炎症和纤维化，从而有助于判断病情和预测转归。但仍存在部分不足，如操作相关并发症、取样误差、代价昂贵以及观察者之间的变异等局限性。

肝脂肪变、气球样变和小叶内炎症是诊断NASH的必备条件。尽管NASH与NAFL的鉴别以及纤维化的轻重与临床预后相关，但是病理上NAFLD是一种并不能截然分开的连续的疾病谱。欧洲脂肪肝协作组提出的SAF积分（肝脂肪变S、炎症A和纤维化F各自计分之和）与美国的NAFLD活动性积分（NAS）均可提高病理医生诊断NASH的一致性及减少观察者之间的误差。

（3）肝纤维化

识别和定量肝纤维化具有重要临床意义，因为肝纤维化及其程度可准确预测随访期间肝脏贮备功能失代偿和肝病相关死亡率。许多因素可以影响NAFLD患者肝纤维化的动态变化，开发用于预测NASH患者肝病进展的工具是当前研究的重点。应用临床参数和纤维形成过程副产物的检测值的不同组合的多种预测模型，可粗略判断有无显著肝纤维化，其中强调了代谢性危险因素的NAFLD纤维化评分（NFS）的诊断效率可能最高。然而，现有的NASH生物标志物和肝纤维化无创预测模型并不符合"诊断准确性报告标准"对诊断性检测的质量要求。

近年来，影像学技术的进展大大提高了肝纤维化的无创定量能力。包括振动控制的瞬时弹性成像（Fibroscan）和声辐射力脉冲弹性成像技术检测肝脏弹性值（LSM）已在国内外许多医院常规开展，对于区分轻度或无纤维化与进展期纤维化和肝硬化相当可靠，但是仍不足以检出中度纤维化患者。并且，肥胖会影响Fibroscan的检测成功率，高达25%的患者无法成功获取LSM值；LSM值判断各期纤维化的阈值需要与肝病病因相结合；显著肝脂肪变、明显的肝脏炎症、肝脏淤血和淤胆等因素都影响LSM值对纤维化程度的准确判断。磁共振弹性成像（MRE）可能比瞬时弹性成像更可靠，然而MRE花费高，难以普及并且需要进一步的研究验证。当影像学不能确定肝纤维化的程度时通常需要肝活组织检查。

一旦诊断肝硬化就应通过胃镜筛查静脉曲张和 B 型超声筛查 HCC。

（二）心血管风险评估

代谢综合征及其主要组分，腹型肥胖、高血压、高甘油三酯血症、低高密度脂蛋白胆固醇血症、糖调节受损、高尿酸血症，不但与糖尿病和心血管疾病高发密切相关，而且参与 NASH 和进展期肝纤维化的发病。NAFLD 与代谢综合征互为因果，共同促进肝病和肝外并发症的发生和发展。NAFL、NASH、进展期肝纤维化患者，心血管疾病发病风险依次增高，并可能都显著高于对照人群。重要的是，即便有效控制代谢综合征组分及其他传统心血管疾病危险因素，冠心病的发病率仍然显著增加；即使在肝移植术后，此风险仍可持续存在并成为影响患者预后的重要因素。目前尚不知道何种程度的 NAFLD 或 NASH，在已经确定的危险因素基础上添加多少额外的心血管疾病风险。

三、治疗与进展

随着对 NAFLD 发病机制研究的深入，相应的治疗方法和手段也在逐步完善，但基础治疗仍是治疗 NAFLD 的基石，药物治疗更多地倾向个体化用药，针对不同的人群采取不同的药物治疗，外科手术治疗是无禁忌证病态肥胖 NAFLD 患者和终末期 NAFLD 患者最好、也是最有效的治疗手段。

（一）生活方式干预

NAFLD 的发生、发展与不良的生活习惯、嗜好和饮食有关。生活方式干预主要是通过改善患者不良生活习惯，纠正不合理的饮食行为。节制饮食、增加运动和修正不良行为是 NAFLD 及其并存心血管和代谢风险的一线治疗方案。

有研究显示，不同饮食结构的同年龄组人群，脂肪肝和高脂血症发病率明显不同。NAFLD/NASH 患者需将日常饮食热量减少 25%，并限制单糖、双糖以及饱和脂肪和反式脂肪摄入量，旨在 1 年左右减重 5% ~ 10%。研究证明，胰岛素抵抗和肝组织学改善程度与体质量减轻幅度成正比，只有当体质量减轻 7% 并且维持 48 周以上时才可能有效逆转 NASH。另外，长期进食深海鱼类，脂肪肝、高脂血症的发病明显低于普通饮食。因此，通过优化饮食结构，调整饮食范围，能够改善胰岛素抵抗（IR）和高脂血症，进而减轻肝脏负担，缓解 NAFLD 的发生和发展。

运动可独立于体质量减轻而改善心血管健康，运动治疗主要通过提高胰岛素敏感性、降低游离脂肪酸（FFA）的浓度及抑制脂肪细胞和肌细胞 TNF-α 的超表达，从而改善 IR。步行是 NAFLD 患者容易接受的治疗方式。

然而，至今尚无推荐用于防治 NASH 的理想饮食和运动处方。

（二）药物治疗

（1）胰岛素增敏剂：盐酸二甲双胍和噻唑烷二酮类（TZDs）可以作为改善 NAFLD 患者脂肪组织胰岛素敏感性的药物。最近的一项数据分析显示，尽管使用二甲双胍后体质量和转氨酶下降，但是在组织学方面并无明显改善。而 TZDs 可激活特异性过氧化物酶体增殖物激活受体（PPARs），从而改善胰岛素敏感性和脂质代谢。虽然有研究显示，TZDs 对改善组织学有益，但要注意长期使用有致心力衰竭、膀胱癌和骨质丢失的安全性问题。

（2）抗氧化剂：维生素 E 是治疗 NAFLD 中常用的抗氧化剂，在一组多中心对照试验中，患者服用维生素 E 的剂量为 800IU/d，持续 96 周后发现，其中约一半患者获得组织学上的改善，但氧化应激改善不明显。水飞蓟素作为 NAFLD 患者潜在治疗的植物提取物，能够改善肝星状细胞活化及减少 TNF-α 的释放。然而，迄今为止仅有转氨酶改善的数据，而缺乏肝活检组织学改善的可靠数据。在一项非安慰剂对照的儿科研究中，对服用半胱胺治疗的患者随访 24 周后发现转氨酶有改善。核红细胞 2 相关因子（Nrf2）是另一种抗氧化剂，与单脂肪变性的对照动物相比，高脂饮食的 Nrf2 基因敲除小鼠发展为 NASH 可能性增加。Nrf2 激活剂—奥替普拉可减少动物模型中的 NASH 的组织学进展，在临床研究中却未显示治疗 24 周后组织学改善的迹象。

（3）抗纤维化药：奥贝胆酸（OCA）是胆固醇 X 受体（FXR）的天然激动剂的半合成衍生物，参与调节葡萄糖和脂质代谢和免疫应答的核激素受体，FXR 的活化促进动物模型中肝纤维化的改善。在包括 NAFLD 轻度至中度肝纤维化的 2 型糖尿病患者 2 期试验中，25 mg。CA 组平均肝纤维化评分（NAFLDFS）显著降低。乙酮可可碱通过减少 TNF-α 的转录来减少促炎性细胞因子的生成。由于酒精性肝炎和 NASH 均出现 TNF-α 水平的升高，一项随机对照试验表明，受试者服用乙酮可可碱 1200 mg/d 持续 1 年后，与对照组相比，脂肪变性和转氨酶水平有改善的趋势。

（4）降脂药：研究发现，他汀类药物在 NAFLD 患者中使用是安全的，而且他汀类药物的使用与肝活检中脂肪变性的减少有关。然而也有研究发现，他汀类药物对转氨酶或组织学改善作用不明显。依泽替米贝可以抑制胃肠道中胆固醇的吸收，用于他汀类控制不佳血脂异常者的辅助治疗。一项 RCT 研究显示，使用 6 个月的依泽替米贝（10 mg/d）纤维化分期评分均有所改善。二酰基甘油酰基转移酶（DGAT）是催化甘油三酯合成中最后步骤的酶。在高脂饮食的动物中，DGAT2 基因敲除后动物肝内脂质量下降，脂肪酸氧化增强和肝胰岛素敏感性改善。但也有可能会增加氧化应激、炎症和纤维化，提示甘油三酯积累可能是一种肝脏的自我保护机制。

（5）咖啡：最新研究发现，咖啡在 NAFLD 治疗中除了能够降低脂肪变性的程度，还可以使实验室检测指标降低并使促炎因子减轻。同时有研究发现，咖啡的摄入不仅可以减轻 NASH 患者纤维化，还可以减轻重症肥胖患者肝纤维化程度。尽管效果还需进一步证明，但是从动物模型实验和临床数据来看，咖啡确实对 NAFLD 患者有益。

（三）手术治疗

（1）减肥手术：75% ~ 100% 的肥胖患者都患有 NAFLD。一项前瞻性研究显示，减肥手术对肝功能和肝脂肪变性有着积极的影响。但对肝炎和肝纤维化的远期影响尚不明确。目前最常用的减肥手术是袖状胃切除术和胃旁路手术，这两种术式效果最佳，并且经过适当选择能够降低患者术后风险。

（2）肝移植手术：肝移植能够给终末期 NAFLD 患者提供更多益处，但目前的关注点主要集中在术后 NAFLD 的复发和心血管疾病、高血压和糖尿病的发生。免疫抑制剂疗法虽不会促进 NAFLD 的发展，但持久和多变的潜在代谢综合征使得他们更易发生心血管疾病、高血压和糖尿病及肾功能衰竭等并发症。所以，代谢综合征尤其是糖尿病和肝病复发是 NAFLD 患者术后应当格外关注的。对列入移植患者合并代谢综合征的可接受程度目前仍不确定。术前对高脂高糖食品和饮料的严格限制，糖尿病和血压的严密控制等管理措施是获得移植后良好生存率和改善生活质量的关键因素。

第六节　胰腺炎

胰腺炎包括急性胰腺炎（AP）和慢性胰腺炎（CP）。急性胰腺炎是指胰腺及其周围组织被胰腺分泌的消化酶自身消化所致的急性化学性炎症，本病多见于青壮年，是常见的消化系统病急症之一。慢性胰腺炎（CP）是一种胰腺实质反复发作炎症，导致胰腺纤维化形成和渐进性结构功能损毁的疾病。

一、急性胰腺炎

急性重症胰腺炎具有起病迅速、变化复杂、病情危重、并发症多且严重，患者可能由于脏器衰竭出现死亡的特点，导致其发病率、病死率和治疗费用较高，因此被认为是一种非常严重的疾病。

（一）流行病学及病因学

1. 流行病学

全球每年平均在每 10 万人中有 4.9～73.4 例 AP 患者，尽管广大的医疗工作者为防治该疾病付出了很大努力，但近 10 年来该病的发生率仍呈上升趋势，病死率为 5%～20%。在澳大利亚则有相对更高的发生率，根据大量的流行病学研究提示：胰腺炎的死亡率在 1.5%～4.2%，但可随着胰腺炎的严重程度而变化，在那些胰腺坏死感染的患者中死亡率可增加到 30%。澳大利亚最近的一项研究报道了一个较低的死亡率为 0.08%，认为这较低的死亡率得益于对严重胰腺炎的早期诊断和恰当地使用了重症监护营养支持。

2. 致病因素

AP 的致病因素复杂，例如胆道疾病、胆管阻塞、胆道微结石、长期过量摄取酒精、高脂血症、暴饮暴食、药物、手术和创伤以及寄生虫感染等都可引发 AP。

研究发现，在引起胰腺炎的病因中，胆结石和酒精占 80%，在澳大利亚最近的一项研究中，胆结石与酒精以 2：1 的比例领先。在我国主要为胆源性胰腺炎，在欧美国家则主要是酒精性胰腺炎，这可能与不同国家和地区的饮食习惯相关。吸烟是 AP 发病的常见危险因素，严重吸烟者 AP 的发病风险升高 2 倍以上。此外，使用激素取代疗法、患有心脏疾病、高血压者患 AP 的发病风险亦明显上升。随着近年来人们生活水平的提高和饮食结构的西化，肥胖的发病率日益升高，由高脂血症所致的 AP 患者也逐渐增多。值得注意的是，不同病因引起的急性胰腺炎患者男女比例不同，由胆道疾病引发的 AP 患者女性与男性比例为 1.23：1，而高脂血症和酒精引发的 AP 患者男性多于女性，这可能与机体的性激素水平有关。近年来，不断有研究报道内源性雌激素水平及外源性补充的雌激素均与急性胰腺炎的发生和复发有关。

（二）诊断与评估

1. 临床诊断

对于可以明确诊断为 AP 的患者，CT 扫描应该用于评估那些在经过 5d 治疗后情况仍未见改观的患者的病变严重性和胰腺坏死程度，因为在这个时间段后，胰腺坏死的发生率最高和坏死程度最为明显。无需进行早期常规 CT 扫描的原因是因为有证据表明，CT 扫描不能改善临床疗效，并增加对比剂过敏和肾毒性的风险，可能延长住院时间。

2. 病因学评估

确定胰腺炎的病因是很重要的，它可指导治疗方案的选择和预防疾病的复发。需要做到以下几点：①详细采集病史，包括酒精、药物、高脂血症、创伤、近期是否行 ERCP、胰腺炎家族史；②腹部超声评估胆石症；③实验室检测肝功能、血清甘油三酯和血钙的水平。

肝功能试验检测结果，特别是丙氨酸氨基转移酶（ALT）的水平，可用于胆源性胰腺炎的标志。在诊断胆石性胰腺炎时，ALT 水平 > 150IU/L 阳性预测值的准确率可达 95%。

如果患者病因不能确定，则被认为是特发性胰腺炎。在特发性胰腺炎中评估隐匿性微小胆结石、肿瘤和慢性胰腺炎时，内镜超声检查是首选。如果超声内镜检查结果是阴性的，那么磁共振胰胆管造影（MRCP）应作为二线检查。最近的一项研究表明，内镜超声和 MRCP 检查可发现特发性胰腺炎中，57% 的病因可能是在胆管。然而，应该指出的是，有一个低水平的证据认为超声内镜作为一线调查，其对相对风险和受益的指导建议是不明确的。

3. 严重程度的评估

死亡率是严重程度的一个重要指标，它有利于治疗方案的决策以及是否需要重症监护和营养支持。修订后的亚特兰大分类定义胰腺炎的严重程度如下。

（1）轻症 AP：①无器官衰竭或局部或全身并发症。②大多数的胰腺炎症状较轻，并且具有自限性，持续少于 7d。

（2）中度AP：短暂的器官衰竭不足48h或局部并发症（胰周积液、胰腺坏死）或全身并发症（原有疾病加重）。

（3）重症AP：①超过48h的持续性器官衰竭。②20%～30%的高病死率。

有几个评分系统可预测哪些患者会发展为严重的疾病，包括急性生理和慢性健康评估n（APACHE n），Ranson标准和改良的格拉斯哥评分系统，其主要依靠临床和实验室检查和Balthazar评分以及基于CT扫描检查的结果。一个新的预后评分系统，AP严重程度床边指数（BISAP），依赖于血尿素氮水平，受损的精神状态，全身炎症反应综合征（SIRS），年龄超过60岁和出现胸腔积液的患者，与其他评分系统评估预后的准确性相似。没有明确的共识应该使用哪个评分系统，而且最近的指南表明，现有的评分系统具有有限的价值，试验阴性预测值上升则阳性预测值下降，这本身即为规律。然而，建议对所有胰腺炎患者均进行风险评估，分为高风险类别和低风险类别。大多数评分系统要求48h内准确的评分，CT为基础的评分系统在胰腺坏死的疾病早期也不准确，只有在坏死48h后变得明显。ACG和IAP/APA指南推荐预测AP预后的临床方法，包括结合患者因素（年龄、BMI、并发症），是否存在SIRS和实验室检查结果（血肌酐水平上升、红细胞压积升高）。

（三）治疗与进展

治疗原则已由过去的早期积极手术治疗发展到现在的早期非手术个体化治疗，主要包括液体复苏、抗生素的使用、早期肠内营养、特效药物和我国的传统医学治疗。液体复苏为基础的支持治疗被认为是急性胰腺炎的标准治疗方法，且临床实践中已经得到广泛使用，但对液体复苏所需要的液体种类、速度和持续时间等问题尚未见一致结论，支持治疗的疗效也并不令人满意。不同国家的学者在不断改进液体复苏、抗生素的使用、早期肠内营养、特效药物和我国的传统医学治疗。

1. 液体复苏

目前为止，在对急性胰腺炎的干预措施中早期积极的液体复苏是最为有效的治疗手段。急性胰腺炎患者的血管通透性增加导致毛细血管渗漏显著，液体复苏可以维持患者血管内的有效血容量从而保证包括胰腺本身在内的组织器官的灌注，进而减轻由于灌注不足所导致的胰腺坏死、炎症反应综合征、多器官功能衰竭等局部和系统性并发症。

由于胰腺主要的血液供应来自腹腔干和肠系膜上动脉，可以用上述血管的横断面积来描述和评价胰腺的微循环灌注状况。在急性胰腺炎的病理生理学过程中，免疫介质的释放被认为是导致毛细血管通透性增加的重要原因，它通过血管内微血栓的形成和氧自由基介导的血管内皮损伤等多条通道作用引起机体出现高凝状态并最终导致毛细血管通透性增加。上述微循环被破坏的程度被认为是影响轻型水肿型向重型坏死型胰腺炎转变的主要因素。因此，详细的研究急性胰腺炎的免疫瀑布反对于该病的特异性靶向治疗具有决定性的意义。换言之，急性胰腺炎治疗的关键就是在胰腺损伤引起免疫瀑布反应后如何终结免疫瀑布反应。

尽管早期积极的液体复苏被认为是最为有效的治疗急性胰腺炎的措施，但到目前为止，尚未见临床规范和指南对液体复苏所需要的液体种类、速度和持续的时间给出基于循证医学的推荐意见。以人为研究对象的研究较为一致的结论是最初24h进行积极的液体复苏可以降低患者的病死率，而将研究期间延长至48h后发现液体输入的总量对降低患者的病死率无影响。

积极的液体复苏策略持续多长时间尚无一致的研究结果，建议临床医师根据患者的具体情况采用个体化的方案。然而，有学者建议将血细胞比容和（或）尿素氮的下降作为最初24h积极液体复苏的终点。血细胞比容的升高或在开始治疗24h后不能降低是增加胰腺坏死风险的独立影响因素。一项纳入1043例急性胰腺炎患者的荟萃分析指出，尿素氮在入院时高于20 mg/dL（7.13mmd/L）或在开始治疗24h后升高均会增加病死率。

对于在液体复苏中应该选用何种液体尚缺乏有力的研究来证明。目前仅有一项随机对照的研究结果显示，与0.9%氯化钠注射液比较乳酸林格液可以降低炎症反应综合征的发生率和C反应蛋白水平。

急性胰腺炎发生后通过某种或多种尚不明确的机制激活免疫瀑布反应进而引起胰腺微循环的改变。尽管早期液体复苏所需要的液体种类、速度和持续时间等重要问题均有待于进一步的研究来探索，但可以确定的是它可以改善免疫瀑布反应所导致的毛细血管渗漏综合征。对于过度液体复苏可能引起的并发症是未来研究的热点之一。

2. 抗生素

研究证实，急性胰腺炎患者的病死率与胰腺感染坏死的发生密切相关，因此使用抗生素被认为可能是一种非常必要的治疗措施。急性胰腺炎的早期细菌移位并定植于胰腺组织是引起胰腺坏死最常见的原因。在死亡的急性胰腺炎病例中约70%的患者发生了胰腺坏死。然而按照传统的理论，并不推荐使用抗生素治疗，其原因是对于急性胰腺炎的患者使用抗生素并不能阻止胰腺坏死的发生。

使用抗生素可以改善患者的临床结局，降低病死率。因此，近年来在临床实践中对于急性胰腺炎的患者使用抗生素治疗逐渐得到普及。然而一项荟萃研究分析纳入3个针对坏死性胰腺炎的随机对照的临床研究结果显示，使用抗生素可以使败血症发生率和病死率分别降低21.1%和12.3%，但并不能降低胰腺感染的发生率。此后的多项研究结论并不一致，甚至相反。另一个荟萃分析的结论显示，胰腺坏死率和患者的病死率在使用抗生素和安慰剂组间差异无统计学意义。使用抗生素不能降低患者的病死率，但单独使用亚安培南可以降低病死率。一项荟萃分析共纳入了14个随机对照的临床研究，包括841例急性胰腺炎患者，对接受抗生素和安慰剂进行比较，结果显示两组病死率、胰腺感染坏死发生率、需要外科手术的发生率比较差异均无统计学意义。对于该类患者使用抗生素可能会增加腹腔真菌感染的风险。

尽管到目前为止尚无指南和临床规范推荐对所有的急性胰腺炎患者使用抗生素，但有学者认为对于预防性使用益生菌能够通过理论上的内脏净化作用给患者带来益处，通过口服抗生素可以杀灭肠道内的革兰阴性杆菌，从而减少肠道细菌移位所引起的胰腺感染坏死，但也有类似的研究得出了相反的结论。针对这一问题，一项荟萃分析给出了否定的回答，即预防性使用益生菌不能降低胰腺感染坏死的发生率和患者的病死率。使用益生菌可能会加重重症胰腺炎患者肠管的缺血从而增加病死率。对于口服抗生素的可行性和安全性评价需要进一步研究进行评价。

对于急性胰腺炎患者指南和临床规范未推荐使用抗生素特别是在发病的第一个24h之内，除非有明确的感染证据。患者在发病初期常合并炎症反应综合征、脓毒症、多器官功能衰竭中的一种或多种，因此在临床上常表现出发热等非特异症状，这些症状有时很容易让临床医师错误的诊断为感染的发生。只有在血培养阳性或进行坏死胰腺切除术后确定发生感染的情况下才使用抗生素。在上述情况下，如果不能确定存在感染灶则应该立即停止使用抗生素。

3. 早期肠内营养

传统观点认为，为了减少胰酶分泌，对于急性胰腺炎患者应采用全静脉营养治疗直到腹痛消失为止。近年来，早期给予患者肠内营养可以改善患者临床结局的观点正逐渐被接受。这种观点的理论认为，长时间的禁食会导致肠壁肌肉的萎缩，从而加重肠道细菌的移位增加感染性并发症的风险。肠内营养较静脉营养可以更好地维持肠道正常菌群的功能，从而更适宜该类患者。

对于轻型的胰腺炎患者通常在发病1周内均可以恢复经口进食低脂易消化的食物，并不需要特殊的评价和干预。如果发病1周后仍未恢复经口进食，那么只要患者不再有恶心、呕吐症状就建议给予患者肠内营养，不再必须要求患者腹痛明显减轻和肠鸣音基本恢复。

4. 特效药物

为了寻找治疗急性胰腺炎的特效药物，学者们进行了大量的探索工作并进行了很多有意义的研究。该领域最早的成果是抗胰腺分泌的药物，包括生长抑素、奥曲肽、阿托品、胰高血糖素、西咪替丁。一项随机对照的研究结果显示，应用生长抑素来治疗急性胰腺炎并不能降低病死率和并发症发生率。一项纳入了5个随机对照研究的荟萃分析也显示，西咪替丁与安慰剂在降低并发症的发生率和缓解腹痛方面差异均无统计学意义。

由于抗蛋白酶被认为可以抑制胰蛋白酶对胰腺的自身消化作用，它逐渐成为近年研究的热点。但遗憾的是到目前为止，对这抗蛋白酶的研究，如加贝酯、萘莫司他和抑肽酶尚未得出一致的结论，也就是说该类药物的临床效果需要更大样本、更高质量的随机对照研究来证实。血小板活化因子的受体拮抗剂，如来昔帕泛、抗氧化剂、激素、硝酸甘油、白细胞介素10抗体和抗肿瘤坏死因子ex抗体已被证实对急性胰腺炎均无治疗价值。

5. 传统医学

传统中医认为急性胰腺炎是肝邪气滞、脾胃积热，对应的治疗原则是通里攻下，清热解毒对急性胰腺炎患者有一定治疗作用。较为常用的方剂有清胰汤、大承气汤、通腑清胰方以及单用大黄等。这些方法均取得了令人鼓舞的临床疗效，研究结果显示，它们对急性胰腺炎患者器官微循环障碍均有明显的改善作用，但对胰腺组织微循环的作用尚不明确，需进一步研究。

6. 外科治疗

外科手术是治疗急性胆源性胰腺炎的有效方法，可以迅速缓解胆管淤积、胰管高压等状态，从而获得较为理想的治疗效果。近年来，腹腔镜技术已广泛应用，急性胆源性胰腺炎患者给予腹腔镜手术治疗对机体创伤较小，可显著降低术后并发症发生率，有利于缩短患者住院时间，提高预后效果。因此，在严格把握适应证的前提下外科治疗可能使部分患者受益。

二、慢性胰腺炎

慢性胰腺炎临床早期典型表现为慢性腹痛、反复发作胰腺炎及相关并发症，进展期表现为胰腺外分泌和内分泌功能逐渐丧失，CP 的主要症状为慢性腹痛、消化不良和糖尿病。主要并发症则包括：胰腺假性囊肿；胰管结石 / 狭窄；十二指肠狭窄；血管并发症；胆管梗阻；营养不良；胰腺癌；慢性疼痛。

（一）流行病学及病因学

1. 流行病学

CP 流行病学资料显示：CP 发病率在全球呈现上升趋势。发病率约为 1.6 ～ 23/10 万，西方国家高发，罹患病者多为 20 ～ 40 岁青壮年人群，CP 病人约 1/3 不能从事正常工作，致残率达 40%，死亡率是一般人群的 3.6 倍。发病 6 ～ 10 年期间，死亡率从 13% 上升到 20%，10 年生存率 70%，20% 存活率仅为 45%，此病虽然多为良性经过，但病程漫长、危害巨大。

2. 致病因素

CP 致病因素较多，酗酒是其主要因素，还包括胆道疾病、高脂血症、高钙血症、胰腺先天性异常、胰腺外伤或手术、急性胰腺炎导致胰管狭窄、自身免疫性疾病等。

（1）饮酒及吸烟：饮酒是成年 CP 的明确病因，每天饮酒 80g 或更多，连续饮酒 6 ～ 12 年，是慢性胰腺炎独立高危因素。而且，持续饮酒 CP 病人，生存期明显缩短；吸烟患者不仅加速 CP 进程，而且显著增加胰腺癌患病风险，因此，戒酒和戒烟对于 CP 管控极为重要。

（2）遗传因素：遗传性 CP 的发病率约为 1/30 万，在遗传性 CP 患者中，约 66% ～ 68% 的患者检测到阳离子胰蛋白酶原基因（PRSS1）突变。PRSS1 基因突变导致常染色体占主导地位的 CP 发生，PRSSI 基因的外显率为 80% ～ 93%。具有遗传性 CP 家族史的患者，年龄小于 25 岁，没有明确急性胰腺炎病因的患者和年龄小于 25 岁先天性 CP 患者应进行 PRSS1 基因突变分析。而 SPINKI、CFTR 基因和其它相关遗传基因突变分析可用于进一步病因调查。

（二）诊断与评估

1. 临床诊断

腹痛是 CP 病人主要的临床症状，典型表现为发作性上腹部疼痛，常因高脂饮食或饮酒诱发，随着胰腺外分泌功能不断下降，疼痛程度会减轻，甚至消失。胰腺外分泌功能不全的特征性表现为腹部不适、脂肪泻、营养不良。只有当胰酶减少 90% ~ 95% 以上，才会发生脂肪泻。在此之前，胰腺外分泌功能不全的主要表现为营养不良和体重下降。亚临床、轻度或中度胰腺外分泌功能不全明显提高了骨质疏松症、骨折和维生素缺乏风险，特别是维生素 D 和 E 的缺乏。CP 的胰腺外分泌功能不全缺乏形态学的证据。内分泌功能不全病人早期可出现糖耐量异常，后期表现为糖尿病症状。胰腺外分泌功能的非侵袭性检查包括粪便弹力蛋白酶测定及 13C- 甘油三酯呼吸试验。

CP 的诊断主要根据临床表现、胰腺影像学检查和内外分泌功能检测确立。这 3 种诊断依据是相对独立的，对疾病的诊断都起到了一定作用。在询问病史和体格检查后，基于医疗社会经济学的考量，首选腹部胰腺超声检查，如果胰腺超声检查未发现明显异常，再行超声内镜检查。尤其是对于局灶性结节性胰腺病变，通过超声内镜可以获取胰腺组织做细胞学检查和免疫组化检测来明确诊断（如自身免疫性 CP 等）。CT、MRI 和 MRCP 检查有助于胰腺形态变化的评估和发现胰腺微小病灶。特别是 MRCP 检查有助于详细获取胰管系统形态信息。前瞻性研究显示：超声内镜是 CP 早期最敏感的诊断方式，不仅优于 ERCP，而且优于 MRCP。同时鉴于 ERCP 有较高并发症发生率（5% ~ 10%）和相应的死亡率（0.3%），因此。ERCP 不应作为必要的诊断手段，仅在 EUS.MRI/MRCP 检查没有发现病灶的情况下采用，或高度怀疑自身免疫性 CP 的患者。

通过改良剑桥大学影像学分类法（Cambridgeclassl-fication）确定 CP 的影像学分级诊断标准，不同影像学检查（ERCP，腹部超声，EUS，CT/MR/MRCP）对不同病理状态下 CP 的识别，包括胰腺形态质地，分支 / 主胰管结石、狭窄、囊性变、钙化等改变将 CP 病变分为 0 ~ 4 级，这一分类法的优点在于对不同的影像学检查方法提供了统一的分类诊断标准。

2. CP 分类

CP 的分类以组织学为基础。其中，慢性炎症性胰腺炎临床罕见，特征是胰腺实质减少和单核细胞浸润。其定义和致病因素尚不明确，影像学上很难与胰腺癌区分，CA19-9 通常不高，临床多见与糖尿病和血管因素有关。自身免疫性胰腺炎的病理改变除胰腺纤维化、淋巴细胞、浆细胞浸润外，常见胰腺实质纤维性增生和导管上皮增生；胰管扩张、钙化及结石少见，激素治疗有效。

3. CP 分期

根据临床表现、形态学改变和胰腺内外分泌功能受损程度分为四期。

（1）早期：出现腹痛、血清或尿淀粉酶升高等临床症状，CT、超声检查多无特征性改变，EUS、ERCP 或组织学检查可有轻微改变。

（2）进展期：主要表现为反复腹痛或急性胰腺炎发作，胰腺实质或导管出现特征性改变，胰腺内外分泌功能无显著异常，病程可持续数年。

（3）并发症期：临床症状加重，胰腺及导管形态明显异常，胰腺实质明显纤维化或炎性增生改变，可出现假性囊肿、胆道梗阻、十二指肠梗阻、胰源性门脉高压、胰源性胸腹水等并发症。胰腺内外分泌功能异常，但无显著临床表现。

（4）终末期：腹痛发作频率和严重程度可降低，甚至疼痛症状消失；胰腺内外分泌功能显著异常，临床出现腹泻、脂肪泻、体重下降和糖尿病。

（三）治疗与进展

CP 的治疗原则是去除病因，控制症状，纠正改善胰腺内外分泌功能不全及防治并发症。

1. 一般治疗

戒烟戒酒，调整饮食结构、避免高脂饮食，可补充脂溶性维生素及微量元素，营养不良可给予肠内或肠外营养支持。

2. 疼痛治疗

CP 时炎症刺激、神经压迫、胆管狭窄或结石引起胰管压力增高等因素导致持续慢性腹痛。各种病因引起的疼痛应采用疼痛评分量表来描述其强度，例如常用的视觉模拟量表（VAS），通过对疼痛程度予以量化，指导镇痛治疗，药物镇痛是 CP 疼痛治疗的首要选择。一般根据 WHO 肿瘤疼痛指南制定镇痛药物的使用原则．第一阶梯药物应选择对乙酰氨基酚、非害体类抗炎药等非麻醉类药物。

3. 胰酶治疗

（1）胰腺外分泌功能不全治疗：对于出现脂肪泻，或可能发生脂肪泻的病人（粪倒脂肪含量中超过15克/天）或即使粪便脂肪含量在轻度不正常范围(7～15克/天)，均应给予胰酶制剂治疗，但患者有体重减轻，消化不良和吸收不良的表现也应该给予胰酶制剂。对于症状不确定或模棱两可亦建议采用经验性胰酶制剂治疗4～6周。胰酶制剂的剂量表示脂肪酶活性。建议进餐时服用，正餐给予（2～4）万 U 脂肪酶的胰酶，辅餐给予（1～2）万 U 脂肪酶的胰酶，如果疗效不明显的，胰酶剂量应增加一倍或两倍。如果效果依然不明显，应联合应用抑酸剂，如果依然无效。应及时寻找其它可能原因。

（2）胰腺内分泌功能不全治疗：根据糖尿病进展程度及并发症情况，一般首选二甲双胍控制血糖，必要时加用促胰岛素分泌药物，对于症状性高血糖、口服降糖药物疗效不佳者选择胰岛素治疗。CP 合并糖尿病患者对胰岛素敏感，需特别注意预防低血糖发作。

4. 内镜介入或外科手术治疗

常见适应证包括：①胆总管狭窄，胰腺炎性肿块，胰腺假性囊肿和胰管结石：②需要长时间镇痛药物治疗或药物治疗效果不佳的患者：③不能排除恶性病变。大约30% ~ 60%的CP患者病程中会出现上述并发症而需内镜介入/外科手术治疗，对于CP导致的胆总管远端狭窄、胆汁淤积、梗阻性黄疸，应行手术或内镜支架治疗。如果胰腺实质内有钙化灶，首选手术治疗方法：CP合并胆汁淤积可行手术，合并胆管炎或不能立即手术者宜及时行内镜胆管支架术。大多数CP患者可以通过内镜治疗来缓解疼痛，然而与内镜治疗效果相比，外科手术具有较长期的疼痛缓解率的优势，但外科手术相关并发症发生率和死亡率显著高于内镜治疗者。胰管结石和胰管狭窄堵塞胰管不仅影响胰液分泌，还引起胰管高压引发持续疼痛，或腹痛反复发作，胰腺假性囊肿和胰瘘或其它并发症则需要内镜介入或外科治疗。对于并发胰腺癌患者，即使评估无法达到R0切除者，仍需手术治疗，因为非手术治疗胰腺癌患者存活率小于1年，手术治疗胰腺癌患者5年存活率可达20% ~ 25%。有症状的胰腺假性囊肿无论其直径大小应行内镜或手术治疗。胰腺假性囊肿发生并发症如十二指肠梗阻，出血，疼痛，胆管梗阻，或血管狭窄应当及时行内镜或手术处理。与内镜治疗相比，手术治疗胰腺假性囊肿有更高的成功率，但伴有较高的并发症发生率和死亡率。

5. 随访及监测

CP可导致的并发症包括胰腺内分泌和外分泌功能不全，炎症急性发作，胰腺假性囊肿，胰管结石，胆汁淤积和胰腺癌等。因此，对于诊断CP的患者，临床需要长期随访和监测，建议每年进行一次随访（病史询问，体格检查，腹部超声检查和实验检查如糖化血红蛋白等）。

第七节　功能性消化不良

消化不良是用来描述"难以消化"的医学术语，指位于上腹部的一组异质性症状，包括器质性消化不良和功能性消化不良（FD）。FD患病率高，具有慢性、反复发作的特点。

一、流行病学及病因学

（一）流行病学

世界各地报道的消化不良的发病率不一，且大部分调查未经内镜、消化道钡餐等检查以排除器质性消化不良。使用的诊断标准亦各不相同据一项全球性研究统计，以上腹痛为标准的消化不良患病率为7% ~ 45%，以上消化道症状为标准的消化不良患病率为23% ~ 45%。以罗马I标准调查的患病率为18% ~ 38%，以罗马II标准调查的患病率为24%左右。目前基于罗马瓜标准的患病率调查很少，而据一项系统评价显示，FD的总患病率为11.5% ~ 14.5%。全球各国的消化不良患病率相差较大，就亚洲而言，消化不良患病率为8% ~ 23%之间。日本的调查显示FD的患病率为13.0%；韩国报道为9.5%；马来西亚的报道农村人群为14.6%，城市人群为24.3%；新加坡的研究表明消化不良的患病率为7.9%。我国广东、天津、香港等地区曾进行过FD的流行病学调查，调查结果对患病率的报道各不相同，但结论均显示中国FD的发病率普遍较高，但较亚洲其他发展中国家的患病率低。

（二）危险因素

关于FD危险因素的研究目前较多集中在精神、心理、H.pylori感染、药物、食物、吸烟饮酒等。目前，普遍的观点认为饮酒、吸烟与FD无相关性。

（1）幽门螺杆菌（Hp）感染：Hp作为近年来备受关注的致病菌，其与FD的关系也作为研究FD发病机制的热点。国内外实验研究发现Hp在胃动力障碍中有一定参与作用；Hp感染可致餐后及进食期间血清胃泌素增高，导致胃酸增加，抑制胃排空，使胃局部神经功能及形态发生变化，从而引起上腹痛等不适。同时研究发现有些上腹痛且有Hp感染的患者其胃酸并不高，不除外Hp感染所致胃窦中神经肽及P物质增多而导致内脏敏感性增加，但也有研究认为两者无明显相关性，故目前尚无定论。

（2）精神心理因素：目前研究认为精神心理因素是FD发病的重要因素。大多数研究表明，FD的患者常常伴有精神心理的异常，其中焦虑、抑郁是最常见的。

（3）遗传易感性：近年有研究者认为，胃肠道的敏感度增高及胃扩张适应性变差等，与基因的高表达有一定关系，胃黏膜中 α-CGRPmRNA的表达越高，胃的机械感觉越差，胃的敏感性越高。而外国学者认为以下基因的变化与FD有相关性：① GNB3基因的多态性增加了罹患FD的风险；② 5-HT胺转运蛋白基因多态性增加了FD中餐后不适综合征（PDS）亚型的患病风险；③ MIF基因的多态性增加了FD中上腹痛综合征（EPS）亚型的患病风险；④ RANTES基因的激活增加了EPS亚型的患病率。

（4）食物及异常饮食行为：大部分FD患者都认为其不适症状与摄入某种食物相关。究其原因可能与患者的心理因素有相关性，正因为这种不适症状出现的时间与进食相关，于是人们便把FD的病因归咎于某种食物，但其中也不缺乏某些食物所致胃肠功能异常所致，研究者发现脂肪摄入可引起胆囊收缩素释放以及胃酸分泌增加，引起神经内分泌紊乱致早饱、腹胀等；再如进食辣椒等香辛料，其中的活性成分辣椒素，可刺激胃肠道黏膜离子通道，产生灼热感及疼痛感。FD患者在进食牛肉、鸡肉、蟹、虾、小麦等食物后，胃及十二指肠球部肥大细胞数量增多，导致胃及十二指肠免疫激活，过敏源特异性抗体IgG增多，故考虑食物过敏与FD相关。

二、诊断与评估

（一）诊断标准及临床分型

FD的诊断主要依靠症状学，罗马Ⅲ标准使用FD替代了既往对非器质性消化不良有多种名词，并限定了消化不良症状应位于上腹部，即两侧锁骨中线以内和剑突下端与脐之间的区域。罗马Ⅲ标准将烧心、反酸、腹胀、恶心等症状除外，从而使FD与胃食管反流病（GERD）及肠易激综合征（IBS）在症状上得以鉴别。

罗马Ⅲ诊断标准指出，诊断前症状出现时间至少6个月，且近3个月症状必须有以下一点或几点：①餐后饱胀不适；②早饱；③上腹痛；④上腹烧灼感。最为重要的是要除外消化系统的器质性疾病。新标准将FD按其临床表现及病理生理机制可分为PDS和EPS。

（二）临床检查

（1）常规生化检查：尿、血、便三大常规检查，可有助于排除消化道出血和细菌感染等疾病。特别值得重视的是对于血中激素水平的监测，如生长激素、甲状腺激素等都可引起胃肠道动力异常，而这些激素的异常往往与某些器质性疾病相关，这可使其成为与功能性疾病相鉴别的重要依据。

（2）内镜检查：胃镜检查为目前胃肠疾病诊断的金标准，有助于除外肿瘤、溃疡等一些器质性疾病。

（3）多排螺旋CT：多排螺旋CT简单易操作，患者痛苦小、对病变的侵及深度及周围组织累及情况有清楚的判断等优点，在除外胃肠道器质性疾病方面要优于胃镜以外的其他检查，在临床上广泛使用。但CT在功能性胃肠病动力检测中的应用尚待进一步研究。

（4）单光子发射计算机断层成像术（SPECT）：此检查通过静脉注射显像剂后，收集餐前、餐后胃的影像，评估胃容积的变化。患者受到电离辐射，不适合多次检查，重力对胃生理活动的影像影响易被忽略，因此临床应用也受到限制。

（5）Hp感染的检测：目前可进行的检查方法有细菌培养、免疫学检查、尿素酶试验、内镜病源学检查、分子生物学检测，这些实验各有优缺点，临床上可根据其具体需要选择。

（6）钡餐：传统的胃钡餐检查比较侧重器质性疾病的诊断，对功能性疾病的重视程度低。钡餐检查通过动态摄影测量胃潴留液高度、胃中间横带宽度、蠕动波频率、蠕动波最大宽度、蠕动波最大深度、蠕动波通过时间等一系列指标，评估胃排空率及胃动力正常与否，从而有助于FD的诊断。

除上述检查外，还有包括：5h胃排空试验、胃电图、核素胃排空试验、胃阻抗与同步胃电结合检测、水负荷试验、超声和功能性磁共振成像（fMRI）等。

三、治疗与进展

对于FD患者，内镜检查正常后给予安慰、教育、提供自信及积极的诊断是很重要的。建议如少食多餐，避免咖啡、酒精、非甾体抗炎药、油腻或辛辣食物，规律饮食，尽管没有足够证据证明这些对FD有治疗作用，但其对FD的治疗有辅助作用。

（一）抗Hp治疗

幽门杆菌可以引起级联的胃黏膜炎症及免疫系统激活，且研究表明胃肠道感染与 FD 有关。因此认为 Hp 感染可能会导致 FD，根除 Hp 可能会改善 FD 症状。郭凡等通过对 Hp 阳性 FD 患者进行规律的抗 Hp 治疗后发现，相较于对照组，其消化不良症状得到明显缓解，尤其对 EPS 患者作用更加明显。

（二）抑制胃酸分泌

（1）组胺Ⅱ型受体拮抗剂：自 2006 年罗马Ⅲ标准排除胃灼热感为主要症状者以来，暂无关于组胺Ⅱ型受体拮抗剂（H2RAS）治疗 FD 的随机对照试验。H2RAS 理论上可能通过减少胃酸造成的微观胃十二指肠炎症或改善胃十二指肠酸过敏而改善 FD 症状。有随机对照试验表明，H2RAs 与安慰剂相比可改善 FD 的上腹痛及饱账，对其他症状无明显改善。可见 H2RAS 治疗 FD 有效，但疗效可能较小。

（2）质子泵抑制剂：随着 PPIS 成功治疗消化性溃疡及胃食管反流病，现 PPI 已被广泛用于治疗消化不良症状及诊断为 FD 者。但有随机对照试验证据表明 PPI 治疗 FD 的疗效是有限的，可能局限于伴有反流症状者，某种程度的胃灼热感用 PPI 治疗有效。有发现，奥美拉唑钠 10 mg 或 20 mg 每日 1 次口服，治疗动力障碍型消化不良症状 4 周，与安慰剂相比疗效无显著差异。奥美拉哩钠的不同剂量治疗 FD 是否受 Hp 感染状态的影响是存在争议的。有试验用兰索拉唑钠 1 缘 mg 或 30 mg 每日 1 次口服，治疗 FD 排除胃食管反流病及以胃灼热感为主要症状的患者 4 周，结果治疗效果与安慰剂相比无显著差异，甚至安慰剂组有更高的症状缓解率。同样按上述标准，兰索拉唑以同剂量治疗 4 周、埃索美拉唑 40 mg 或 80 mg 治疗 8 周、泮托拉唑 20 mg 治疗 4 周，与安慰剂相比均无明显改善动力障碍型 FD 的症状。所以，PPI 治疗 FD 的疗效局限于类似溃疡或类似反流及简单的消化不良症状，对动力障碍型症状无明显疗效。

总之，PPI 治疗 FD 的效应是有限的，治疗有效率为 7% ~ 10%，虽有些诊断为 FD 的患者可能用 PPI 顺利治疗，但对经过正规治疗 4 ~ 8 周症状仍无改善的 FD 患者，该类药物不应再继续使用。

（三）促进胃肠动力

FD 最重要的病理生理学改变为动力障碍，包括胃排空延迟、胃十二指肠运动协调失调，因此促进胃肠动力药物一直是研究的热点。2005 年，评价促动力药物治疗 FD 效果的一个全面高质量的系统回顾性研究荟萃分析结果显示，促动力药物与安慰剂相比能显著改善 FD 症状（相对危险度 RR=0.52；95%CI0.37 ~ 0.73），但该研究具有相当大的异质性，其实际治疗效果还是被质疑的。促进胃肠动力药物在概念上是有加速胃排空的潜力，但现有的该类药物的治疗效果存在争议，且多数疗效依赖于患者有反流或胃灼热感。

（1）5- 羟色胺 4 受体激动剂：一项荟萃分析显示，西沙必利治疗 FD 比安慰剂具有优越性，但由于安全性不佳，该药在世界范围内被停止使用。替加色罗是另一种 5- 羟色胺受体激动剂，与西沙必利结果不同，曾被证明对动力型消化不良治疗有益，但由于其增加心血管缺血事件也被停止使用。普鲁卡必利是一种新型的化学类制剂，在健康志愿者中无明显促进胃排空的作用，但对于慢性便秘的患者可以促进胃排空及加强小肠和结肠运动功能。目前尚不清楚该药物是否可促进FD患者胃排空。

（2）胃动素受体激动剂：红霉素是已知的动能内酯类促胃动力药物，使用时存在安全性及恶化抗生素耐药性的问题。新型非动能内酯类小分子胃动素受体激动剂，如OSK962040在健康人体内50～150 mg的剂量可以促进胃排空，进一步临床试验正在糖尿病胃轻瘫及完全肠内营养的患者中进行。虽然目前尚未用于治疗FD的研究，但其治疗FD的潜力是可以想象的，尤其是上腹不适综合征组。其他此类药物尚有ABT-299、PF-04548043，均可用于胃轻瘫，但尚未用于FD治疗的研究。

（3）生长素受体激动剂：生长素能较强的刺激消化间期胃蠕动及加快胃排空。TZP-101可加快糖尿病胃轻瘫患者胃排空，改善其餐后饱账、早饱、恶心症状，目前虽未用于FD治疗的研究，但其治疗潜力同胃动素受体激动剂相似均是可以想象的，尤其是在上腹不适综合征组。

（4）多巴胺D2受体拮抗剂：多潘立酮及胃复安常用于治疗恶心、呕吐及胃轻瘫，但多潘立酮在美国已禁止使用，在其他国家亦无高质量的试验研究。据一项Ⅲ期临床试验表明，伊托必利改善FD症状强烈依赖于患者具有胃灼热感。另一项小规模试验表明，伊托必利亦可抑制瞬息食管下括约肌松弛及反流现象，而治疗上腹灼热感。目前尚不清楚在伊托必利治疗FD的进一步研究中是否并存胃灼热感。

（四）胃底肌松弛及内脏镇痛

鉴于胃容受性受损及内脏高敏感性与FD症状有关，目前胃底肌松弛剂及内脏镇痛药成为FD药物开发中有吸引力的目标。

（1）5-羟色胺1A受体激动剂：丁螺环酮是剂量依赖性5-羟色胺1A受体激动剂，在高剂量应用时可放松近端胃，延缓胃排空。在患者不存在焦虑症状时，坦度螺酮仍能有效改善上腹痛及上腹不适。

（2）阿考替胺：阿考替胺是在日本研发的第一个剂量依赖性甲酚胺基衍生复合物，在豚鼠胃的研究表明阿考替胺可阻断胆碱能神经末梢突触前毒蕈碱受体（主要为M1、m2受体），因此通过胆碱的负反馈抑制干扰这些神经末梢，从而增强乙酰胆碱的释放。除作用于毒蕈碱受体，最近有证据表明它亦可作用于乙酰胆碱酯酶，由于亲和力不同，以阿考替胺作用于乙酰胆碱酶，抑制其活性增加乙酸胆碱水平对胃肠道运动功能的贡献为著，还可能恢复应激引起的胃排空延迟。在欧洲一项为期3周的Ⅱa安慰剂对照试验中，阿考替胺剂量为100 mg或300 mg，每日3次口服时明显改善早饱、上腹胀、餐后饱账、恶心及总体症状积分，剂量为50 mg或100 mg每日3次时明显改善SF-36生活质量问卷。

（3）中枢及外周镇痛药：对于顽固性FD，可应用中枢及外周镇痛药，内脏高敏感性是FD发病机制研究的热点，其中可开发的一个候补药物即为κ-阿片受体激动剂。阿西马朵林在动物实验中有内脏镇痛作用，但在人随机对照试验中未明显改善FD症状。加巴喷丁近来多用于治疗慢性疼痛综合征。有研究表明，普瑞巴林能明显改善焦虑症状及突出胃肠道症状。卡马西平可治疗一些疼痛性疾病及精神状况，但在 FD 中无相关研究。曲马多主要由 μ-阿片类及单胺能类药物结合而成，已被证明可有效治疗急性内脏性疼痛，在 FD 中无相关实验研究。

（五）补充及替代治疗

至少有 1/3 的美国人口在常规治疗的基础上使用一些补充及替代治疗。STW5-Ⅱ为一种草药制剂，治疗 FD8 周后，43.3% 的 FD 症状完全缓解，安慰剂组为 3.3%，无不良事件发生。日本传统草药 Rikkunshito 是治疗消化不良的流行药物，在健康志愿者中能部分恢复应激诱发的胃扩张敏感度及胃容受性受损，增加餐后胃的容受性、加强胃窦收缩及促进胃排空。另外，其还可通过促进生长素分泌抑制因化疗药物顺铂引起的厌食症状。Rikkunshito 潜在的作用机制仍不明确，可能与影响一氧化氮的释放有关。

（六）精神药物

精神社会因素，如焦虑、抑郁、童年期应激事件与 FD 发病密切相关，精神药物及抗抑郁药物治疗 FD 的随机临床试验的荟萃分析显示这类药物治疗 FD 有效，但由于这些研究的质量参差不齐，应用不同的纳入标准、观察终点及不可避免的选择偏倚，所以这类药物治疗 FD 的效果不能令人信服。可作为对传统药物无效的 FD 治疗的补救治疗。

（1）选择性 5- 羟色胺 / 去甲肾上腺素重吸收抑制剂和选择性 5- 羟色胺重吸收抑制剂：临床医师常用选择性 5- 羟色胺重吸收抑制剂（SSRIs）类药物治疗肠易激综合征（IBS），可缓解其下腹不适及下腹痛，由于 FD 常与 IBS 有症状重叠，FD 患者常对肠胀气感觉过敏，因此用 SSRIs 类药物治疗 FD 似乎是治疗 ffiS 的自然延伸。但最近用选择性 5- 羟色胺 / 去甲肾上腺素重吸收抑制剂（SNRIs）文拉法辛与安慰剂对照治疗 FD 的研究结果显示，文拉法辛与安慰剂相比并没有明显改善 FD 症状，且由于恶心及持续的消化不良症状，该试验中患者的退出率较高，由此看来，SNRIs 似乎不适于大多数 FD 患者。但不能排除其他抗抑郁药治疗 FD 的效果，如 SSRIs 帕罗西汀可增加胃容受性，但其治疗 FD 的确切疗效有待进一步研究。抗焦虑抑郁药黛力新（氟哌噻吨 0.5 mg+ 美利曲辛 10 mg）每日 2 次口服，治疗 FD 患者 2 周可显著改善 FD 整体症状，但其潜在的机制不清楚。该类药物的不良反应较大，价格较高，需慎用于顽固性 FD 或伴明显焦虑、抑郁者。

（2）三环类抗抑郁药：已证实三环类抗抑郁药（TCA）对慢性疼痛综合征及 IBS 有效，临床医师常用于治疗 FD，但疗效的证据有限。在健康志愿者，TCA 不影响胃的运动或改善早饱症状。

对 H2RAs 及促动力药治疗失败的 FD 患者，阿米替林可改善 70% 患者症状，而安慰剂为 20%，但该研究只有 27 例患者，样本量较小，所以 TCA 在 FD 的疗效仍不明确。丙咪嗪治疗对 PPI 及促动力药失败的 FD 患者有效率为 64%，相比安慰剂为 44%，统计结果无显著差异。

（七）心理治疗

挪威一项随机对照试验中，认知行为疗法治疗 FD4 个月以上者与不治疗者相比，在 1 年随访期间行为治疗组的上腹痛、恶心、胃灼热感、便秘、腹泻症状得到改善，无不良事件报道。另有试验显示，催眠疗法与安慰剂及其他药物相比，治疗 16 周后消化不良症状积分比其他两组显著改善，生活质量评分亦提高，随访至 56 周时患者感觉较好，很少再咨询临床医师及口服药物。因此，看来心理疗法治疗对个别 FD 症状是有效的，但就目前来看一些患者是不接受心理治疗的，该疗法需要患者有很好的依从性，且一位高素质的心理医师也是难得的。

（八）联合治疗

由于 FD 病理机制复杂，上述某一类药物治疗疾病的作用机制较单一，合理的联合治疗对 FD 可能是有益的。较常见的有制酸 + 促动力药适用于上腹痛兼饱账的 FD 患者；促动力 + 抗抑郁药、助消化 + 促动力药主要适用于腹胀者；助消化 + 抗抑郁等甚至是三联疗法。联合治疗应个体化，要视患者具体症状及潜在的病理生理改变结合某一类药物潜在的作用机制而定，其组合选择具有灵活性。

（九）中医中药

中医对 FD 患者的症状称为胃脘痛、痞满等，现今社会来自生活工作各方面的压力往往导致情志失调、气郁伤肝、克脾犯胃、加之饮食不调，胃失和降，通过延胡索、郁金、厚朴、合欢皮等中药，抑制胃酸分泌，保护胃黏膜，行气解郁，疏肝和胃，调节气节升降出入来调理脾胃运化改善胃内环境，使 FD 患者康复。电针刺激足阳明经可促使胃肠肽分泌增加从而使胃动力增加，改善 FD 患者早饱，上腹不适等症状。

第八节　克罗恩病

克罗恩病（CD）是一种慢性、进展性、破坏性肠道炎症性疾病，常伴有肠管和肠功能损害。主要表现为消化道的肉芽肿性透壁性炎症，可累及消化道任何部分，但最常见于末端回肠和邻近结肠，病变分布呈不连续性、节段性。其临床特点为腹泻、腹痛、瘘管形成、腹部包块以及肠梗阻等，可伴有周围关节炎、口腔黏膜炎、葡萄膜炎等肠外表现。虽药物治疗可以在一定程度上改善 CD 患者的生活质量，但无论在活动期还是缓解期，患者都会有不同程度的生活方式受限。

一、流行病学及病因学

CD 可发生于任何年龄，高发年龄为 30 ~ 39 岁。在不同地区性别对患病率的影响是不同的。在加拿大和新西兰女性比男性患病率高，而在日本和韩国，男性的患病率高于女性。在过去的 50 年里，CD 在北欧、英国和北美的患病率持续上升，尽管病因不明，但有证据显示 CD 的病因及发病机制可能与基因、环境、免疫因素有关。CD 发病呈现明显的家族聚集性，英国的一项队列研究显示同卵双生子 CD 患者有相似的发病部位、发病年龄、疾病行为。

二、诊断与评估

腹痛是 CD 最常见的症状，腹泻、腹部包块、体重减轻、黏液血便也是常见症状，可伴有发热、营养障碍等全身表现。大约 1/3 的患者有肠外表现，包括周围关节炎、口腔黏膜炎、葡萄膜炎、结节性红斑等。坏疽性脓皮病、银屑病、原发性硬化性胆管炎是相对少见的肠外表现。瘘管形成是 CD 常见的并发症，可见于 35% 的患者，其中肛瘘见于 20% 的患者。

CD 的诊断没有单一的金标准，需要依靠临床症状、体征、内镜、影像学和病理组织学检查进行综合分析。结肠镜检查结合病理活检是最常用的诊断方法。结肠镜检查范围包括全结肠、回盲部及回肠至少 30cm。横断面影像研究越来越多用于 CD 诊断，包括超声内镜、CT 和磁共振成像。对于 CD 的诊断，超声内镜无论在敏感性还是特异性方面均优于磁共振成像。另外也有研究比较磁共振成像小肠成像与 CT 小肠成像诊断 CD 的准确性，发现二者诊断价值相似，虽然磁共振成像检查比较费时、设备和技术要求较高，但无放射线暴露。

结肠镜检查正常并不足以排除 CD 的诊断，超过一半的西方 CD 患者及大约 88% 的亚洲 CD 患者有小肠受累。胶囊内镜是相对新的、简单的非侵入性检查方法，在小肠疾病中的诊断价值越来越受到认可，它比小肠钡剂造影、CT 小肠重建更易检测到 CD 患者小肠受累情况。但是胶囊内镜有滞留的风险，可疑 CD 患者胶囊内镜滞留率 0 ~ 5.4%，确诊 CD 患者胶囊内镜滞留率 0 ~ 13.2%，因此有必要在胶囊内镜检查前行小肠影像学检查以除外小肠狭窄。

研究最多的诊断 CD 的血清学标志物是抗酿酒酵母抗体（ASCA）和血中外周型抗中性粒细胞胞浆抗体（P-ANCA）。抗体很可能是基因易感性个体对肠道共生菌的正常黏膜免疫反应所产生的。P-ANCA 阳性往往与溃疡性结肠炎相关，而 ASCA 阳性与 CD 相关，在二者鉴别中有一定意义。ASCA 阳性 CD 患者常见于小肠受累，且病情重，患者常伴有狭窄、窦道等需要手术治疗，与疾病预后不良有关。ASCA 阳性同时 p-ANCA 阴性诊断 CD 的敏感性和特异性分别为 52% ~ 64% 和 92% ~ 94%。

CD 患者结直肠癌发病风险明显高于普通人群。结肠镜筛查的间隔并没有达成一致。美国胃肠病协会推荐诊断 CD 后每 1 ~ 3 年，最多 8 年复查结肠镜；而英国胃肠病协会推荐依据患者的危险因素，每隔 3 年或者 5 年复查结肠镜。染色内镜是一项相对新的技术，染色剂可以使肠道黏膜微小、平坦、不易发现的病变显露，比白光内镜提高 7% 异型增生的检出率，但因为检出的大部分患者是轻度异型增生，能否提高长期生存率仍未知。

三、治疗与进展

CD 是一种慢性、进展性、破坏性肠道炎症性疾病，常伴有肠管和肠功能损害，应根据患者的年龄、可疑受累部位、疾病严重性、复发风险来判定患者的治疗方案。首先，CD 活动期患者应充分休息，并予高营养低渣饮食，适当给予叶酸、维生素 B12 等多种维生素及铁、钙等矿物质，待病情好转后改为富营养少渣饮食。所有 CD 患者应该戒烟，吸烟是 CD 的危险因素，且对 CD 的病程有不良影响。口服避孕药作为 CD 的危险因素也要尽量避免。

（一）药物治疗

治疗 CD 的药物包括氨基水杨酸、糖皮质激素、免疫调节剂及生物制剂，主要通过抑制肠道炎症反应，促进黏膜愈合，提高患者生活质量。

（1）氨基水杨酸制剂：氨基水杨酸制剂主要包括柳氮磺吡啶、美沙拉嗪、奥沙拉嗪、巴柳氮。柳氮磺吡啶口服后在肠道细菌作用下，分解成 5-氨基水杨酸和柳氮吡啶。其中，5-氨基水杨酸作为活性成分，作用于局部起作用。柳氮磺吡啶的不良反应非常常见，包括头痛、上腹痛、恶心、呕吐、皮疹、肝炎等，20%~25% 患者因为毒副作用而停药。美沙拉嗪、奥沙拉嗪、巴柳氮比柳氮磺吡啶耐受性好，但奥沙拉嗪可以引起分泌性腹泻，通过逐步剂量调整及进食可以缓解。至于 5-氨基水杨酸能否诱导活动期 CD 缓解，能否阻止静止期 CD 复发，目前研究仍有争议。

（2）糖皮质激素：糖皮质激素广泛应用于诱导 CD 缓解，口服糖皮质激素可以使 46% 的 CD 患者获得临床缓解，而安慰剂组仅有 21%。第二代糖皮质激素布地奈德为局部作用激素，口服后主要在肠道起作用，90% 的药物成分经肝脏细胞色素 P450 酶代谢，生物利用度小，全身不良反应明显降低，但诱导活动期 CD 的缓解率要差于传统的糖皮质激素。目前尚无研究证据支持传统或者二代糖皮质激素可以用于 CD 的维持治疗。

（3）免疫调节剂：嘌呤抗代谢物硫唑嘌呤和 6-巯基嘌呤适用于激素治疗效果不佳或对激素依赖的 CD 患者，临床显效时间为 3~4 月。硫唑嘌呤及 6-巯基嘌呤毒副作用明显，大约 9.3% 的患者因为毒副作用而停药。严重不良反应包括白细胞减少及潜在恶变风险，表现为 T 细胞淋巴瘤及非黑色素瘤皮肤癌的发病风险升高，部分患者会发生过敏反应，表现为发热、皮疹、关节痛、胰腺炎等。急性胰腺炎见于 3%~7% 的患者，多发生在用药的第一个月，但并没有文献报道硫唑嘌呤或者 6-巯基嘌呤可以引起慢性胰腺炎。硫唑嘌呤和 6-巯基嘌呤可否用于活动期 CD 患者，还存在争议。研究表明 48% 的 CD 患者应用硫唑嘌呤或者 6-巯基嘌呤获得临床缓解，而安慰剂组仅有 37%，两者差异无统计学意义。至今为止，鲜有研究比较外科手术后缓解的 CD 患者应用嘌呤抗代谢物维持治疗是否优于安慰剂。甲氨喋呤也是常用的免疫抑制剂，是叶酸的拮抗剂，对于 CD 术后维持缓解率优于安慰剂组。

（4）生物制剂：生物制剂分为抗肿瘤坏死因子-α（TNF-α）制剂、抗细胞黏附分子制剂、天然抗炎制剂和其他制剂，目前应用最多的是抗 TNF-α 制剂。

FDA 批准用于治疗 CD 的抗 TNF-α 仅制剂有三种，分别为英夫利西单抗（IFX），阿达木单抗（ADA）和赛妥珠单抗（CZP），可用于对传统治疗无效的 CD 患者，并对合并瘘管形成的 CD 患者有效，60% 的患者在开始治疗的 2 ～ 6 周即可表现临床应答。Ruffolo 等的随机对照研究比较了英夫利昔单抗单药、硫唑嘌呤单药以及两者联合治疗 CD 的疗效，发现联合治疗组 56.8% 的患者获得临床缓解，而英夫利息单抗组仅有 44.4%，硫唑嘌呤组仅有 30%，差异具有统计学意义，但是联合治疗组是否优于阿达木单抗组仍未知。抗 TNF-α 药物可引起速发型过敏反应，患者在输注过程中可能出现胸痛、呼吸困难、皮疹、低血压等，部分患者会出现迟发型过敏反应，表现为用药数天到 2 周内出现多关节痛、肌肉痛、面部水肿、荨麻疹、皮疹等。感染是抗 TNF-α 药物引起的最严重的并发症，同时合并应用免疫抑制剂会增加感染的风险。在开始治疗前胸片、乙型肝炎及结核杆菌的检测是必需的。生物制剂是否会增加淋巴瘤的发病风险目前仍有争议。

（二）外科治疗

绝大部分 CD 患者在诊断 10 年内需要外科手术治疗。外科治疗适应证包括内科治疗失败，并发肠梗阻、穿孔、脓肿形成等。外科治疗一方面可以改善患者生活质量，另一方面可以减少肛周疾病及内瘘等并发症的发生。但是，CD 患者手术后复发率很高，5 年复发率在 28% ～ 45%，10 年复发率 36% ～ 61%。

第九节　缺血性肠病

缺血性肠病（IBD）这一概念于 20 世纪 60 年代被首次提出，是一组异质性疾病，主要病因是小肠、结肠血液供给不足导致的不同程度的肠壁局部组织缺血、坏死，并最终由此引起一系列临床表现。由于该病的症状及体征不典型、缺乏特异性检查手段，常导致早期诊断困难，极易漏诊、误诊，影响预后。缺血性肠病可分为急性肠系膜缺血（AMI）、慢性肠系膜缺血（CMI）及缺血性结肠炎（IC），近来有指南提出用结肠缺血（CI）这一术语代替 IC 更为合适。

一、流行病学及病因学

（一）流行病学

IBD 是临床少见病，目前尚无有关其患病率的确切流行病学资料，据估计约占住院患者的 1/1000，在老年人群中呈增长趋势，AMI、CMI 和 IC 分别占 45%、5% 和 50%。MI 中绝大多数为 AMI，CMI 所占比例 < 5%。CMI 住院率低于 0.1%，死亡率为 30% ～ 90%。

AMI 的发病率为每年 12.6/100000，由急性肠系膜上动脉闭塞引起的 AMI 发病率为每年 8.6/100000，由非闭塞性肠系膜缺血引起的 AMI 发病率为每年 2/100000，由肠系膜静脉血栓形成引起的 AMI 发病率为 1.8/100000。AMI 多见于老年人，在 > 70 岁的人群中，AMI 发病率呈指数上升。AMI 风险高，预后差，死亡率为 50% ~ 100%。CMI 通常发生在年龄 > 60 岁的老人，男女比例为 1 ∶ 3，当 CMI 进展为 AMI 时，其死亡率 > 50%。

CI 是最常见的肠道缺血性改变，占急性下消化道出血性疾病住院率的 15%，发病率为 16/100000 人年，死亡率为 4% ~ 12%，2 年复发率为 3% ~ 5%，5 年复发率为 7.5% ~ 10%。相对于其他形式的 CI，IRCI 预后差，常预示 AMI 的发生，全结肠缺血的死亡率可达 21%。老年人群中 CI 多见，且随着年龄的增长，其发病率也有所增加，这种趋势在 > 49 岁的人群中更为明显。CI 常见于女性，在 > 69 岁的人群中尤为突出，< 40 岁的 CI 患者全部是女性。

（二）发病原因

IBD 的病因并不十分清楚，可能与以下 4 个因素有关：动脉栓塞、动脉血栓形成、肠系膜静脉血栓形成及非闭塞性因素，前两者合并称为闭塞性因素。

动脉栓塞的栓子主要来源于二尖瓣狭窄所致的心房血栓、心肌梗死后的附壁血栓、感染性心内膜炎形成的脓毒性栓子等；动脉血栓形成与高血压、动脉粥样硬化、血管损伤或炎性反应等有关，使已发生粥样硬化病变的血管进一步狭窄，并导致血流量急剧减少；肠系膜静脉血栓形成常见于门静脉高压、腹部手术或外伤、腹腔或下肢感染、血液高凝状态等；非闭塞性因素与严重的继发性低灌注、持久的内脏血管收缩有关。约 1/2 的 MI 由闭塞性因素引起，约 1/3 的 MI 由非闭塞性肠因素引起，其余的 MI 多由肠系膜静脉血栓形成引起。

由肠系膜上动脉栓塞、肠系膜上动脉血栓形成、非闭塞性因素、肠系膜静脉或门静脉血栓形成导致的 AMI 所占比例分别为 40% ~ 50%、20% ~ 30%、25%、5% ~ 15%。50% 的 AMI 是由动脉栓塞导致的急性肠缺血，多伴有心血管疾病、退行性疾病、系统性疾病；95% 以上的 CMI 与弥漫性动脉粥样硬化有关，其他病因包括多发性大动脉炎、血管炎、纤维肌层发育不良、放射线照射、恶性肿瘤等。

IBD 的主要病理基础是血流量不足、血液高凝状态及血管自身病变，主要病理过程是肠道缺血缺氧及再灌注损伤，主要病理特征为黏膜下层有大量含铁血黄素细胞和纤维素性血栓。

二、诊断与评估

（一）临床表现

研究显示缺血性肠病基本的病理改变是肠壁缺血、水肿、出血及坏死等循环障碍表现《急性肠系膜缺血患者肠黏膜以缺血性改变为主，如伴有血管炎、血栓形成及血管栓塞病变者即可确诊。大部分病理表现为水肿，黏膜及黏膜下层水肿明显；多伴出血，严重者表现为血便；黏膜严重缺血导致坏死，后形成溃疡；溃疡过深则可导致穿孔。该病主要临床表现为：

（1）急性肠系膜缺血：典型的 AMI 三联征指无相应体征的剧烈上腹痛或脐周痛，合并心房颤动的器质性心脏病以及胃肠道排空障碍。患者主诉剧烈腹痛但早期体征可较轻。有部分患者可表现为急腹症症状，24h 内出现血便。其症状在缺血状况得以控制后也会快速消失，称为"两快"，也是 AMI 与炎症性肠病、非特异性肠炎的主要鉴别点。

（2）慢性肠系膜缺血：本病多缓慢起病，常在进食后发病，多见于中老年男性。频繁饭后腹痛、畏食及体质量下降是本病最为典型的表现。腹痛位置不明，严重程度不等，部位多在脐周或左下腹，大部分发病时间在餐后半小时以内，并在 1 ~ 2h 腹痛最明显，之后症状减轻，发病时卧或蹲坐可减轻部分症状。反复发作的餐后腹痛导致患者畏食、少食，加之肠道缺血本身引起的吸收不良，从而出现体质量下降。患者多有导致动脉粥样硬化的基础疾病。此外，20% ~ 60% 的本病患者可有脉弱、血管弹性差等周围血管症的体征。

（3）缺血性结肠炎：本病分为坏疽性和非坏疽性，两者差别明显。大部分患者主要临床表现为腹痛，因 IC 主要累及左半结肠，故腹痛也多表现为左侧腹痛，腹痛性质为突发性绞痛，多有餐后加重。部分患者在 1 日内排出血便，IC 还可有恶心、呕吐、厌食、低热等症状，主要体征为腹部轻中度压痛、体温增高、脉搏细数、肠鸣音由高转低逐渐消失等。梗死后可有急性腹膜炎典型表现。

（二）临床诊断

缺血性肠病尚无统一的诊断方法，主要依靠综合病史、危险因素、临床表现及辅助检查等做出判断。

IBD 需与急性胃肠炎、急性胰腺炎、胃肠穿孔、急性阑尾炎、溃疡性结肠炎及克罗恩病等疾病相鉴别。参照 Williams 等制定的标准，符合下述 6 条并排除溃疡性结肠炎等，即可诊断为 IBD：①以腹痛和便血急剧起病；②发生于直肠以外的左半肠；③未使用过抗生素；④细菌培养或粪便检查阴性；⑤内镜下表现：急性期见黏膜充血、水肿、出血、溃疡；慢性期见黏膜正常至溃疡瘢痕形成；⑥放射线所见：急性期见拇指压痕征，慢性期见一过性型或狭窄型溃疡瘢痕；⑦组织活检示：急性期见黏膜水肿、出血、坏死、蛋白成分渗出，慢性期见含铁血黄素。

辅助检查包括：

（1）实验室检查：本病常有血白细胞增高，大便潜血试验阳性。另外乳酸脱氢酶、肌酸激酶、碱性磷酸酶也可增高，但对 AMI 的诊断缺乏特异性。Block 等的研究指出 D-二聚体 > 0.9 mg/L 时，对于本病诊断的特异性为 92%，因此 D- 二聚体升高对本病诊断有一定意义，但其升高程度与病情严重程度的关系仍需进一步研究。随着研究的深入，谷胱甘肽 S- 转移酶的 a- 亚基（a-GST）因其特异性的分布越来越多被了解，可能会成为本病发展的方向。小肠脂肪酸结合蛋白 I- α FBP 可能也是下一个有效的检测指标。

（2）腹部 X 线检查：用于本病的初步检查，可提示出肠积气，肠壁增厚，肠腔变细，结肠袋消失，部分严重病例可见气腹或结肠壁内线型气影。

AMI多表现为"指压征"。因钡剂检查可能加重肠缺血甚至引起肠穿孔，腹膜刺激征阳性患者禁忌钡剂检查。部分患者仅腹平片就可明确诊断确定下一步治疗方法。

（3）超声检查：因其无创、经济、方便，在缺血性肠病的诊断中起着越来越重要的作用。普通超声即能够显示腹部大动脉及静脉的狭窄和闭塞，脉冲多普勒超声能测定血流速度，对血管狭窄有较高的诊断价值。但超声检查因其检查带有主观性，故在实际使用中存在一定局限性，其准确性受患者身材和合作水平及检查者能力及态度等多方面的影响。

（4）螺旋CT：随着技术的发展，CTA对肠系膜血管栓塞诊断的特异性和敏感性明显提高。能直接观察肠系膜动静脉主干及其二级分支的解剖情况，对急性肠系膜缺血有极高的诊断价值。急、慢性肠系膜缺血螺旋CT血管成像下均有特征性的直接征象及间接征象。若出现肠积气及腹水等则表明可能存在肠管的坏死。有数据表明增强CT对急性肠缺血的敏感性可高达90%。

（5）MRI检查：MRI检查是一种无创无射线的检查，也逐步开始用于AMI的诊断，可以在部分诊断中起到与CT相同的作用，还能通过不同的成像方式及消除干扰的手段，提供更清晰的小肠结构。可作为慢性缺血性肠病诊断及了解疾病发展的新方法，MRI在新旧血栓、肠缺血性质的判断上也有独特的地位。它的弱点是鉴别非闭塞性低灌注或末梢栓子，这也限制了它在急性缺血性肠病的应用。作为MRI的进一步应用，MRA有更好的发展。

（6）肠镜检查：肠镜检查是缺血性结肠炎的主要诊断方法。病变部位肠黏膜充血、水肿、坏死、溃疡形成，病变部与正常肠段边界明显是其肠镜下主要特点。IC的特征性表现是镜下看到黏膜下出血或水肿形成的出血结节。累及结肠的AMI与IC镜下类似。因为肠黏膜下出血吸收较快，所以尽量48h内行肠镜检查；检查尽量少充气，避免过度损伤肠黏膜，以免引起肠穿孔。肠镜检查的禁忌证为腹膜刺激征、持续腹痛、便血及休克等。

（7）选择性血管造影检查：是诊断AMI的金标准，除了可以直观看到血管及侧支循环状况外，还可以直接经血管进行药物灌注治疗及视情况进行介入治疗。应用数字减影血管技术进行诊断及治疗可使病死率降低18%~53%。

（8）其他：研究发现用同位素锝99（99TC）和铟111（111In）放射性核素标记血小板的单克隆抗体，注射人体后行7照相，能显示急性肠系膜血管闭塞的缺血区。也有发现白蛋白-钴结合试验是诊断急性肠缺血的一个实用指标，敏感性达100%，特异性为85.7%。还可通过携带张力感受器的鼻胃管测定二氧化碳分压（PCO_2）来判断是否存在组织缺氧，$PCO_2 > 11kPa$ 时，对缺氧诊断的敏感性78%，特异性92%。另外有报道称腹腔镜对诊断肠系膜动脉缺血也有一定诊断价值。

三、治疗与进展

一般内科治疗，一旦考虑缺血性肠病，应立即常规禁食、胃肠减压、静脉营养支持、改善循环治疗。

（一）内科治疗

CI 内科治疗效果较好。多数急性轻型、中型 CI 患者行内科保守治疗疗效可靠，包括禁食、补液、止痛、避免便秘。早期应用活血化瘀、抗血小板、扩血管药物及抗感染治疗具有重要临床价值。合理应用血管活性药物十分重要，有研究采用保守治疗及肠内＋肠外营养支持，若出现肠系膜静脉血栓，尽快抗凝及溶栓治疗，尽早使用肝素。溶栓治疗时间窗在 48h 之内，时间过长导致出血概率明显增高。重视及尽早进行原发病的治疗，控制原发病有利于改善肠道缺血。预防性使用足量而有效的抗生素，保持内环境及生命体征的稳定。

（二）介入治疗

因其小创伤、快恢复等特点，与传统外科手术各有千秋，在部分领域甚至超过传统手术。缺血性肠病介入治疗包括经导管用药改善循环、溶栓、血栓切除、放置支架等。非闭塞性肠缺血患者需尽早经造影导管向动脉内灌注血管扩张剂，配合原发病治疗，效果满意。血栓形成或栓塞的患者可在时间窗内导管用药溶栓，有时可避免手术，用药需监测凝血情况，防止出血。宋盛晗等研究在通过导管用药同时，行血管成形或支架植入术，有助于恢复血流，降低复发。

（三）手术治疗

对于中重度肠系膜上动脉狭窄或闭塞者，需要借助外科手术的方法进行治疗。根据病变的程度和范围选择不同的方法。例如非闭塞性肠缺血患者，一旦出现腹膜炎刺激征，应及时进行手术探查。可经观察肠管色泽、动脉搏动和肠蠕动情况来判断肠管组织活力，对仅局限在某一段的坏死肠管作切除。对于可疑坏死的肠管可暂时予以保留，经 12～24h 的药物灌注后，再判断肠管组织活力以决定是否作肠管切除。此外，老年人肠系膜血管阻断的患者，也需考虑剖腹探查术，根据肠管的色泽和血管血运情况采取不同的手术方式（动脉栓子摘除术或肠系膜动脉血管重建术）。需要注意的是：年老体弱合并严重的心脑肺血管疾病及重要脏器的功能障碍不能耐受手术、同时未发现肠坏死迹象者及动脉造影显示主动脉、肠系膜上动脉和腹腔干动脉病变广泛，预计手术效果差者为手术禁忌证。

对于年龄大于 70 岁，诊断延迟超过 24h，伴休克、酸中毒的患者，预后差。症状较轻者多为一过性、可逆性，恢复较快。重症患者经积极处理，约半数可在 24～48h 内症状缓解，1～2 周病变愈合，严重者可能需 3～7 个月愈合。病情较重需要手术治疗的患者预后时间相对较长。

第十节　胃　癌

胃癌是目前全球发病率第四位的恶性肿瘤，在肿瘤中致死率居第二位。我国是胃癌高发国家，每年新发病例占全球的 40%。且早期胃癌诊断率低，在胃癌研究与诊治方面仍然任重而道远。

一、流行病学及病因学

（一）胃癌流行病学

2018 年初，一份关于中国肿瘤流行病学的资料显示：我国 2017 年新发胃癌病例约 67.9 万人，近 49.8 万人死于胃癌，其发病率及病死率均仅次于肺癌，在所有肿瘤中高居第 2 位，这也与日本、韩国的流行病学结果相类似。但与日、韩不同的是，我国胃癌的早期诊断率较低，绝大多数病例在初次就诊时已处于进展期，早期胃癌所占的比率不足 10%，而胃癌的 5 年生存率长期徘徊在 30% 左右，严重威胁患者生命安全。

（二）危险因素

胃癌的危险因素目前较明确的有：幽门螺杆菌（Hp）感染、高盐摄入、胃癌家族史、吸烟及大量饮酒；保护性因素为摄入非淀粉类新鲜蔬菜（尤其是葱属蔬菜）及水果；近期有文献报道长期服用阿司匹林对胃癌的发生有预防作用，但此结论尚在进一步研究中。由于 Hp 是胃癌的重要致病因子，一些前瞻性研究显示，人群中根除 Hp 有使胃癌发生率下降的趋势。

二、诊断与评估

（一）胃癌筛查

日本作为胃癌高发国家，长期采用钡剂双重对比造影进行人群普查，每年 600 万人接受 X 线造影普查，早期胃癌病例占胃癌病例的 70% 以上。我国受到经济及医疗等多方面制约，早期胃癌诊断率仍不足 10%。近年，血清胃蛋白酶原检测作为无创、简单、经济的筛查方法受到关注，日本从 90 年代起开始应用于人群普查，筛查癌前病变及胃癌。

胃蛋白酶原（PG）是胃蛋白酶的前体，人体内表达两种同工酶：PG Ⅰ 和 PG Ⅱ，PG Ⅰ 主要由胃主细胞和颈黏液细胞产生，PG Ⅱ 不仅由这些细胞产生，在贲门、幽门和十二指肠布氏腺中也有生成。文献推荐以 PGI ≤ 70ng/M1 和 PGI/PG ≤ 3

定义为阳性，预测萎缩性胃炎的敏感性 93%，特异性 88%，检测胃癌的敏感性 84.6%，特异性 67.2%。

（二）胃癌分期

TNM 分期是胃癌的临床治疗决策选择和预后判断的重要参考依据。准确的分期可以指导医生制定更为合理的治疗计划，并且更为科学地评价治疗方案的疗效，同时有助于预后评估的准确性。

1. 新版 TNM 分期系统变动的主要内容

新的分期系统明确定义了胃食管结合部癌选择食管癌 TNM 分期标准还是胃癌 TNM 分期标准。将 N_3 期细分成 N_3a 期和 N_3b 期，并将其纳入了 TNM 分期系统。与第七版相比，第八版 TNM 分期系统变动的主要内容有：

（1）食管和胃的解剖学分界变更：①肿瘤侵及胃食管交界线，且肿瘤中心位于胃食管交界线以下 < 2cm，则按照食管癌的分期系统进行分期；②肿瘤未侵犯胃食管交界线，且肿瘤中心位于胃食管交界线以下 2cm，则按照胃癌的分期系统进行分期；③肿瘤侵犯胃食管交界线，且肿瘤中心位于胃食管交界线 > 2cm，则按照胃癌的分期系统进行分期。

（2）病理分期的变更：将 N_3 分期细分成 N_3a 和 N_3b 两个亚群并纳入 TNM 分期系统。

（3）新增 cTNM 分期：新增的 cTNM 分期不同于 pTNM 分期。

（4）新增 ypTNM 分期：新增的 ypTNM 分期与 pTNM 分期类似，但是仅划分了 4 个大的分期（Ⅰ至Ⅳ期）。

（5）pTNM 分期的调整：将 $T4aN_2M0$ 期和 T4bN0M0 期由第七版的Ⅲ B 期调整为Ⅲ A 期。新版 TNM 分期可能对评估预后更具有指导意义。

2. 更新解读

（1）胃食管结合部肿瘤解剖部位重新界定：以胃食管交界线为中心，以上 5cm（远端食管）和以下 5cm（近端胃）之间的这 10cm，是一直存在争议的区域。该区域的癌称作胃食管结合部癌。对其进行合适的分期及诊治模式的选择也成为新的研究热点。该部位肿瘤按照食管癌分期系统进行分期、还是按照胃癌的分期系统进行分期，对于指导临床治疗决策的选择和预后判断有重要的意义。

第七版 TNM 分期系统中，肿瘤中心位于胃食管交界线下 5cm 以内并且肿瘤侵及胃食管交界线或食管下段，均按照食管癌分期系统进行分期。肿瘤位于胃食管交界线下 5cm 以内，但是向上没有侵及胃食管交界线或食管下段，或者肿瘤中心位于胃食管交界线下 > 5cm 的胃部肿瘤均按照胃癌分期系统进行分期。

但是 Sano 教授等通过对来自全球 15 个国家的 1170 例胃食管结合部癌中的 Siewert Ⅱ型和Ⅲ型病例分别按照第七版食管癌、胃癌以及 IGCA 胃癌 TNM 分期系统进行生存分析并绘制生存曲线的结果显示，按照食管癌的分期系统分期，约有 40% 的患者被划分到了Ⅲ C 期，同时Ⅱ A 期和Ⅱ B 期患者的生存曲线是颠倒的，即Ⅱ B

期患者的预后比 ⅡA 期患者要好，这显然不符合常理。按照胃癌分期系统分期的话，各分期的生存曲线分布较为合理。按照 IGCA 分期系统进行分期后，各分期的生存曲线分布更加合理。因此，需要重新划分解剖界限，从而使胃食管结合部肿瘤的分期标准选择更为准确。

（2）新增胃癌 cTNM 分期：当患者确诊胃癌时，需要进一步行相关的检验和检查，为患者临床分期的评定提供参考依据。对胃癌进行临床分期有助于指导医生制定初步的治疗方案。既往没有正式的临床分期系统，医生常常套用 pTNM 分期标准进行 cTNM 分期。这种分期方式显然不合适，其有效性也尚未得到验证，一定程度上有可能还会错误引导临床治疗策略的选择。准确的临床分期是制定个体化治疗方案的重要参考依据。为了满足临床诊疗需求，第八版胃癌 TNM 分期系统中新增加了胃癌 cTNM 分期。

在 cT 分期方面：其分期标准与 pT 分期类似。分别为：T1a（肿瘤侵犯黏膜固有层或黏膜肌层）和（肿瘤侵犯黏膜下层）；T_2 指肿瘤侵犯固有肌层；T_3 是指肿瘤侵犯至浆膜下层，但不侵犯邻近结构或脏层腹膜；T_4 是指肿瘤穿透浆膜（T_4a）或侵犯邻近结构或器官（T_4d）。但是，特别指出了内镜超声（EUS）在 cT 分期中的重要地位。尽管随着多层螺旋 CT 的设备和技术的改进、胃部充盈状态的改善、动态静脉注射对比增强剂的应用以及 CT 图像三维重建的应用，对 cT 分期的评估判断有了一定的改进和提高。但是也存在一定的局限性，尤其是对 cT_1、成和化的判断。CT 在判断肿瘤侵及周围邻近结构（cT_4）方面也存在一定的局限性。PET-CT 一般也不用来进行 cT 分期，主要是因为正常胃黏膜也可以摄取对比剂；另外，印戒细胞癌和低分化腺癌对于对比剂摄取低。MRI 与 CT 相比，具有更高的分辨率，但是其对 cT 分期评估也有一定的局限性。因此，第八版的 TNM 分期系统中指出，EUS 是判断胃癌 cT 分期最为理想的检查手段。

在 cN 分期方面：其分期标准也与 pN 类似，分别为 NO（无区域淋巴结转移证据），N1（1～2 个区域淋巴结转移）、N_2（3～6 个区域淋巴结转移）和 N_3（7 个或 7 个以上区域淋巴结转移）。EUS 有助于判断肿大的或有恶性表现的淋巴结，进而有助于 cN 分期的判定。虽然增强 CT 和 PET-CT 检查可以用来评估局部淋巴结转移情况（cN），但是，第八版 TNM 分期中指出：单纯靠 CT 和 PET-CT 检查手段很容易出现假阳性结果。在评估局部淋巴结转移方面，CT 和 PET-CT 不是最佳的。对于 T 分期较早的（pT1）胃癌来说，PET-CT 对淋巴结转移情况的判定效能有限，主要因为早期胃癌淋巴结转移和远处转移率低，同时 PET-CT 假阳性率高。

在 cM 分期方面：基于影像学检查发现有远处转移（包括腹膜转移）则定义为 CML，通过诊断性腹腔镜探查、或腹腔冲洗液证实存在的腹膜转移则认为是远处转移阳性。特别强调：在诊断性腹腔镜探查发现肉眼可见的转移灶，则被定为 cTcNCML（临床Ⅳ期）。然而，诊断性腹腔镜探查未发现明确的转移灶，是腹腔冲洗液肿瘤脱落细胞阳性，则被定为 cTcNpML（病理分期Ⅳ期）。对于晚期胃癌、临床 T3 或 N+ 的患者，应该考虑行腹腔镜下分期及腹膜冲洗。这一点 NCCN 指南也明确指出。增强 CT 检查在判断 cM 分期时有一定的意义。PET-CT 检查可以发现通过 CT 检查遗漏的转移灶。MRI 不是常规检查手段。

（3）新增胃癌 ypTNM 分期：近年来，随着新辅助化疗的不断兴起，其临床价值也得到了初步证实。但是，在对这类患者进行分期时，我们一直沿用 pTNM 分期系统，尚没有专门的新辅助治疗后的肿瘤分期系统。因此，为了满足临床需求，在第八版中，也重点提出了 ypTNM 分期系统。

新辅助治疗后的病理反应评估应包括对切除的标本大体肉眼检查和显微镜下检查。显微镜下，治疗有效体现在恶性上皮细胞被致密的纤维化组织或者纤维炎性组织代替。ypT 分期判断主要决定于残存肿瘤细胞位于胃壁的最深层次。阳性淋巴结定义为至少淋巴结中含有 1 个残存肿瘤灶。对于行新辅助治疗的胃癌病例，术后病理报告应该体现 ypT 和 ypN。如果怀疑有远处转移，也应将转移灶送病理检查进一步明确，在 M 分期上应该为 yPML。如果影像学等检查显示远处转移，但是没有病理学依据，则记录为 CML。

（4）病理分期的变更：第七版分期虽然将 N3 期分成了 N_3a 期和 N_3b 期，但是并没有纳入 TNM 分期系统。由于 Sano 等通过对来自于全球 15 个国家的大数据进行生存分析发现，N_3。

和 N_3b 两个亚组的患者其生存期存在显著差异。因此，第八版分期系统中，将 N_3a 和 N_3b 两个亚群单独列出，并纳入了 TNM 分期系统。由于更新，导致胃癌患者分期分布也出现了改变，各组的生存曲线之间的差异也更为明显。

（三）早期胃癌的诊断

明确的临床分期是治疗的基础，因此，分期是胃癌的基本问题。目前，诊断胃癌的主要检查手段包括胃镜、超声胃镜、CT、PET-CT、MRI 等方法，而病理学诊断是诊断胃癌的"金标准"。

1. 影像学检查

（1）上消化道钡餐造影：上消化道钡餐造影属于胃癌传统检查方法，相比于内镜而言，是一项简便、创伤小，易于被患者接受的检查方法，是内镜问世之前消化道肿瘤的主要检查方法。EGC 在 X 线钡餐上可显示胃黏膜、胃小区的微细结构，可发现早期的黏膜破坏、隆起、凹陷等细微的病变，观察有无充盈缺损或龛影以及龛影周围黏膜的改变，并可动态观察胃壁蠕动情况，对 EGC 具有一定的诊断价值。然而随着内镜技术的发展，已基本取代了 X 线钡餐检查，成为主要的胃癌检查手段。但由于 X 线钡餐具有简单、易行的特点，在医疗技术较弱的医院仍可用作 EGC 的筛查。

（2）多层螺旋 CT 检查（MSCT）：普通 CT 平扫检测 EGC 的准确率各家报道不等，但 MSCT 结合多平面重建技术（MPR）及腔内 3D 虚拟内窥镜检查技术对 EGC 的诊断具有一定的价值。在传统 CT 基础上，高质量的 MPR 图像显著改善了胃壁精细解剖结构的可视化。根据 Kim 等的研究，常规 CT 的 EGC 检出率为 69%，然而，联合运用 MSCT、MPR 及虚拟内窥镜技术，这一比率可显著增加到 96%。因此 MSCT.MPR 及虚拟内窥镜检查的联合运用是一种有前途的非侵入性检测方法，为 ECG 的诊断、精确的术前分期提供良好的依据，并且可以指导规划最佳的治疗方案。

2. 肿瘤标记物检查

肿瘤标记物是指肿瘤细胞或肿瘤基因异常表达所形成的产物释放到外界环境中从而形成高于或低于正常范围的一类物质。一般用于筛查胃癌的肿瘤标记物有：癌胚抗原（CEA）、胃蛋白酶原（PG）、促胃液素、糖类抗原（CA）、MG7抗原、缺氧诱导因子-1α，转化生长因子-β1，α-1抗胰蛋白酶，RUNX3启动甲基化标记物。多年来，肿瘤标记物对胃癌的诊断效率低，仅为20%～69%，诊断EGC的阳性率更低于5%。日本最近的荟萃分析显示，在胃癌中CA72-4、CA19-9和CEA阳性率相对较高，总体阳性率分别为29.9%、27.0%和24.0%，但在EGC中三者的阳性率只有10%左右，对EGC的筛查价值有限；日本将PG Ⅰ < 70000ng/L，PG Ⅰ/Ⅱ < 3.0作为筛查EGC的诊断标准，敏感度和特异度分别为77%和73%，使日本EGC诊断率上升至90%。

3. 内镜检查技术

通过内镜检查可了解胃癌的部位、大小、形态、浸润范围等情况，随着新型内镜技术的发展并应用于临床，使EGC的诊断取得了较大的提高。

（1）色素内镜：色素内镜是指在普通白光内镜检查基础上，通过应用染色剂使胃黏膜细胞反应着色，以增加病变区域与正常黏膜对比度，增强黏膜表面微小凹凸改变的立体感，从而更清楚地观察到胃小凹大小、形态及排列方式，确定可疑病变的大小、形状、边缘和范围，提高小胃癌及微小胃癌的检出率。

目前较常用的染色剂为靛胭脂溶液（0.1%～1.0%）、亚甲蓝溶液（0.2%～0.4%）、醋酸溶液（1.5%）。靛胭脂为对比染色剂，正常的胃黏膜上皮不能与之结合，色素沉积于病灶凹陷部，在靛胭脂染色下EGC可表现为：正常胃小凹消失，表面呈颗粒状或结节凹凸异常，颜色发红或褪色，黏膜下的血管紊乱或消失，病变易出血，黏膜僵硬等。亚甲蓝是一种可吸收的染色剂，反应机制是通过一些色素可与异常黏膜面的酸或碱起化学反应，而正常黏膜不吸收或少量吸收染色剂。1.5%的醋酸喷洒于胃黏膜表面可使黏膜发白，根据黏膜病变及肿瘤分化程度不同，黏膜发白的持续时间变化较大。有学者指出将靛胭脂与亚甲蓝或醋酸联合染色可明显提高EGC的检出率。

（2）放大内镜：放大内镜是一种具有高像素和高分辨率的内镜，目前放大内镜在普通内镜基础上放大已达100倍以上，可以观察胃黏膜表面的微小变化，能清晰地显示胃小凹和微血管等细微结构。放大内镜下正常胃黏膜常呈海星状，EGC黏膜有颜色改变，部分出现上皮下毛细血管和集合静脉消失，出现大小、外形和分布极不规则的肿瘤新生血管，均为放大内镜下EGC特征性改变。同时，结合色素内镜检查，可明显提高对黏膜早期微小病变、黏膜血管病变的判断，从而增加EGC诊断的准确性。

（3）超声内镜：超声内镜是将微型超声探头安装于内窥镜的前端，实现将超声系统有效与内镜系统相结合，用内镜观察黏膜病变的同时，可以进行实时超声扫描，了解胃壁各层结构，判断胃壁各层厚度，并可在超声引导下进行黏膜活组织检查，亦可用于判断肿瘤的浸润深度以及有无淋巴结的转移，为确定治疗方案提供有效的依据。Yasuda 等研究认为超声内镜检查的准确度高达 80%，根据临床观察，超声内镜可区分早期和进展期胃癌，但肿瘤的位置、组织类型、病理分型、分化程度可影响超声内镜的观察及判断。

（4）窄带成像技术（NBI）：NBI 是一种非侵入性的光学技术，它主要利用光的传导性和吸收性，并利用滤光器将传统宽光谱的红、绿、蓝三色滤光镜换成窄光谱短波长的光源，可提高对微小病灶的检出率。NBI 常结合放大内镜以使黏膜上皮结构和黏膜表面的微血管形态显示的更为清楚。Sumiyama 等研究认为，将 NBI 与放大内镜联合应用可更加细化地观察胃黏膜及其微血管结构，提高 EGC 的早期诊断率。

（5）共聚焦内镜检查（CLE）：CLE 是指将共聚焦激光显微技术与传统内镜技术有效地结合起来，将传统电子内镜的头端安装共聚焦显微镜，并将通过一定比例调和而成的特殊荧光剂局部喷洒或静脉注射被观察组织，使用激光激发产生人体局部组织的图像。CLE 通过点扫描激光分析，可获得放大 1000 倍的横切面图像，并通过逐层扫描胃黏膜从而获取组织的光学横断面图像，从而达到光学活检的目的，观察病变的组织学特性，引导进行靶向活检，有利于 EGC 尤其是微小胃癌的检出。

4. 基因

在正常人体中，癌基因与抑癌基因通常处于相互制约的状态以保持平衡，只要一方病变失衡，癌症就可能发生。下面将阐述几类基因在 EGC 诊断中的应用。

（1）P53 基因：P53 基因是生物体内一种抑制细胞转变为癌细胞的基因，人类 P53 基因定位于 17 号染色体 P13，全长 16 ~ 20kb，编码蛋白质为 P53，是一种核内磷酸化蛋白。P53 基因是迄今为止发现的与人类肿瘤相关性最高的基因，其时刻控制着细胞染色体 DNA 的完整性，一旦细胞染色体 DNA 受到破坏，P53 蛋白与基因的 DNA 相应结合部位结合，活化 P21 基因转录，使细胞停滞于 G1 期，若修复失败，P53 蛋白将会诱导细胞自杀，阻止细胞癌变。有研究者发现 P53 基因的突变从正常胃组织、不典型增生到胃组织癌变的顺序依次增高，P53 基因突变率可能为临床诊断 EGC 提供信息。

（2）ras 基因：ras 基因是一种癌基因，其可编码翻译成 ras 蛋白，活化状态下 ras 蛋白可造成细胞不可控制的增殖、恶变，同时细胞凋亡减少，细胞间接接触抑制增强也加速了这一过程。

另外还有一些其他类型的基因在胃癌的诊断中有特殊的作用，如：Survivin 基因，Sur_vivin 基因在正常胃黏膜中无表达，在轻、中度不典型增生组织表达阳性率为 6.25%、8.57%，在 EGC 组织中阳性表达率达 68.51%，表明 Suivivin 基因在 EGC 发生中可能发挥重要作用。以上表明未来基因研究，将在 EGC 诊断中有所突破。

三、治疗与进展

（一）早期胃癌的治疗

早期胃癌可通过传统的开腹手术治愈，目前治愈率已超过 90%，但传统手术创伤大，并发症相对较多，近年来随着内镜技术的迅速发展，其已深入到胃肠道疾病的治疗领域。内镜下治疗 EGC 的主要术式有两种：内镜下黏膜切除术（EMR）与内镜下黏膜剥离术（ESD）。选择术式时，肿瘤大小、组织学类型及侵犯深度是制订治疗方案的重要因素。

（1）EMR：EMR 是指内镜下将黏膜病灶整块切除或分块切除、用于胃肠道浅表肿瘤诊断和治疗的方法。EMR 是内镜最早应用于 EGC 的治疗手段，其主要适用于肿瘤直径 < 2cm 的隆起型病变组织，或直径 < 1cm 且不伴有溃疡形成的平坦型或凹陷型病变组织。EMR 的具体操作方法主要包括：剥脱活检法、透明帽法、套扎器法、息肉切除法、分片切除法。因其创伤小、安全且方便，目前已成为 EGC 常用的治疗方法。

EMR 后发生以下情况应尽早追加手术治疗：①病变侵及黏膜下层；②有淋巴管或血管侵及；③不能完全切除的低分化型腺癌。一项日本关于 EMR 研究表明：EGC 完整切除率与病变本身大小有关，病变小于 ICm 完全切除率为 82.4%，而病变大于 2cm 的完全切除率只有 16.2%。另一项日本文献报道，小于 2cm 的病变行 EMR 手术后，5 年及 10 年生存率为 99%。

（2）ESD：ESD 是根据不同病变的部位、大小、浸润深度，选择使用特殊的电刀，内镜下逐渐分离黏膜层与固有肌层之间的组织，最后将病变黏膜及黏膜下层完整剥离的方法。ESD 较 EMR 扩大了内镜下肿瘤切除的适应证：①肿瘤直径 > 2cm，无合并溃疡的未分化型黏膜内癌；②不论病灶大小，无合并溃疡的分化型黏膜内癌；③肿瘤直径 > 3cm，合并溃疡的分化型黏膜内癌；④肿瘤直径 > 3cm，无合并溃疡的分化型 SM1 黏膜下癌；⑤肿瘤直径 > 2cm 的胃黏膜上皮内高级瘤变；⑥ EMR 后复发、再次行 EMR 困难的黏膜病变组织；⑦对于年老体弱、有手术禁忌证或疑有淋巴结转移的黏膜下癌拒绝手术者。相比 EMR，ESD 治疗 EGC 的整块切除率和完全切除率更高、局部复发率更低，但穿孔等并发症发生高。

国内目前较为公认的内镜切除禁忌证为：①明确淋巴结转移的 EGC；②癌症侵犯固有肌层；③患者存在凝血功能障碍。EMR 和 ESD 常见的并发症包括：大出血、穿孔、感染等，术后需密切监测生命体征及腹部体征，警惕并发症的发生。

（二）晚期胃癌的内科治疗

1. 化疗

传统的胃癌化疗药物有氟尿嘧啶、顺铂、丝裂霉素和多柔比星等，单药或联合方案有效率偏低。随着紫杉类、伊立替康、奥沙利铂、卡培他滨和替吉奥等新药的问世，患者的无进展生存期（PFS）和总生存期（OS）均有不同程度的延长。上述药物单药或者联合方案均可用于一线治疗。单药方案适用于高龄或合并有基础疾病等无法耐受强力化疗的患者，而联合方案虽然不良反应发生率相对较高，但在有效率和生存期上更有优势，因此在无使用禁忌的情况下联合化疗方案为一线治疗首选。

2. 分子靶向治疗

随着胃癌分子生物学研究的不断深入，分子靶向药物开始广泛应用于临床，晚期胃癌的治疗取得很大的进步。目前应用于胃癌的分子靶向治疗主要包括表皮生长因子受体（EGFR）抑制剂、血管内皮生长因子（VEGF）及受体抑制剂等。其他的分子靶向药物包括多靶点酪氨酸激酶抑制剂、哺乳动物雷帕霉素靶蛋白（mTOR）抑制剂、程序性死亡分子 1/ 程序性死亡分子配体 1 抑制剂等。

（1）针对表皮生长因子受体家族的分子靶向药物：HER2 是肿瘤细胞的重要信号转导通路。胃癌细胞 HER2 的表达与预后差相关。曲妥珠单抗是阻断 HER2 通路的单克隆抗体。

曲妥珠单抗联合化疗在 HER2 过表达胃癌治疗中获得成功，成为此类胃癌的首选治疗方案，但随后进行的一系列分子靶向药物治疗晚期胃癌的临床研究，如西妥昔单抗和帕尼单抗等均以失败告终。值得一提的是尼妥珠单抗，虽然在 Ⅱ 期临床试验中显示，尼妥珠单抗联合伊立替康对比伊立替康单药化疗 PFS 未见延长，但亚组分析显示，在 EGFR 强阳性的患者中可有生存获益，RR、PFS 和 OS 均有延长的趋势。

（2）针对 VEGF 的分子靶向药物：肿瘤细胞及间质细胞在生长过程中均能分泌VEGF。VEGF 与相应的血管内皮生长因子受体（VEGFR）结合会促进新生血管的形成，在肿瘤生长及侵袭过程中发挥重要作用。选择性抑制 VEGF 和 VEGFR 是胃癌分子靶向治疗的另一条重要途径。

贝伐珠单抗是与 VEGF 特异性结合的单克隆抗体。在应用贝伐珠单抗治疗晚期胃癌的 DI 期临床 AVATAR 研究中，试验组为贝伐珠单抗联合顺铂、卡培他滨，对照组为安慰剂联合顺铂、卡培他滨；结果显示，试验组和对照组中位 OS 分别为 10.5个月和 11.4 个月，中位 PFS 分别为 6.3 个月和 6.0 个月，1 年生存率分别为 45% 和48%，差异均无统计学意义（均 P > 0.05）。AVATAR 临床试验证实在化疗基础上联合贝伐珠单抗并不能提高晚期胃癌患者的 1 年生存率、PFS 和 OS。

（3）多靶点分子靶向药物：舒尼替尼是一种多靶点酪氨酸激酶抑制剂，其能够选择性抑制多种受体酪氨酸激酶，对其活性产生抑制作用，发挥抑制肿瘤血管生成和抗肿瘤的双重效应。

索拉非尼是另一种多靶点酪氨酸激酶抑制剂。研究显示，索拉非尼的作用机制除阻断细胞信号转导发挥抗肿瘤和抑制血管生成以外，在胃癌中还可以通过抑制多药耐药基因的表达以逆转肿瘤细胞的耐药性。

（4）针对 mTOR 的靶向药物：磷脂酰肌醇 3- 激酶（PI3K）/ 蛋白激酶 B（PKB）信号通路活性异常与肿瘤的增殖及转移有关。mTOR 丝氨酸 - 苏氨酸激酶抑制剂依维莫司可阻断这一信号转导通路，从而发挥抗肿瘤作用。

（5）免疫检查点靶向治疗：随着免疫学和肿瘤学的相互渗透，肿瘤的发生、发展与机体免疫功能的关系逐步明晰。肿瘤的免疫治疗已成为当前的研究热点。近年来，免疫治疗的相关临床试验逐步开展，在部分恶性肿瘤的治疗中取得较好的疗效。目前已成为继手术、放疗和化疗之后的新生力量。在肿瘤免疫领域中尤以免疫逃逸机制最令人瞩目。基础研究显示，程序性死亡分子配体 1（PD-L1）及其受体 1（PD-1）结合后可有效抑制细胞毒性 T 淋巴细胞活性，诱导其凋亡，使肿瘤细胞免受免疫细胞的攻击。

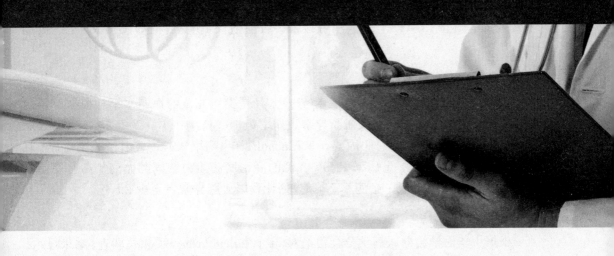

第四章 循环系统疾病

第一节 心血管疾病概述

循环系统包括心脏、血管和血液循环的神经体液调节装置。其主要功能是为全身组织器官运输血液，通过血液将氧、营养物质和激素等供给组织，将组织代谢废物运走，以保证人体正常新陈代谢的进行。同时心血管系统也具有内分泌功能，是体内重要的内分泌器官。

一、心血管病流行趋势

我国心血管病（包括心脏病和脑血管病）患病率处于持续上升阶段，估计全国心血管病患者 2.9 亿，其中高血压 2.66 亿，脑卒中至少 700 万，心肌梗死 250 万，心力衰竭 450 万，肺源性心脏病 500 万，风湿性心脏病 250 万，先天性心脏病 200 万。每 5 个成人中有 1 人患心血管病。

二、心血管病主要危险因素

（一）高血压

高血压是脑卒中和冠心病发病的主要危险因素。我国有超过半数的心血管病发病与高血压有关。据相关调查，近几年我国局部地区调查显示 18 岁以上成人高血压患病率超过25%，北方部分地区达30%以上。目前全国高血压患者数达2.66亿，每10个成人中有2~3人患高血压。从演变趋势看，不同性别的患病率都呈上升趋势。

（二）吸烟

近年来，15岁以上人群戒烟率虽略有增加，但我国控烟任务依旧艰巨。根据全球成人烟草调查（GATS）中国项目报告，目前估计15岁以上烟民有3.5亿，被动吸烟者5.4亿。

（三）血脂异常

我国人群血脂水平呈持续上升趋势，尤其是少年儿童的血脂水平。根据中国居民营养与健康状况调查，成人血脂异常患病率为18.6%。

其中高胆固醇血症（总胆固醇>5.72mmol/L）患病率2.9%，高甘油三酯血症（甘油三酯≥1.70mmol/L）患病率11.9%，低的高密度脂蛋白胆固醇血症（高密度脂蛋白胆固醇<1.04mmol/L）患病率7.4%。估计我国血脂异常者至少2.5亿。

（四）糖尿病

根据中华医学会糖尿病学分会曾经对14个省市进行的一项相关调查，结果显示：在年龄≥20岁的46239名成年人中，年龄标化的总糖尿病患病率是9.7%，男性是10.6%，女性是8.8%；糖尿病患病率随着年龄的增长和体重的增加而增加，20~39岁、40~59岁和>60岁的人群中糖尿病患病率分别是3.2%、11.5%和20.4%。单纯糖耐量受损的患病率高于单纯空腹血糖受损的患病率（男性：11.0%与3.2%，女性为10.9%与2.2%）。

（五）超重／肥胖

根据中国营养与健康状况调查，我国人群超重率（体重指数：24~27.9kg/m2）为17.6%，肥胖率（体重指数≥28kg/m2）达5.6%。如按我国人口估计，18岁以上超重者和肥胖者分别达到2.4亿和7000万。超重和肥胖呈明显增加趋势。

三、心血管病分类

（一）病因学分类

分为先天性和后天性两大类。

1. 先天性心血管病

为心脏和大血管在胎儿期发育异常所致，常见有心脏房间隔缺损、室间隔缺损、动脉导管未闭、法洛四联症、肺动脉瓣狭窄等。

2. 后天性心血管病

出生后因外来因素或机体自身内在因素作用而致病，主要分以下几类：

（1）动脉粥样硬化

累及机体中大动脉如主动脉、冠状动脉、脑动脉、肾动脉、周围动脉等。

（2）风湿性心脏病

急性期可引起心肌炎和心包炎，简称风湿性心脏炎；慢性期引起心脏瓣膜狭窄和/或关闭不全，称为风湿性心脏瓣膜病。

（3）原发性高血压

显著持久的动脉血压增高引起心脏射血阻力增加而导致高血压性心脏病。

（4）肺源性心脏病

因各种原因引起肺循环阻力增高而导致的心脏病。

（5）感染性心脏病

各种微生物感染侵犯心脏导致的心脏病。

（6）内分泌病性与代谢性心脏病

各种内分泌疾病如甲状腺疾病、糖尿病、维生素 B1 缺乏症等导致的心脏病。

（7）心脏神经症

因自主神经功能失调引起的心血管功能紊乱。

（8）其他

如药物或化学品中毒、结缔组织病、放射病、环境因素如高温低温等所致心脏损伤。

（二）病理解剖分类

不同病因的心血管病可分别或同时引起心内膜、心肌、心包或大血管具有特征性的病例解剖变化。

（三）病理生理分类

不同病因的心血管病可引起相同或不同的病理生理变化，如心力衰竭、休克、心律失常等。

第二节　心力衰竭

一、定义

心力衰竭是各种心脏结构或功能性疾病导致心室充盈及（或）射血能力受损而引起的一组综合征。由于心室收缩功能下降射血功能受损，心排血量不能满足机体代谢的需要，器官、组织血液灌注不足，同时出现肺循环和（或）体循环淤血，临床表现主要是呼吸困难和无力而致机体活动受限和水肿。

二、病因

几乎所有类型的心脏、大血管疾病均可引起心力衰竭（心衰）。

（一）原发性心肌损害

1. 缺血性心肌损害

冠心病心肌缺血和（或）心肌梗死是引起心力衰竭的最常见的原因之一。

2. 心肌炎和心肌病

各种类型的心肌炎及心肌病均可导致心力衰竭，以病毒性心肌炎及原发性扩张型心肌病最为常见。

3. 心肌代谢障碍性疾病

以糖尿病性心肌病最为常见，其他如继发于甲状腺功能亢进或减低的心肌病、心肌淀粉样变性等。

（二）心脏负荷过重

1. 压力负荷（后负荷）过重

见于高血压、主动脉瓣狭窄、肺动脉高压、肺动脉瓣狭窄等左、右心室收缩期射血阻力增加的疾病。

2. 容量负荷（前负荷）过重

见于以下两种情况：①心脏瓣膜关闭不全，血液反流，如主动脉瓣关闭不全、二尖瓣关闭不全等；②左、右心或动静脉分流性先天性心血管病如间隔缺损、动脉导管未闭等。此外，伴有全身血容量增多或循环血容量增多的疾病如慢性贫血、甲状腺功能亢进症等，心脏的容量负荷也必然增加。

三、慢性心力衰竭

（一）临床表现

临床上左心衰竭最为常见，单纯右心衰竭较少见。左心衰竭后继发右心衰竭而致全心衰者，以及由于严重广泛心肌疾病同时波及左、右心而发生全心衰在临床上更为多见。

（二）左心衰竭

以肺淤血及心排血量降低表现为主。

1. 症状

（1）程度不同的呼吸困难

1）劳力性呼吸困难

是左心衰竭最早出现的症状，系肺淤血所致。引起呼吸困难的运动量随心衰程度加重而减少。

2）端坐呼吸

肺淤血达到一定的程度时，患者不能平卧，需高枕卧位、半卧位甚至端坐时方可使憋气好转。

3）夜间阵发性呼吸困难

患者已入睡后突然因憋气而惊醒，被迫采取坐位，呼吸深快，重者可有哮鸣音，称之为"心源性哮喘"。大多于端坐休息后可自行缓解。

4）急性肺水肿

急性肺水肿是"心源性哮喘"的进一步发展，是左心衰呼吸困难最严重的形式。

（2）咳嗽、咳痰、咳血

咳嗽、咳痰是肺泡和支气管黏膜淤血所致，开始常于夜间发生，坐位或立位时咳嗽可减轻，白色浆液性泡沫状痰为其特点，偶可见痰中带血丝。但无特异性。

（3）乏力、疲倦、头晕、心慌

系心排血量不足，器官、组织灌注不足及代偿性心率加快所致的主要症状。同样无特异性。

（4）少尿及肾功能损害症状

严重的左心衰竭时，肾血流量明显减少，可出现少尿。长期肾血流量减少可出现血尿素氮、肌酐升高并可有肾功能不全的症状。

2. 体征

（1）肺部湿性啰音

由于肺毛细血管压增高，液体渗出到肺泡而出现湿性啰音。随着病情由轻到重，肺部啰音可从局限于肺底部直至全肺。

（2）心脏体征

除基础心脏病的固有体征外，慢性左心衰的患者一般均有心脏扩大、肺动脉瓣区第二心音亢进及舒张期奔马律。

（二）右心衰竭

以体静脉淤血表现为主。

1. 症状

（1）消化道症状

右心衰竭时因胃肠道及肝脏淤血，可引起腹胀、食欲不振、恶心、呕吐等症状，但无特异性，常与消化系统疾病或慢性肝脏疾病混淆。

（2）劳力性呼吸困难

继发于左心衰的右心衰呼吸困难也已存在。单纯性右心衰为分流性先天性心脏病或肺部疾患所致，也均有明显的呼吸困难。

2. 体征

（1）水肿

体静脉压力升高使皮肤等软组织出现水肿，其特征为首先出现于身体最低垂的部位，常为对称性可压陷性。胸腔积液也是因体静脉压力增高所致，以双侧多见，如为单侧则以右侧更为多见，可能与右膈下肝淤血有关。

（2）颈静脉征

右心衰的主要体征是颈静脉搏动增强、充盈、怒张。肝颈静脉反流征阳性则更具特征性。

（3）肝脏肿大

肝脏因淤血肿大常伴压痛，持续慢性右心衰可致心源性肝硬化。

（4）心脏体征

除基础心脏病的相应体征之外，右心衰时可因右心室显著扩大而出现三尖瓣关闭不全的反流性杂音。

（三）全心衰竭

右心衰继发于左心衰而形成全心衰。当右心衰出现之后，右心排血量减少，因此阵发性呼吸困难等肺淤血症状反而有所减轻。

1. 诊断

心力衰竭的诊断并非困难，结合病因、病史、症状、体征及客观检查可作出明确诊断。但明确器质性心脏病的病因诊断十分重要，相应的辅助检查如心电图、胸片、心脏超声心动图等对明确心衰病因具有重要价值。

2. 治疗

（1）病因治疗

1）基本病因的治疗

对所有可能导致心脏功能受损的常见疾病如高血压、冠心病、糖尿病、代谢综合征等，在尚未造成心脏器质性改变前即应早期进行有效的治疗。药物、介入及手术治疗改善冠心病心肌缺血，慢性心脏瓣膜病以及先天畸形的介入或换瓣、纠治手术等，均应在出现临床心衰症状前进行。对于少数病因未明的疾病如原发性扩张型心肌病等亦应早期干预，从病理生理层面延缓心室重塑过程。

2）消除诱因

常见的诱因为感染，特别是呼吸道感染。心律失常特别是快速心房颤动也是诱发心力衰竭的常见原因，应尽快控制心室率，如有可能应及时复律。潜在的甲状腺功能异常、贫血等也可能是心力衰竭加重的原因，应注意检查并予以纠正。

（2）一般治疗

1）休息与活动

控制体力活动，避免精神刺激，有利于心功能的恢复。但长期卧床易发生静脉血栓形成甚至发生肺栓塞，同时也使消化功能减低。因此，应鼓励心衰患者根据病情轻重不同进行适当运动。

2）控制钠盐摄入

心衰患者血容量增加，且体内水钠潴留，因此减少钠盐的摄入有利于减轻水肿等症状。

（3）药物治疗

1）利尿剂

利尿剂是缓解心力衰竭患者症状的最有效药物之一。对慢性心衰患者原则上利尿剂应长期维持，水肿消失后，应以最小剂量（如氢氯噻嗪25mg，隔日1次）无限期使用，这种用法不必加用钾盐。但不能将利尿剂作单一治疗。常用的利尿剂有以下几种：

①噻嗪类利尿剂

氢氯噻嗪（双氢克尿塞，双克）为中效利尿剂，轻度心力衰竭可首选此药，开始25mg每日1次，逐渐加量。对较重的患者用量可增至每日75～100mg，分2～3次服用，同时补充钾盐。噻嗪类利尿剂长期大剂量应用可引起高尿酸血症，干扰糖及胆固醇代谢。

②袢利尿剂

呋塞米（速尿）为强效利尿剂，对重度慢性心力衰竭者用量可增至100mg，每日2次。效果仍不佳者可用静脉注射，每次用量100mg，每日2次。必须注意补钾。

③保钾利尿剂

常用的有：①螺内酯（安体舒通）：与噻嗪类或袢利尿剂合用时能加强利尿并减少钾的丢失，一般用20mg，每日3次。②氨苯蝶啶：常与排钾利尿剂合用，起到保钾作用，一般50～100mg，每日2次。③阿米洛利：与氨苯蝶啶相似，利尿作用较强而保钾作用较弱，可单独用于轻型心衰的患者，5～10mg，每日2次。

3. 肾素－血管紧张素－醛固酮系统抑制剂

（1）血管紧张素转换酶抑制剂

血管紧张素转换酶（ACE）抑制剂用于心力衰竭时除了发挥其扩管作用改善心衰时的血流动力学、减轻淤血症状外，更重要的是降低心衰患者代偿性神经－体液的不利影响，限制心肌、小血管的重塑，以达到维护心肌的功能，推迟充血性心力衰竭的进展，降低远期死亡率的目的。

对重症心衰在其他治疗配合下从极小量开始逐渐加量，至慢性期长期维持终生用药。副作用有低血压、肾功能一过性恶化、高血钾及干咳。临床上无尿性肾衰竭、妊娠哺乳期妇女及对ACE抑制药物过敏者禁用本类药物。双侧肾动脉狭窄、血肌酐水平明显升高（＞225μmol/L）、高血钾（＞5.5mmol/L）及低血压者亦不宜应用本类药物。

（2）血管紧张素受体阻滞剂

血管紧张素受体阻滞剂（ARBs），其阻断RAS的效应与ACE抑制剂相同甚至更完全，但缺少抑制缓激肽降解作用。当心衰患者因ACE抑制剂引起的干咳不能耐受时可改用ARBs。与ACE抑制剂相关副作用，除干咳外均可见于应用ARBs时，用药的注意事项也类同。

（3）醛固酮受体拮抗剂

螺内酯等抗醛固酮制剂作为保钾利尿药，能阻断醛固酮效应，对抑制心血管的重构、改善慢性心力衰竭的远期预后有很好的作用。对中重度心衰患者可加用小剂量醛固酮受体拮抗剂，但必须注意血钾的检测。对近期有肾功能不全，血肌酐升高或高钾血症以及正在使用胰岛素治疗的糖尿病患者不宜使用。

4. β 受体阻滞剂

β 受体阻滞剂可对抗交感神经激活，阻断交感激活对心脏的有害影响，其改善心衰预后的良好作用大大超过了其有限的负性肌力作用。所有心功能不全且病情稳定的患者均应使用 β 受体阻滞剂，除非有禁忌或不能耐受。应用本类药物的主要目的并不在于短时间内缓解症状，而是长期应用达到延缓病变进展减少复发和降低猝死率的目的。

应首先从小剂量开始，美托洛尔 12.5mg/d、比索洛尔 1.25mg/d、卡维地洛 6.25mg/d，逐渐增加剂量，适量长期维持。临床疗效常在用药后 2 ~ 3 个月才出现。β 受体阻滞剂的禁忌证为支气管痉挛性疾病、心动过缓、二度及二度以上房室传导阻滞。

5. 正性肌力药

（1）洋地黄类药

物洋地黄类药物用于治疗心衰已有 200 余年的历史，可明显改善症状，减少住院率，提高运动耐量，增加心排血量。

1）洋地黄制剂的选择

常用的洋地黄制剂为口服制剂地高辛和静脉注射剂毛花苷 C、毒毛花苷 K 等。

①洋地黄使用的适应症

在利尿剂，ACE 抑制剂（或 ARBs）和 β 受体阻滞剂治疗过程中持续有心衰症状的患者，可考虑加用地高辛。心腔扩大、舒张期容积明显增加的慢性充血性心力衰竭效果较好。对这类患者而言如同时伴有心房颤动则更是应用洋地黄的最好指征。对于代谢异常而发生的高排血量心衰如贫血性心脏病、甲状腺功能亢进以及心肌炎、心肌病等病因所致心衰洋地黄治疗效果欠佳。

②洋地黄中毒及其处理

洋地黄中毒可发生各类心律失常，最常见为室性期前收缩、非阵发性交界区心动过速以及各种类型的传导阻滞。发生洋地黄中毒后应立即停药。单发性室性期前收缩、一度房室传导阻滞等停药后常自行消失；对快速性心律失常者，如血钾浓度低则可用静脉补钾，如血钾不低可用利多卡因或苯妥英钠。电复律一般禁用，因易致心室颤动。有传导阻滞及缓慢性心律失常者可用阿托品 0.5 ~ 1.0μg 皮下或静脉注射，必要时安置临时心脏起搏器。

2）非洋地黄类正性肌力药

肾上腺素能受体兴奋剂：多巴胺是去甲肾上腺素的前体，其作用随应用剂量的大小而表现不同，较小剂量［2 ~ 5μg/（kg•min）］表现为心肌收缩力增强，血管扩张，特别是肾小动脉扩张，心率加快不明显。大剂量：5 ~ 10μg/（kg ~ min）］则可出现不利于心衰治疗的负性作用。多巴酚丁胺是多巴胺的衍生物，可通过兴奋 β1 受体增强心肌收缩力，扩血管作用不如多巴胺明显，对加快心率的反应也比多巴胺小。起始用药剂量与多巴胺相同。磷酸二酯酶抑制剂作用机制是抑制磷酸二酯酶活性促进 Ca^{2+} 通道膜蛋白磷酸化，Ca^{2+} 通道激活使 Ca^{2+} 内流增加，心肌收缩力增强。目前临床应用的制剂为米力农，用量为 $50\mu g/kg$ 稀释后静注，继以 $0.375 \sim 0.75\mu g/$（$kg \cdot min$）静脉滴注维持。此类药物仅限于重症心衰在完善心衰的各项治疗措施后症状仍不能控制时短期应用。

四、急性心力衰竭

（一）定义

急性心力衰竭是指由于急性心脏病变引起心排血量显著、急骤降低导致的组织器官灌注不足和急性淤血综合征。急性右心衰即急性肺源性心脏病，主要为大块肺梗死引起。临床上急性左心衰较为常见，以肺水肿或心源性休克为主要表现是严重的急危重症，抢救是否及时合理与预后密切相关。

（二）病因

心脏解剖或功能的突发异常，使心排血量急剧降低和肺静脉压突然升高均可发生急性左心衰竭。常见的病因有：

第一，与冠心病有关的急性广泛前壁心肌梗死、乳头肌梗死断裂、室间隔破裂穿孔等。

第二，感染性心内膜炎引起的瓣膜穿孔、腱索断裂所致瓣膜性急性反流。

第三，其他高血压心脏病血压急剧升高，原有心脏病的基础上快速心律失常或严重缓慢性心律失常，输液过多过快等。

（三）临床表现

突发严重呼吸困难，呼吸频率常达 $30 \sim 40$ 次 /min，强迫坐位、面色灰白、发绀、大汗、烦躁，同时频繁咳嗽，咳粉红色泡沫状痰。极重者可因脑缺氧而致神志模糊。发病开始可有一过性血压升高，病情如不缓解，血压可持续下降直至休克。听诊时两肺满布湿性啰音和哮鸣音，心尖部第一心音减弱，频率快，同时有舒张早期奔马律，肺动脉瓣第二心音亢进。胸部 X 线片显示：早期间质水肿时，上肺静脉充盈、肺门血管影模糊、小叶间隔增厚；肺水肿时表现为蝴蝶形肺门；严重肺水肿时，为弥漫满肺的大片阴影。

急性左心衰竭的临床严重程度常用 Killip 分级。

Ⅰ级：无 AHF。

Ⅱ级：AHF，肺部中下肺野湿性啰音，心脏奔马律，胸片见肺淤血。

Ⅲ级：严重 AHF，严重肺水肿，满肺湿啰音。

Ⅳ级：心源性休克。

（四）诊断

根据典型症状与体征，一般不难作出诊断。

（五）治疗

急性左心衰竭时的缺氧和高度呼吸困难是致命的威胁，必须尽快使之缓解。

第一，患者取坐位，双腿下垂，以减少静脉回流。

第二，吸氧，立即高流量鼻管给氧，对病情特别严重者应采用面罩呼吸机持续加压（CPAP）或双水平气道正压（BiPAP）给氧，使肺泡内压增加，一方面可以使气体交换加强，另一方面可以对抗组织液向肺泡内渗透。

第三，吗啡，吗啡 3～5μg 静脉注射不仅可以使患者镇静，减少躁动所带来的额外的心脏负担，同时也具有小血管舒张的功能而减轻心脏的负荷。必要时每间隔 15 分钟重复 1 次，共 2～3 次。老年患者可酌减剂量或改为肌肉注射。

第四，快速利尿，呋塞米 20～40mg 静注，于 2 分钟内推完，10 分钟内起效，可持续 3～4 小时，4 小时后可重复 1 次。除利尿作用外，本药还有静脉扩张作用，有利于肺水肿缓解。

第五，血管扩张剂，以硝酸甘油、硝普钠或 rhBNP 静脉滴注。

（1）硝酸甘油

扩张小静脉，降低回心血量，使 LVEDP 及肺血管压降低，患者对本药的耐受量个体差异很大，可先以 10μg/min 开始，然后每 10 分钟调整 1 次，每次增加 5～10μg，以收缩压达到 90～100mmHg 为度。

（2）硝普钠

为动、静脉血管扩张剂，静注后 2～5 分钟起效，起始剂量 0.3μg/（kg·min）滴入，根据血压逐步增加剂量，最大量可用至 5μg/（kg·min），维持量为 50～100Ng/min。硝普钠含有氰化物，用药时间不宜连续超过 24 小时。

（3）重组人脑钠肽（rhBNP）

为重组的人 BNP，具有扩管、利尿、抑制 RAAS 和交感活性的作用，有望成为更有效的扩管药用于治疗 AHF。

第六，正性肌力药，洋地黄类药物可考虑用毛花苷 C 静脉给药，最适合用于有心房颤动伴有快速心室率并已知有心室扩大伴左心室收缩功能不全者。首剂可给 0.4～0.8mg，2 小时后可酌情再给 0.2～0.4mg。对急性心肌梗死，在急性期 24 小时内不宜用洋地黄类药物；单纯二尖瓣狭窄所致肺水肿洋地黄类药物禁用。但后两种情况如伴有心房颤动快速室率则可应用洋地黄类药物减慢心室率，有利于缓解肺水肿。

第七，机械辅助治疗主动脉内球囊反搏（IABP）和临时心肺辅助系统（ECOM），对极危重患者，有条件的医院可采用。

第三节　心律失常

心脏的传导系统由部分特殊分化的细胞构成，发出的激动按照一定的时间和顺序将电兴奋传导到心房肌和心室肌，使之依次激动后产生机械活动，房室协调收缩和舒张，完成泵血功能。在整个心脏电兴奋的过程中，若心脏激动的起源、频率、节律、传导的速度及顺序任一发生异常都称为心律失常。

一、概述

（一）心脏传导系统

心脏的传导系统是由特殊分化的细胞构成的，负责心脏电活动的产生和传导。这些特殊分化的细胞具有自动节律性、兴奋性和传导性，不具有收缩性。

窦房结是正常心脏冲动产生的起源点，窦房结产生的冲动直接扩散到右心房，同时通过前、中、后三条结间束传导到位于房间隔右后下方的房室结，其中前结间束发出 Bachmann 纤维将冲动传导到左心房，窦房结和房室结的血供多来自右冠状动脉。房室结有丰富的迷走神经纤维，传导缓慢，其冲动经过延续下来的房室束传导到左、右束支，左束支又分为左前分支和左后分支，最终越分越细成为普肯野纤维网，将冲动传导到心室肌，引起心肌的电兴奋。

（二）心律失常发生机制

1. 冲动的起源异常

导致冲动起源异常的主要机制有自律性增高和触发活动。

2. 冲动的传导异常

折返是导致心律失常最常见的机制。

（三）心律失常的分类

1. 按照心律失常发生的原理分类

（1）冲动形成异常

①窦性心律

窦性心动过速、窦性心动过缓、窦性静止、窦性心律不齐。

②异位心律

包括主动性和被动性异位心律。

主动性异位心律：期前收缩（房性、房室交界区性、室性）、心动过速（房性、房室交界区性、室性）、扑动和颤动（房性、室性）。

被动性异位心律：逸搏和逸搏心律（房室交界区性、室性）。

（2）冲动传导异常

①生理性

干扰现象、房室分离。

②病理性

各种传导阻滞（窦房、房内、房室、束支或室内）；折返性心律失常：阵发性心动过速（房室结内折返、房室折返、室内折返）。

③传导途径异常

预激综合征。

（3）冲动的形成并传导异常

2. 按照心律失常发生时频率的快慢分类

（1）快速性心律失常

①期前收缩

房性、房室交界区性、室性。

②心动过速

窦性心动过速、阵发性心动过速（房性、房室交界区性、室性）非阵发性心动过速（房性、房室交界区性、室性）。

③扑动和颤动

心房扑动、心房颤动、心室扑动、心室颤动。

（2）缓慢性心律失常

①窦性

窦性心动过缓、窦房传导阻滞、窦性停搏、病态窦房结综合征。

②传导阻滞

房内、房室、束支或室内传导阻滞。

③逸搏和逸搏心律

房性、房室交界区性、室性。

（四）心律失常的诊断

1. 病史

可以初步了解心律失常发生的诱因、持续时间、发作时的症状、严重程度、终止的情况等。同时需要了解患者的原发疾病情况，尤其基础心脏疾病情况。

2. 心电图

（1）体表心电图

是诊断心律失常最常用和有效的方法，同时可反应心肌缺血、房室肥大、电解质紊乱等状况。因可重复多次进行。必要时可以检查12导联、18导联心电图或其他特殊导联的心电图。

（2）动态心电图

通过连续记录24小时或更长时间的心电图，了解日常活动情况下心电活动的情况，有助于发现心律失常，了解其类型、频率、发作和终止情况、发生的时间、心肌缺血的情况以及心律失常发作与症状的关系等。

（3）食道导联心电图

将电极插入食道直至心脏背后（左心房后方）可以记录清晰的心房波，有助于判断房性心律失常。同时还可通过心脏调搏仪在体外连接电极发放刺激，起搏心房，称为食道调搏，主要用于阵发性室上性心动过速的诱发和终止。

（4）运动心电图

主要有平板运动试验、踏车运动试验。通常用来诊断冠心病，但同时可以发现一些由心肌缺血诱发的心律失常。

3. 心腔内电生理检查

经穿刺将电极插到心腔内的不同部位（如：右心房顶部、房室束附近、右心室心尖、冠状静脉窦等），通过发放刺激，分别记录这些部位的电生理活动。临床上可用于诊断心律失常，明确心律失常的起源部位、类型和发生机制。同时是射频消融的基础检查。

（五）心律失常的治疗

1. 病因治疗

针对不同的病因和诱发因素进行治疗，是心律失常的基本治疗。有些病因不明的只能治疗心律失常本身。

2. 药物治疗

药物治疗是心律失常最常用的治疗方法（表4-1）。

表 4-1 抗快速性心律失常常用药物分类

分类		代表药物	适应证	不良反应
Ⅰ类	IA	奎尼丁、普鲁卡因酰胺、丙吡胺	各种早搏、心动过速、房扑、房颤、室速	晕厥、发热、皮疹、药物性狼疮等
	IB	利多卡因、美西律	室性快速性心律失常	眩晕、心动过缓等
	IC	普罗帕酮	室性早搏、室上性早搏和心动过速（可抑制旁道）、房扑、房颤	心动过缓、传导阻滞、头晕、口干等
Ⅱ类		普萘洛尔、美托洛尔、阿替洛尔	室上性和室性早搏、心动过速、长QT综合征	心动过缓、哮喘等
Ⅲ类		胺碘酮、索他洛尔、伊布利特	室上性和室性早搏、心动过速、扑动、颤动	甲状腺功能异常、角膜色素沉着、肺纤维化、肝功能损害、心动过缓、传导阻滞
Ⅳ类		维拉帕米、地尔硫卓	室上性心律失常	心动过缓
其他		地高辛、腺苷、硫酸镁	室上性心动过速 尖端扭转型室性心动过速	心动过缓、传导阻滞 血压降低

3. 非药物治疗

（1）机械刺激

通过机械刺激，提高迷走神经张力转复室上速。主要有刺激咽部、按压颈动脉窦、按压眼球、Valsalva 动作等。

（2）经导管射频消融

经过心脏电生理检查定位后，插入消融电极，释放能量，通过热损伤和干燥使得病变局部心肌局部凝固性坏死，达到根治快速性心律失常的目的。常用于房室交界区折返或房室折返性心动过速、房扑、房颤、室性早搏、室性心动过速。

（3）电治疗

1）直流电复律

采用瞬间一定能量的直流电击心脏，使得所有心肌同时除极，消除异位节律快速心律失常。用于有血流动力学改变或药物无效的室上性心动过速、房扑、房颤，以及室性心动过速、室扑、室颤。

2）心脏起搏

通过插入心腔的电极导管发放电冲动刺激心脏，使得心肌产生电兴奋和机械收缩，治疗严重心动过缓和传导阻滞。可以分为临时起搏和永久起搏；单（心）腔起搏、双腔起搏和三腔起搏。

3）植入式心律转复除颤器

植入起搏器及心内膜或心外膜电极，感知患者的致命性快速心律失常后自动超速抑制或自动放电终止心律失常。用于室性心动过速、室扑、室颤导致的心脏骤停的一级或二级预防。

二、窦性心律失常

（一）正常窦性心律

正常心脏激动均起源于窦房结，称为窦性心律。

正常窦性心律的心电图表现为：①窦性 P 波：P 波在 II 导联直立、aVR 导联倒置，PR 间期 0.12 ~ 0.20s；②P 波频率在 60 ~ 100 次 /min；③P-P 间隔差异 < 0.12s。

（二）窦性心动过速

1. 病因

各种原因导致的交感神经兴奋性增高或迷走神经张力减低均可能发生窦性心动过速。常见于运动、激动、饮咖啡、吸烟等以及发热、甲状腺机能亢进、休克、贫血、心力衰竭等疾病；或是某些药物的影响，如阿托品、氨茶碱、甲状腺片、儿茶酚胺等。

2. 诊断

心电图上窦性心律的频率超过 100 次 /min 即可诊断窦性心动过速，通常 < 160 次 /min。

3. 治疗

一般不需要治疗或治疗原发疾病，或用小剂量的 β 受体拮抗剂或钙通道阻滞剂，如美托洛尔、地尔硫卓等。

三、病态窦房结综合征

病态窦房结综合征是各种原因导致的窦房结及周围组织病变，使得窦房结的冲动传导障碍而导致的心律失常和临床综合征。常有窦性过缓性心律失常如窦性心动过缓、窦性静止、窦房传导阻滞，可伴有房性快速性心律失常如心房扑动、心房颤动等。

（一）病因

窦房结由起搏细胞（P细胞）和移行细胞（T细胞）组成，起搏细胞一旦损伤不能再生。众多影响窦房结功能的病因均可导致病态窦房结综合征，如缺血、纤维化、退行性变、变性、感染、迷走神经兴奋性高、药物等。临床常见于冠心病、心肌炎、心肌病、甲状腺功能减退、老年人、结缔组织病、糖尿病等。部分患者可合并房室结病变（双结病变）及束支病变。

（二）诊断

1. 临床表现

症状不一，轻者无明显症状，随着病情进展，患者可出现与心动过缓相关的脏器缺血的症状，如头晕、乏力、黑蒙、晕厥等，严重者甚至发生阿～斯综合征（急性心源性脑缺氧综合征）导致心脏性猝死。合并异位快速性心律失常时则会有心悸、胸闷等症状。体检可发现心动过缓、心律不齐、心脏原发病体征等。

2. 心电图表现

①长时间持续的严重窦性心动过缓，心率通常 V50/min；②窦房传导阻滞和／或窦性停搏；③逸搏或逸搏心律；④可同时有房室传导阻滞；⑤慢～快综合征：在缓慢性窦性心律失常的基础上常合并室上性快速心律失常，如房性心动过速、房室交界区性心动过速、心房扑动、心房颤动等；⑥未经治疗的持续缓慢心室率的心房颤动。

3. 食道调搏和心腔内电生理检查

通过测定窦房结恢复时间和窦房传导时间来提供诊断依据。正常的窦房结恢复时间 < 2000ms，用心率校正后的窦房结恢复时间 < 525ms；正常窦房传导时间 < 147ms。当上述时间超过正常时有助于诊断。

（三）治疗

1. 病因治疗

需要早期积极治疗原发病，尤其是心肌缺血、甲状腺机能减退、药物作用等。

2. 药物治疗

没有明显症状的患者的心律失常可以不用治疗，或者使用一些提高心率的药物，如阿托品等。

3. 心脏起搏治疗

病态窦房结综合征患者有症状时应采用心脏起搏治疗，急诊患者可先行临时心脏起搏。对无法恢复正常心律的慢性病态窦房结综合征患者则需要植入永久心脏起搏器治疗。

四、房性心律失常

（一）房性期前收缩

起源于心房的异位期前收缩为房性期前收缩又称房性早搏，简称房早。

1. 病因

约 60% 的正常人可发现房早。其与运动、情绪激动、发热等有关。肺心病、冠心病等器质性心脏病房性早搏的发生率显著增多。

2. 临床表现

通常无明显症状，一些人可有心悸、胸闷等。听诊可发现心律不齐。

3. 诊断

主要依据心电图进行诊断：①提前发生的异位 P 波，形态与窦性 P 波有异，PR 间期 ≥ 0.12s；②其后的 QRS 波大多形态正常，也可稍有变形（差异性传导）或无（房早未下传）；③早搏后的代偿间期往往不完全（早搏前后两个窦性激动之间距离小于 2 倍正常窦性节律间距）。

4. 治疗

房性早搏通常无需治疗，可治疗原发病，如果早搏频发或症状明显可以用 8 受体阻滞剂、钙通道阻断剂或普罗帕酮等。

（二）房性心动过速

起源于心房的快速异位心律，通常频率超过 100 次 /min。从发生机制上可以分为自律性、折返性和多源性房性心动过速。

1. 病因

各种器质性心脏病、慢性肺部疾病、代谢性疾病、饮酒、酸碱失衡、电解质紊乱、洋地黄中毒等均可发生。

2. 临床表现

多有心悸、胸闷、乏力等表现，或无明显症状。体检除原有心脏病和肺部疾病的体征外，可闻及阵发或持续性心律加快，可有心律不齐，第一心音强弱可稍有不等。

3. 诊断

主要依赖心电图。

自律性房性心动过速：房性早搏连续 3 个以上即可诊断房性心动过速，通常是由于自律性增高所致。心电图表现为：①与窦性 P 波形态不同的房性 P 波；② P 波频率多在 150 ～ 200 次 /min；③常伴有Ⅰ度或Ⅱ度房室传导阻滞。

折返性房性心动过速：与房室交界区折返性心动过速难以区分，统称室上性心动过速。

4. 治疗

以针对治疗原发病为主，纠正酸碱失衡和电解质紊乱等情况。可视心律的快慢和持续时间以及患者的基础心脏病情况选择使用洋地黄、β 受体阻滞剂、钙通道阻断剂、普罗帕酮、胺碘酮等。

（三）心房扑动与心房颤动

心房扑动和心房颤动是较心动过速频率更快的房性快速性心律失常。心房扑动是快速规则的心房异位节律，简称房扑。心房颤动是更快频率的不规则的房性异位节律，简称房颤，是常见的心律失常。

1. 病因

多见于器质性心脏病，以心脏瓣膜病（尤其二尖瓣狭窄）、冠心病、甲状腺机能亢进症、心肌病最常见，其他如肺栓塞、心力衰竭、心包炎等各种疾病均可发生。少数患者找不到明显病因，称为特发性房扑或房颤。心房的电重构和机械重构是发生房扑和房颤的病理生理基础。房内折返是房扑发病的重要机制；而房颤的发生机制较复杂，主要有异位兴奋灶学说和折返冲动学说，心房肌纤维存在多处微折返。由于心房重构以及由于房扑尤其是房颤时心房丧失正常的有效机械收缩，易形成附壁血栓，脱落时可导致栓塞。

2. 临床表现

房扑患者如果房室传导比例恒定且心室率在正常范围内时可以没有症状和阳性体征，如传导比例不等，或心室率快时可有心悸等症状，听诊有心律不齐。

房颤时可有心悸、心慌、乏力、胸闷等症状，体格检查发现第一心音强弱不等、心律不规则、脉搏短细（心率多于脉率）。临床上将房颤分为：首诊房颤（首次发作或首次就诊）、阵发性房颤（持续时间≤ 7 天，通常≤ 48 天消失，能够自行终止）、持续性房颤（持续时间 > 7 天，不能自行终止）、永久性房颤（持续时间 > 1 年，不能终止或又复发）。

3. 诊断

房扑的诊断主要依赖心电图：① P 波消失，代之以锯齿状的房扑波（F 波），形态间距规则；② F 波的频率为 250 ～ 350 次 /min；③房室传导比例通常在 2：1 ～ 7：1 不等，可恒定或不恒定；④ QRS 波为室上性，也可稍有变形（差异性传导）或伴有束支传导阻滞。

房颤时依赖典型的体征（三个不一致）和心电图进行诊断：① P 波消失，代之以房颤波（f 波），形态和间距极不规则；② f 波的频率为 350 ～ 600 次 /min；③ QRS 波为室上性，也可有变形（差异性传导）或伴有束支传导阻滞；④ RR 间距绝对不等。

4. 治疗

（1）病因治疗

（2）转复窦性心律

用药物和非药物的方法将房扑或房颤转为窦性心律。药物复律可用 Ia、Ic、Ⅲ类如奎尼丁、普鲁卡因胺、普罗帕酮、胺碘酮等抗心律失常药物进行房颤的转复。药物治疗无效或发作时血流动力学改变显著可采用同步心脏直流电复律治疗，转复窦性心律后仍然应该用上述药物维持治疗。阵发性和持续性房颤可考虑行经导管射频消融术治疗，近年来射频消融治疗的例数增多，但复发仍然是需要克服的问题。一些患者还可以行外科的迷宫手术治疗。

（3）控制心室率

用药物将心室率控制在 100 次 /min 以内。可以选择洋地黄、β 受体阻滞剂、钙通道阻断剂等药物，通常将心室率控制在 110 次 /min 以内，器质性心脏病患者视情况考虑。

（4）抗凝治疗

为防治房颤患者栓塞的发生，应采用抗凝治疗。对基础疾病为心脏瓣膜病的患者，需使用华林令长期维持治疗。非瓣膜疾病的房颤患者按照非瓣膜性房颤卒中风险评分抗凝或抗血小板治疗。发作未超过 24 小时需要复律的房颤可不抗凝，否则要在复律前抗凝治疗 3 周，复律后抗凝治疗 3 ~ 4 周。紧急复律前可以静脉使用肝素或皮下注射低分子肝素。

五、房室交界区性心律失常

（一）房室交界区性期前收缩

1. 诊断

心电图表现为：①提前发生 QRS 波呈室上性；②逆形 P 波（与窦性 P 波方向相反）可在 QRS 前、在 QRS 后或不见，PR 间期 < 0.12s；③早搏后的代偿间期多不完全。

2. 治疗

无症状可不治疗，以治疗原发病为主，必要时可用 β 受体阻滞剂、钙通道阻断剂、普罗帕酮、胺碘酮等药物治疗。

（二）阵发性室上性心动过速

3. 病因

简称室上速，是常见的心律失常之一，患者通常无器质性心脏病。大多是由折返机制导致，最多见的为房室结内折返和房室折返，后者为预激综合征伴发的室上速。

4. 临床表现

反复发作，突发突止为特征，持续时间不一，从数秒到数天不等。可有心悸、胸闷、头晕等，若发作时持续时间过长，或有基础心脏疾病的患者可有心绞痛、晕厥、心衰、血压降低、休克等。听诊心率快，心律绝对规则，第一心音增强。

5. 诊断

依据典型的发作特点和以下的心电图表现进行诊断：

（1）房室结折返性心动过速

①一连串 QRS 波群，频率150～250次/min，节律绝对规则；②QRS 室上性，有束支传导阻滞或差异性传导时可有变形；③P波逆行或不见；④起始多由房早诱发，早搏P波后的PR间期延长，随后发生心动过速。

（2）房室折返性心动过速

发作前心电图可以有预激综合征表现，大多数发作时经旁道逆传，此时心电图表现与房室结折返性心动过速一致。少数经旁道顺传的发作室上速时心率通常较快，多超过200次/min，QRS宽大畸形，起始部有粗钝的δ波。

6. 治疗

（1）药物治疗

急性发作时可选择快速洋地黄、钙通道阻滞剂、β受体拮抗剂、普罗帕酮、胺碘酮或腺苷静脉推注进行转复窦性心律。注意钙通道阻滞剂和β受体拮抗剂不要合用。洋地黄制剂在有心功能不全的患者首选。洋地黄和钙通道阻滞剂因可加速旁道传导在房室折返性心动过速时需慎用。腺苷需注意速度，必要时可稀释后使用，有导致心脏骤停的报道。普罗帕酮和胺碘酮均可以用于房室折返性心动过速。预防发作可以用上述的口服药物，但是因需要长期服用，目前很少推荐。

（2）非药物治疗

1）机械刺激

可用前述的机械刺激方法终止室上速的发作，无效时可结合药物使用进行。

2）超速抑制

采用食道电极或心内电极放到心房附近或房内，设定超过室上速频率10～20次/min的频率有效起搏心脏，然后突然停止起搏，使得心脏恢复窦性节律。

3）直流电复律

当药物治疗无效、血流动力学改变显著或基础心脏疾病不能耐受时可以选用同步直流电复律，注意病态窦房结综合征或有房室传导阻滞、洋地黄中毒者慎用。

4）经导管射频消融

是目前最有效的治疗，通过电生理检查，明确室上速的性质，对房室结或旁道进行消融，达到根治的目的。

（三）逸搏和逸搏心律

1. 病因

属于被动性的心律失常。房室交界区正常时为潜在起搏点。当窦性节律缓慢时，房室交界区发出的冲动占主导地位，是心脏的一种保护机制。

2. 诊断

心电图：逸搏为长间歇后发生的室上形 QRS 可有逆形 P 波，PR 间期 < 0.12s。连续发生 ≥ 3 个逸搏则为逸搏心律。

3. 治疗

参见病态窦房结综合征的治疗。

六、室性心律失常

（一）室性期前收缩

室性期前收缩或称室性早搏是常见的心律失常，是指房室束以下的部位提前发出的心脏冲动。

1. 病因

可以见于各种器质性心脏疾病以及心外因素如中毒、酸碱失衡、电解质紊乱、应激，一些健康人也可发生，多与失眠、疲劳、饮酒、运动有关。心室某部位的自律性增高、触发激动、折返为室性早搏的发生机制。

2. 临床表现

取决于个人的敏感程度、早搏的频率、基础心脏情况等，临床症状的差异很大。从没有明显症状到心悸、胸闷、头晕等。体检心律不齐，提前的搏动后有长间歇，脉搏不规则。

3. 诊断

主要依赖心电图：①提前发生宽大畸形的 QRS 波群，T 波与主波方向相反；②其前没有窦性 P 波；③其后的代偿间期多为完全性。

4. 治疗

无器质性心脏病的室性早搏多属于功能性，不需要治疗，解除诱因、适当镇静即可，必要时可用 β 受体阻滞剂、美西律、普罗帕酮。

（二）室性心动过速

室性心动过速简称室速，是起源于房室束分支以下部位的传导系统或心室肌的连续三次以上的室性快速性心律失常。

1. 病因

通常出现在器质性心脏病的患者，尤其是心肌梗死的患者。先天或后天性 QT 间期延长、严重电解质紊乱尤其低血钾、酸碱失衡、休克等状况。偶尔见于无器质性心脏病者，称为特发性室速。

2. 临床表现

是否有症状以及症状的严重程度取决于基础疾病情况、室速发作时的频率、持续时间以及是否发展成室颤有关。重者可头晕、黑蒙、晕厥、心绞痛、乏力，甚至阿斯综合征或猝死。

3. 诊断

室性期前收缩连续 ≥ 3 个即为室速，发作频率多在 100 ~ 250 次 /min，其间如有房室分离或窦性 P 波就更加证实室速的诊断。按照发作时的形态分为单形性与多形性；按照发作持续时间分为持续性与非持续性。

尖端扭转型室速是一种特殊类型的多形性室速，发作时 QRS 波的振幅和方向不断变化，似乎是沿着基线上下扭转，频率 200 ~ 250 次 /min，多伴 QT 间期的延长，症状重。

加速性室性自主心律又称缓慢性室速，是另一种特殊类型的室性心动过速。为连续 3 ~ 10 个室性搏动，其频率 60 ~ 110 次 /min，渐发渐止，反复发生，可无明显症状。

4. 治疗

对严重的原发病进行治疗，如急性心肌梗死等。针对室速可静脉使用利多卡因、胺碘酮等药物，必要时可重复。当药物无效或血流动力学改变明显时可用直流电复律。尖端扭转型室速时可用硫酸镁或异丙肾上腺素，或是临床心脏起搏治疗。加速性室速时可不治疗或适当提高窦性心律。

（三）心室扑动和心室颤动

1. 病因

是最为严重的致命性心律失常。常见于严重器质性心脏病，尤其是急性心肌梗死、心肌炎、心肌病等，电解质紊乱、酸碱失衡、药物中毒等。

2. 临床表现

患者立即出现意识丧失、抽搐、大小便失禁、呼吸停止，体检心音和大血管搏动消失、血压测不出、瞳孔扩大。

3. 诊断

依赖典型的临床表现以及心电图检查。心室扑动和颤动时 QRS 波群均消失，心室扑动波为振幅、形态规则的正弦波，频率 150 ~ 250 次 /min。心室颤动为振幅、形态、间距极不规则的颤动波，频率 250 ~ 500 次 /min。

4. 治疗

立即实施单人或双人心肺复苏。

七、心脏传导阻滞

心脏冲动在传导过程中发生的传导延缓或中断的现象称为心脏传导阻滞。按照阻滞的部位可以是窦房、房内、房室和室内传导阻滞，按照阻滞的程度可以分为三度。其中最常见的是房室传导阻滞。

（一）房室传导阻滞

发生在窦性激动从心房传导到心室的过程中时传导时间的延长或中断。

1. 病因

正常人可以发生Ⅰ度或Ⅱ度Ⅰ型房室传导阻滞，原因为迷走神经张力高，多发生在夜间。各种器质性心脏病均可发生房室传导阻滞，如急性心肌梗死、心肌炎、心肌病、风湿性心脏病等。甲状腺机能减退、药物中毒、酸碱失衡、高血钾症等也可导致房室传导阻滞。

2. 临床表现

按照程度不同可以分为无症状或有心搏脱漏感、胸闷、乏力、黑蒙、心绞痛、晕厥等。听诊有心律不齐、停搏。Ⅲ度房室传导阻滞可闻及"大炮音"，系心房和心室丧失电活动的顺序，发生房室同时收缩而导致。

3. 诊断

心电图上表现为：

Ⅰ度房室传导阻滞：PR间期延长 ≥ 0.12s，但每个P波后面均有QRS波群。

Ⅱ度Ⅰ型房室传导阻滞：PR间期逐渐延长，直至QRS波群脱漏，周而复始。

Ⅱ度Ⅱ型房室传导阻滞：PR间期恒定，突然发生QRS波群的脱漏，如果大多数QRS均不能下传，称为高度房室传导阻滞，若仅个别QRS波群下传，则称为几乎完全性房室传导阻滞。

HI度房室传导阻滞又称完全性房室传导阻滞P波与QRS波无关，P波频率高于QRS频率，可以为房室交界区逸搏心律或室性逸搏心律。

4. 治疗

（1）针对原发病治疗

如急性心肌梗死伴发的严重房室传导阻滞，在开通堵塞的冠状动脉后房室传导阻滞可减轻或消失；急性心肌炎或急性损伤导致的严重传导阻滞可使用大剂量肾上腺皮质激素治疗，改善传导。

（2）心脏起搏

急性Ⅱ度Ⅱ型及Ⅲ度房室传导阻滞可以使用临时起搏治疗，当病情缓解后拔出临时起搏导管。慢性房室传导阻滞本身通常药物治疗无效，注意不要使用减慢心率的药物。必要时安置心脏永久起搏器治疗。

（二）室内传导阻滞

包括束支传导阻滞和不定型的室内传导阻滞。

1. 诊断

心电图上按阻滞的部位分左束支传导阻滞、右束支传导阻滞以及左前分支和左后分支传导阻滞；按照组合可为单支阻滞、双支阻滞和三支阻滞，发生三支阻滞时的心电图表现同Ⅲ度房室传导阻滞。

2. 治疗

治疗原发病。单支阻滞和多数的双支阻滞不需特殊治疗，三支阻滞时需要植入心脏起搏器。

第四节　心脏骤停和心脏性猝死

心脏骤停是心脏泵血功能的突然停止。

心脏性猝死则是指因心脏原因导致在症状发作后 1 小时内以突发性意识丧失为特征的不可预测的死亡，既往可有或无心脏病史。

一、病因

冠心病是 SCD 最常见的病因，肥厚型心肌病是心肌病中发生 SCD 最多的类型，且多为年轻的患者。心脏瓣膜病、先天性心脏病、心力衰竭、原发性心电生理异常如先天性长 QT 间期综合征等均可导致 SCD。通常认为，心脏解剖异常和生理调节的一过性显著紊乱是发生严重心律失常导致心脏骤停的触发机制。

二、临床表现

通常患者发生心脏骤停时将依次表现为：意识丧失、大动脉搏动消失、心音消失、血压测不出。呼吸浅促断续，随后呼吸停止、瞳孔散大、皮肤苍白或青紫、大小便失禁。

三、诊断

主要依据患者上述临床表现，尤其是突然意识丧失、大血管搏动消失等。

心脏骤停的心电图表现有三种类型：最常见为室性心动过速和心室颤动，其次为缓慢性心律失常，无脉性电活动较少发生（电机械分离）。

四、治疗

针对心脏骤停的抢救称为心肺复苏，心肺复苏是采取一系列有效的抢救措施，尽力避免心脏骤停患者的心、肺、脑等重要脏器发生不可逆损害，尽快帮助患者恢复自主心跳和自主呼吸，又称心肺脑复苏。

心肺复苏（CPR）的基本三要素为：人工呼吸、胸外按压、电复律。整个 CPR 可以人为分为 3 个阶段和 9 个程序，即：基础生命支持（A 开放气道、B 人工呼吸、C 人工循环）；进一步生命支持（D 药物应用、E 心电监测、F 电复律、G 再评价）；高级生命支持（H 低温治疗、I 重症监护）。按顺序及交叉、重复进行急救。

（一）基础生命支持

该阶段强调人工循环的尽早和高质量的进行，国际心肺复苏指南已将人工循环这个步骤调整到人工呼吸前，即：C-A-B。

1. 人工循环

即通过胸外按压来改变胸内压或直接挤压心脏产生抽吸作用，使得血液流动，维持脑和其他重要脏器的人工循环。有效的胸外按压是复苏成功的关键，强调不间断地持续有效进行。救助者双手交叉重叠，掌心向下，用左手的掌根部按压胸骨中、下段交点处，垂直按压。按压的深度 ≥ 5cm、按压的频率 ≥ 100 次 / 分，如果是没有经过培训的单人可以仅仅只是不停地按压。

2. 通畅气道

心脏骤停时先去除口腔内的异物，然后用仰头 – 抬颌法（救助者站在患者一侧，一手按压前额另一手示指和中指将下颌骨上提使头部后仰）或托颌法（救助者站在患者头侧，双手将下颌向上托起使头后仰）来通畅气道。

3. 人工呼吸

通畅气道后立即进行 2 次口对口的人工呼吸，救助者用口罩住患者的口部，吹气时将患者的鼻子捏紧，成人心肺复苏时的胸外按压与人工呼吸的比例为 30：2。

（二）进一步生命支持

此阶段最重要和强调的是电除颤，药物治疗和不断的再评估则要穿插其中进行。

1. 直流电复律

对心脏骤停患者应立即采用非同步模式双相波 150 J 实施电复律，如有心电监护则按照心电图确定是否需要电复律。

2. 复苏药物的使用

（1）肾上腺素

是 CPR 首选药物，可以用于最初电击无效的心室颤动以及无脉性室性心动过速、心脏停搏、无脉性电活动等情况。首次静脉推注 1mg，每 3 ~ 5 分钟可重复，可逐渐增加剂量至 5mg。

（2）多巴胺和多巴酚丁胺

为治疗复苏后低血压和休克的用药。

（3）碳酸氢钠

用于纠正心脏骤停后的代谢性酸中毒，以 1mmol/L 为起始剂量，可依据血气分析或实验室检查调整用量。

（4）抗心律失常药物

根据心电监护上心律失常的类型用药。

（三）持续生命支持

心脏骤停患者恢复自主循环后的进一步的处理。

需转运到有条件的 ICU 等急救单位，实施各种必要的无创和有创监护。积极采取降温措施，保护脑功能。积极的病因治疗、继续药物以及主动脉内气囊反搏、心脏起搏等措施来改善复苏后的低血压状况，维护循环功能。改善通气，维护肺循环。适当镇静、血糖管理、控制感染、防治肾衰、病因和诱因的治疗、支持营养治疗等。保证患者最终的成功复苏。

1. 预防

一级预防针对心肌梗死后、心肌病、遗传性心脏病等高危人群，进行病因治疗、抗心律失常药物、心肌的血运重建、植入式心脏复律除颤器（ICD）治疗。二级预防针对发生过严重不良心脏事件的幸存者，预防再次发生致命性心律失常或心脏骤停。主要措施为：植入 ICD、抗心律失常药物、射频消融等。

第五节　冠状动脉粥样硬化性心脏病

冠状动脉粥样硬化性心脏病指冠状动脉粥样硬化使血管腔狭窄或阻塞，或（和）因冠状动脉功能性改变（痉挛）导致心肌缺血缺氧或坏死而引起的心脏病，统称冠状动脉性心脏病，简称冠心病，亦称缺血性心脏病。

一、心绞痛

（一）稳定型心绞痛

稳定型心绞痛亦称稳定型劳力性心绞痛，是在冠状动脉固定性严重狭窄的基础上，由于心肌负荷的增加引起心肌急剧的、暂时的缺血与缺氧临床综合征。

1. 临床表现

（1）症状

心绞痛以发作性胸痛为主要临床表现。

1）部位

主要在胸骨体中段或上段之后，可波及心前区，有手掌大小范围，甚至横贯前胸，界限不清楚。常放射至左肩、左臂内侧达无名指和小指，或至颈、咽或下颌部。

2）性质

胸痛常为压迫、发闷或紧缩性，也可有烧灼感，偶伴濒死的恐惧感觉。有些患者仅觉胸闷不适不伴有胸痛。发作时，患者往往被迫停止正在进行的活动，直至症状缓解。

3）诱因

发作常由体力劳动或情绪激动(如愤怒、焦急、过度兴奋等)所诱发,饱食、寒冷、吸烟、心动过速、休克等亦可诱发。疼痛多发生于劳力或激动的当时,典型心绞痛常在相似的条件下重复发生。

4）持续时间

疼痛出现后常逐步加重,然后在3～5分钟内渐消失,可数天或数星期发作一次,亦可一日内多次发作。

5）缓解方式

一般在停止原来诱发症状的活动后即可缓解;舌下含用硝酸甘油也能在几分钟内使之缓解。

（2）体征

一般无异常体征。心绞痛发作时可见心率增快、血压升高、表情焦虑、皮肤冷或出汗,有时出现第四或第三心音奔马律。可有暂时性心尖部收缩期杂音,是乳头肌缺血以致功能失调引起二尖瓣关闭不全所致。

2. 诊断

根据典型心绞痛的发作特点、体征和缓解方式,结合年龄和存在冠心病危险因素,一般即可建立诊断。发作时心电图可见以R波为主的导联中,ST段压低,T波平坦或倒置,发作过后数分钟内逐渐恢复。心电图无改变的患者可考虑作心电图负荷试验。发作不典型者,诊断要依靠观察硝酸甘油的疗效和发作时心电图的改变,或作24小时的动态心电图连续监测。诊断有困难者可行放射性核素心肌显像、MDCT或心脏MRI、冠脉CTA,如确有必要可考虑行选择性冠状动脉造影。

3. 治疗

（1）发作时的治疗

1）休息

发作时立刻休息,一般患者在停止活动后症状即可消除。

2）药物

发作时可使用短效的硝酸酯制剂。这类药物除扩张冠状动脉,降低阻力,增加冠状循环的血流量外,还通过对周围血管的扩张作用,减少静脉回流,减低心脏前后负荷和心肌的需氧,从而缓解心绞痛。

①硝酸甘油

可用0.3～0.6mg,舌下含化,迅速为唾液所溶解而吸收,1～2分钟即开始起作用,约半小时后作用消失。大多在3分钟内见效。延迟见效或完全无效时提示患者并非患冠心病或为严重的冠心病。

②硝酸异山梨酯

可用 5 ~ 10mg，舌下含化，2 ~ 5 分钟见效，作用维持 2 ~ 3 小时。还有供喷雾吸入用的制剂。

在应用上述药物的同时，可考虑用镇静药。

（2）缓解期的治疗

宜尽量避免各种确知足以诱致发作的因素。调节饮食，减轻精神负担。

1）药物治疗

① β 受体阻滞剂

阻断拟交感胺类对心率和心收缩力受体的刺激作用，减慢心率、降低血压，减低心肌收缩力和氧耗量，从而减少心绞痛的发作。美托洛尔 25 ~ 100mg，2 次 / 日，缓释片 95 ~ 190mg，1 次 / 日；比索洛尔 2.5 ~ 5mg，1 次 / 日；兼有 α 受体阻滞作用的卡维地洛 5 ~ 10mg，2 次 / 日。使用注意：第一，本药与硝酸酯类合用有协同作用，因而用量应偏小，以免引起直立性低血压等副作用；第二，停用本药时应逐步减量，如突然停用有诱发心肌梗死的可能；第三，低血压、支气管哮喘以及心动过缓、二度或以上房室传导阻滞者不宜应用。

②硝酸酯制剂

可根据病情和需要选用不同类型。硝酸异山梨酯：硝酸异山梨酯片剂 3 次 / 日，每次 5 ~ 20mg，服后半小时起作用，持续 3 ~ 5 小时；缓释制剂药效可维持 12 小时，可用 20mg，2 次 / 日。5 ~ 单硝酸异山梨酯：无肝脏首过效应，生物利用度几乎 100%；2 次 / 日，每次 20 ~ 40mg。长效硝酸甘油制剂：口服后半小时起作用，持续可达 8 ~ 12 小时，可每 8 小时服 1 次，每次 2.5mg。用 2% 硝酸甘油油膏或橡皮膏贴片（含 5 ~ 10mg）涂或贴在胸前或上臂皮肤而缓慢吸收，适于预防夜间心绞痛发作。

③钙通道阻滞剂

可抑制心肌收缩，减少心肌氧耗；扩张冠状动脉，解除冠状动脉痉挛，改善心内膜下心肌的供血；扩张周围血管，降低动脉压，减轻心脏负荷；还能改善心肌的微循环。更适用于同时有高血压的患者。第一，维拉帕米 40 ~ 80mg，3 次 / 日或缓释剂 240mg/ 日，副作用有头晕、恶心、呕吐、便秘、心动过缓、PR 间期延长、血压下降等。第二，硝苯地平 20 ~ 40mg，2 次 / 日，副作用有头痛、头晕、乏力、血压下降、心率增快、水肿等，控释剂（拜新同）30mg，每日 1 次；同类制剂有尼索地平 10 ~ 40mg，1 次 / 日；氨氯地平 5 ~ 10mg，1 次 / 日等。第三，地尔硫卓（硫氮卓酮）30 ~ 60mg，3 次 / 日，其缓释制剂 90mg，1 次 / 日，副作用有头痛、头晕、失眠等。

④曲美他嗪

通过抑制脂肪酸氧化和增加葡萄糖代谢，改善心肌氧的供需平衡而治疗心肌缺血，20mg，3 次 / 日，饭后服。

⑤中医中药治疗

目前以"活血化瘀""芳香温通"和"祛痰通络"法最为常用。此外，针刺或穴位按摩治疗也可能有一定疗效。

2）外科手术治疗

主要是在体外循环下施行主动脉－冠状动脉旁路移植手术，主要适应于：第一，左冠状动脉主干病变狭窄＞50%；第二，左前降支和回旋支近端狭窄≥70%；第三，冠状动脉3支病变伴左心室射血分数＜50%；第四，稳定型心绞痛对内科药物治疗反应不佳，影响工作和生活；第五，有严重室性心律失常伴左主干或3支病变；第六，介入治疗失败仍有心绞痛或血流动力异常。

（二）不稳定型心绞痛

恶化型心绞痛、卧位型心绞痛、静息心绞痛、梗死后心绞痛、混合性心绞痛等已趋向于统称之为不稳定型心绞痛（UA）。

1. 临床表现

胸痛的部位、性质与稳定型心绞痛相似，但具有以下特点之一：第一，原为稳定型心绞痛，在1个月内疼痛发作的频率增加，程度加重、时限延长、诱发因素变化，硝酸类药物缓解作用减弱；第二，1个月之内新发生的心绞痛，并因较轻的负荷所诱发；第三，休息状态下发作心绞痛或较轻微活动即可诱发，发作时表现有ST段抬高的变异型心绞痛也属此列。

此外，由于贫血、感染、甲亢、心律失常等原因诱发的心绞痛称之为继发性不稳定型心绞痛。

UA与NSTEMI同属非ST段抬高性急性冠脉综合征（ACS），两者的区别主要是根据血中心肌坏死标记物的测定，因此对非ST段抬高性ACS必须检测心肌坏死标记物并确定未超过正常范围时方能诊断UA。

2. 治疗

（1）一般处理

卧床休息1～3天，床边24小时心电监测。有呼吸困难、发绀者应给氧吸入，维持血氧饱和度达到90%以上，烦躁不安、剧烈疼痛者可给以吗啡5～10mg，皮下注射。如有必要应重复检测心肌坏死标记物。无论血脂是否增高均应及早使用他汀类药物。

（2）缓解疼痛

本型心绞痛单次含化或喷雾吸入硝酸酯类制剂往往不能缓解症状，一般建议每隔5分钟一次，共用3次，后再用硝酸甘油或硝酸异山梨酯持续静脉滴注或微泵输注，以 $10\mu g/min$ 开始，每3～5分钟增加 $10\mu g/min$，直至症状缓解或出现血压下降。

硝酸酯类制剂静脉滴注疗效不佳，而无低血压等禁忌证者，应及早开始用β受体阻滞剂，口服β受体阻滞剂的剂量应个体化。少数情况下，如伴血压明显升高，心率增快者可静脉滴注艾司洛尔 $250\mu g/(kg\cdot min)$，停药后20分钟内作用消失。

也可用非二氢吡啶类钙拮抗剂，如硫氮卓酮 1 ~ 5μg/（kg·min）持续静脉滴注，常可控制发作。

治疗变异型心绞痛以钙通道阻滞剂的疗效最好。本类药也可与硝酸酯类同服，停用这些药时宜先逐渐减量，以免诱发冠状动脉痉挛。

（3）抗栓治疗

阿司匹林、氯吡格雷和肝素（包括低分子量肝素）是 UA 中的重要治疗措施，其目的在于防止血栓形成，阻止病情向心肌梗死方向发展。溶栓药物有增加患者死亡的危险，不推荐应用。

（4）其他

对于个别病情极严重者，保守治疗效果不佳，心绞痛发作时 ST 段压低 > 1mm，持续时间 > 20min，或血肌钙蛋白升高者，在有条件的医院可行急诊冠脉造影，考虑 PCI 治疗。UA 经治疗病情稳定，出院后应继续强调抗凝和调脂治疗，特别是他汀类药物的应用以促使斑块稳定。缓解期的进一步检查及长期治疗方案与稳定型劳力性心绞痛相同。

二、心肌梗死

心肌梗死是心肌缺血性坏死。为在冠状动脉病变的基础上，发生冠状动脉血供急剧减少或中断，使相应的心肌严重而持久地急性缺血导致心肌坏死。急性心肌梗死（AMI）临床表现有持久的胸骨后剧烈疼痛、发热、白细胞计数和血清心肌坏死标记物增高以及心电图进行性改变；可发生心律失常、休克或心力衰竭，属急性冠脉综合征（ACS）的严重类型。

（一）临床表现

与梗死的大小、部位、侧支循环情况密切有关。

1. 先兆

多数患者在发病前数日有乏力，胸部不适，活动时心悸、气急、烦躁、心绞痛等前驱症状，其中以新发生心绞痛(初发型心绞痛)或原有心绞痛加重(恶化型心绞痛)为最突出。心绞痛发作较以往频繁、程度较剧、持续较久、硝酸甘油疗效差、诱发因素不明显。同时心电图示 ST 段一时性明显抬高（变异型心绞痛）或压低，T 波倒置或增高（"假性正常化"）即前述不稳定型心绞痛情况，如及时住院处理，可使部分患者避免发生 ML。

2. 症状

（1）疼痛

是最先出现的症状，多发生于清晨，疼痛部位和性质与心绞痛相同，但诱因多不明显，且常发生于安静时，程度较重，持续时间较长，可达数小时或更长，休息和含用硝酸甘油片多不能缓解。患者常烦躁不安、出汗、恐惧，胸闷或有濒死感。少数患者无疼痛，一开始即表现为休克或急性心力衰竭。部分患者疼痛位于上腹部，被误认为胃穿孔、急性胰腺炎等急腹症；部分患者疼痛放射至下颌、颈部、背部上方。

（2）全身症状

有发热、心动过速、白细胞增高和红细胞沉降率增快等，由坏死物质被吸收所引起。一般在疼痛发生后 24 ~ 48 小时出现，程度与梗死范围常呈正相关，体温一般在 38℃左右，很少达到 39℃，持续约一周。

（3）胃肠道症状

疼痛剧烈时常伴有频繁的恶心、呕吐和上腹胀痛，与迷走神经受坏死心肌刺激和心排血量降低组织灌注不足等有关。肠胀气亦不少见。重症者可发生呃逆。

（4）心律失常

心律失常见于 75% ~ 95% 的患者，多发生在起病 1 ~ 2 天，而以 24 小时内最多见，可伴乏力、头晕、晕厥等症状。各种心律失常中以室性心律失常最多，尤其是室性期前收缩，如室性期前收缩频发（每分钟 5 次以上），成对出现或呈短阵室性心动过速，多源性或落在前一心搏的易损期时（R 在 T 波上），常为心室颤动的先兆。室颤是 AMI 早期，特别是入院前主要的死因。房室传导阻滞和束支传导阻滞也较多见，室上性心律失常则较少，多发生在心力衰竭者中。前壁 MI 如发生房室传导阻滞表明梗死范围广泛，情况严重。

（5）低血压和休克

疼痛期中血压下降常见，未必是休克。如疼痛缓解而收缩压仍低于 80mmHg，有烦躁不安、面色苍白、皮肤湿冷、脉细而快、大汗淋漓、尿量减少（< 20ml/h）、神志迟钝，甚至晕厥者，则为休克表现。休克多在起病后数小时至数日内发生，见于约 20% 的患者，主要是心源性，为心肌广泛坏死，心排血量急剧下降所致，神经反射引起的周围血管扩张属次要，有些患者尚有血容量不足的因素参与。

（6）心力衰竭

主要是急性左心衰竭，可在起病最初几天内发生，或在疼痛、休克好转阶段出现，为梗死后心脏舒缩力显著减弱或不协调所致，发生率为 32% ~ 48%。出现呼吸困难、咳嗽、发绀、烦躁等症状，严重者可发生肺水肿，随后可有颈静脉怒张、肝大、水肿等右心衰竭表现。右心室 MI 者可一开始即出现右心衰竭表现，伴血压下降。

3. 体征

（1）心脏体征

心脏浊音界可正常也可轻度至中度增大；心率多增快，少数也可减慢；心尖区第一心音减弱；可出现第四心音（心房性）奔马律，少数有第三心音（心室性）奔马律；10% ~ 20% 患者在起病第 2 ~ 3 天出现心包摩擦音，为反应性纤维性心包炎所致；心尖区可出现粗糙的收缩期杂音或伴收缩中晚期喀喇音，为二尖瓣乳头肌功能失调或断裂所致；可有各种心律失常。

（2）血压

除极早期血压可增高外，几乎所有患者都有血压降低。起病前有高血压者，血压可降至正常，且可能不再恢复到起病前的水平。

（3）其他

可有与心律失常、休克或心力衰竭相关的其他体征。

3. 诊断

根据典型的临床表现，特征性的心电图改变以及实验室检查发现，诊断本病并不困难。对老年患者，突然发生严重心律失常、休克、心力衰竭而原因未明，或突然发生较重而持久的胸闷或胸痛者，都应考虑本病的可能。进行心电图、血清心肌酶测定和肌钙蛋白测定等的动态观察以确定诊断。对非 ST 段抬高性 MI，血清肌钙蛋白测定的诊断价值更大。

4. 并发症

（1）乳头肌功能失调或断裂

总发生率可高达 50%。二尖瓣乳头肌因缺血、坏死等使收缩功能发生障碍，造成不同程度的二尖瓣脱垂并关闭不全，心尖区出现收缩中晚期喀喇音和吹风样收缩期杂音，可引起心力衰竭。轻症可以恢复，杂音可消失。乳头肌整体断裂极少见，多发生在二尖瓣后乳头肌，见于下壁 MI，心力衰竭明显，可迅速发生肺水肿在数日内死亡。

（2）心脏破裂

心脏破裂少见，常在起病 1 周内出现，多为心室游离壁破裂，造成心包积血引起急性心脏压塞而猝死。偶为心室间隔破裂造成穿孔，在胸骨左缘第 3 ~ 4 肋间出现响亮的收缩期杂音，常伴有震颤，可引起心力衰竭和休克而在数日内死亡。心脏破裂也可为亚急性，患者能存活数月。

（3）栓塞

发生率 1% ~ 6%，见于起病后 1 ~ 2 周，可为左心室附壁血栓脱落所致，引起脑、肾、脾或四肢等动脉栓塞。也可因下肢静脉血栓形成部分脱落所致，则产生肺动脉栓塞。

（4）心室壁瘤或称室壁瘤

主要见于左心室，发生率 5% ~ 20%。体检心界左侧扩大，心脏搏动范围较广，可有收缩期杂音。瘤内发生附壁血栓时，心音减弱。心电图 ST 段持续抬高。X 线透视、摄影、超声心动图、放射性核素心脏血池显像以及左心室造影可见局部心缘突出，搏动减弱或有反常搏动。

（5）心肌梗死后综合征

发生率约 10% 的患者于 MI 后数周至数月内出现，可反复发生，表现为心包炎、胸膜炎或肺炎，有发热、胸痛等症状，可能为机体对坏死物质的过敏反应。

5. 治疗

对 ST 段抬高的 AMI，强调及早发现，及早住院，并加强住院前的就地处理。治疗原则是尽快恢复心肌的血液灌注（到达医院后 30 分钟内开始溶栓或 90 分钟内开始介入治疗）以挽救濒死的心肌，防止梗死扩大或缩小心肌缺血范围，保护和维持心脏功能，及时处理严重心律失常、泵衰竭和各种并发症，防止猝死，使患者不但能渡过急性期，且康复后还能保持尽可能多的有功能的心肌。

（1）监护和一般治疗

1）休息

急性期卧床休息，保持环境安静。减少探视，防止不良刺激，解除焦虑。

2）监测

在冠心病监护室进行心电图、血压和呼吸的监测，除颤仪应随时处于备用状态。对于严重泵衰者还应监测肺毛细血管压和静脉压。密切观察心律、心率、血压和心功能的变化。

3）吸氧

对有呼吸困难和血氧饱和度降低者，最初几日间断或持续通过鼻管面罩吸氧。

4）护理

急性期12小时卧床休息，若无并发症，24小时内应鼓励患者在床上行肢体活动，以后依据病情逐步增加活动量。

5）建立静脉通道保持给药途径畅通。

6）阿司匹林

无禁忌证者即服水溶性阿司匹林或嚼服肠溶阿司匹林300mg，然后每日1次100mg长期服用。

（2）解除疼痛

选用下列药物尽快解除疼痛：①吗啡5～10mg皮下注射，必要时1～2小时后再注射一次，以后每4～6小时可重复应用，注意防止对呼吸功能的抑制和血压降低。②痛较轻者可用可待因或罂粟碱0.03～0.06g肌内注射或口服。③硝酸甘油0.3mg或硝酸异山梨酯5～10mg舌下含用或静脉滴注。

（3）再灌注心肌

起病3～6小时，最多在12小时内，使闭塞的冠状动脉再通，心肌得到再灌注，濒临坏死的心肌可能得以存活或使坏死范围缩小，减轻梗死后心肌重塑，预后改善，是一种积极的治疗措施。

1）介入治疗

①直接PCI

适应证为：第一，ST段抬高和新出现左束支传导阻滞（影响ST段的分析）的MI；第二，ST段抬高性MI并发心源性休克；第三，适合再灌注治疗而有溶栓治疗禁忌证者；第四，非ST段抬高性MI，但梗死相关动脉严重狭窄，血流WTIMIH级。

应注意：第一，发病12小时以上不宜施行PCI；第二，不宜对非梗死相关的动脉施行PCI；第三，要由有经验者施术，以避免延误时机。有心源性休克者宜先行主动脉内球囊反搏术，待血压稳定后再施术。

②补救性PCI

溶栓治疗后仍有明显胸痛，抬高的ST段无明显降低者，应尽快进行冠状动脉造影，如显示TIMIO～Ⅱ级血流，说明相关动脉未再通，宜立即施行补救性PCI。

2）溶栓疗法

无条件施行介入治疗或因患者就诊延误、转送患者到可施行介入治疗的单位将会错过再灌注时机，如无禁忌证应立即（接诊患者后 30 分钟内）行溶栓治疗。

①适应证

第一，两个或两个以上相邻导联 ST 段抬高（胸导联 ≥ 0.2mV，肢导联 ≥ 0.1mV），或病史提示 AMI 伴左束支传导阻滞，起病时间 < 12 小时，患者年龄 < 75 岁。第二，ST 段显著抬高的 MI 患者年龄 > 75 岁，经慎重权衡利弊仍可考虑。第三，ST 段抬高性 MI，发病时间已达 12 ~ 24 小时，但如仍有进行性缺血性胸痛，广泛 ST 段抬高者也可考虑。

②禁忌证

第一，既往发生过出血性脑卒中，1 年内发生过缺血性脑卒中或脑血管事件；第二，颅内肿瘤；第三，近期（2 ~ 4 周）有活动性内脏出血；第四，未排除主动脉夹层；第五，入院时严重且未控制的高血压（> 180/110mmHg）或慢性严重高血压病史；第六，目前正在使用治疗剂量的抗凝药或已知有出血倾向；第七，近期（2 ~ 4 周）有创伤史，包括头部外伤、创伤性心肺复苏或较长时间（> 10min）的心肺复苏；第八，近期（< 3 周）有外科大手术；第九，近期（< 2 周）曾有在不能压迫部位的大血管行穿刺术。

③溶栓药物的应用

以纤维蛋白溶酶原激活剂激活血栓中纤维蛋白溶酶原，使转变为纤维蛋白溶酶而溶解冠状动脉内的血栓。国内常用：第一，尿激酶 30 分钟内静脉滴注 150 万 ~ 200 万 u；第二，链激酶或重组链激酶以 150 万 u 静脉滴注，在 60 分钟内滴完；第三，重组组织型纤维蛋白溶酶原激活剂（rt-PA）100μg 在 90 分钟内静脉给予：先静脉注入 15mg，继而 30 分钟内静脉滴注 50mg，其后 60 分钟内再滴注 35mg。用 rt-PA 前先用肝素 5000U 静脉注射，用药后继续以肝素每小时 700 ~ 1000U 持续静脉滴注共 48 小时，以后改为皮下注射 7500U 每 12 小时一次，连用 3 ~ 5 天（也可用低分子量肝素）。

溶栓是否成功根据冠状动脉造影直接判断，或根据：第一，心电图抬高的 ST 段于 2 小时内回降 > 50%；第二，胸痛 2 小时内基本消失；第三，2 小时内出现再灌注性心律失常；第四，血清 CK-MB 酶峰值提前出现（14 小时内）等间接判断血栓是否溶解。

3）紧急主动脉冠状动脉旁路移植术介入治疗失败

紧急主动脉冠状动脉旁路移植术介入治疗失败或溶栓治疗无效有手术指征者，宜争取 6 ~ 8 小时内施行主动脉冠状动脉旁路移植术。

4）消除心律失常

心律失常必须及时消除，以免演变为严重心律失常甚至猝死。

第一，发生心室颤动或持续多形性室性心动过速时，尽快采用非同步直流电除颤或同步直流电复律。单形性室性心动过速药物疗效不满意时也应及早用同步直流电复律。

第二，一旦发现室性期前收缩或室性心动过速，立即用利多卡因50～100mg静脉注射，每5～10min重复1次，至期前收缩消失或总量已达300mg，继以1～3mg/min的速度静脉滴注维持（100mg加入5%葡萄糖液100ml，滴注1～3ml/min）。如室性心律失常，反复可用胺碘酮治疗。

第三，对缓慢性心律失常可用阿托品0.5～1mg肌内或静脉注射。

第四，房室传导阻滞发展到第二度或第三度，伴有血流动力学障碍者宜用人工心脏起搏器作临时的经静脉心内膜右心室起搏治疗，待传导阻滞消失后撤除。第五，室上性快速心律失常选用维拉帕米、地尔硫卓、美托洛尔、洋地黄制剂或胺碘酮等药物治疗不能控制时，可考虑用同步直流电复律治疗。

5）控制休克

根据休克纯属心源性，抑或尚有周围血管舒缩障碍或血容量不足等因素存在，而分别处理。

①补充血容量

估计有血容量不足，或中心静脉压和肺动脉楔压低者，用右旋糖酐40或5%～10%葡萄糖液静脉滴注，输液后如中心静脉压上升> 18cmH$_2$O，肺小动脉楔压> 15～18mmHg，则应停止。右心室梗死时，中心静脉压的升高则未必是补充血容量的禁忌。

②应用升压药

补充血容量后血压仍不升，而肺小动脉楔压和心排血量正常时，提示周围血管张力不足，可用多巴胺［起始剂量3～5μg/（kg•min）］，或去甲肾上腺素2～8μg/min，亦可选用多巴酚丁胺［起始剂量3～10μg/（kg•min）］静脉滴注。

③应用血管扩张剂

经上述处理血压仍不升，而肺动脉楔压（PCWP）增高，心排血量低或周围血管显著收缩以致四肢厥冷并有发绀时，硝普钠15μg/min开始静脉滴注，每5分钟逐渐增量至PCWP降至15～18mmHg；硝酸甘油10～20μg/min开始静脉滴注，每5～10min增加5～10μg/min直至左室充盈压下降。

④其他

治疗休克的其他措施包括纠正酸中毒、避免脑缺血、保护肾功能，必要时应用洋地黄制剂等。为了降低心源性休克的病死率，有条件的医院考虑用主动脉内球囊反搏术进行辅助循环，然后作选择性冠状动脉造影，随即施行介入治疗或主动脉～冠状动脉旁路移植手术，可挽救一些患者的生命。

6）治疗心力衰竭

主要是治疗急性左心衰竭，以应用吗啡和利尿剂为主，亦可选用血管扩张剂减轻左心室的负荷。洋地黄制剂可能引起室性心律失常，应慎用。由于最早期出现的心力衰竭主要是坏死心肌间质充血、水肿引起顺应性下降所致，而左心室舒张末期容量尚不增大，因此在梗死发生后24小时内宜尽量避免使用洋地黄制剂。有右心室梗死的患者应慎用利尿剂。

7）其他治疗

下列疗法可能有助于挽救濒死心肌，防止梗死扩大，缩小缺血范围，加快愈合的作用，有些尚未完全成熟或疗效尚有争论，可根据患者具体情况考虑选用。

①β受体阻滞剂和钙通道阻滞剂

在起病的早期，如无禁忌证可尽早使用美托洛尔、阿替洛尔或卡维地洛等β受体阻滞剂，尤其是前壁MI伴有交感神经功能亢进者，可能防止梗死范围的扩大，改善急、慢性期的预后，但应注意其对心脏收缩功能的抑制。钙通道阻滞剂中的地尔硫卓可能有类似效果，如有β受体阻滞剂禁忌者可考虑应用。

②血管紧张素转换酶抑制剂和血管紧张素受体阻滞剂

在起病早期应用，从低剂量开始，有助于改善恢复期心肌的重塑，降低心力衰竭的发生率，从而降低病死率。如不能耐受血管紧张素转换酶抑制剂者可选用血管紧张素Ⅱ受体阻滞剂氯沙坦或缬沙坦等。

③抗凝疗法

目前多用在溶解血栓疗法之后，单独应用者少。梗死范围较广、复发性梗死或有梗死先兆者可考虑应用。有出血、出血倾向或出血既往史、严重肝肾功能不全、活动性消化性溃疡、血压过高、新近手术而创口未愈者禁用。先用肝素或低分子量肝素。维持凝血时间在正常的两倍左右，继而口服氯吡格雷或阿司匹林。

8）并发症的处理

并发栓塞时，用溶解血栓和（或）抗凝疗法。心室壁瘤如影响心功能或引起严重心律失常，宜手术切除或同时作主动脉冠状动脉旁路移植手术。心脏破裂和乳头肌功能严重失调都可考虑手术治疗，但手术死亡率高。心肌梗死后综合征可用糖皮质激素或阿司匹林、吲哚美辛等治疗。

9）右心室心肌梗死的处理

治疗措施与左心室梗死略有不同。右心室心肌梗死引起右心衰竭伴低血压，而无左心衰竭的表现时，宜扩张血容量。在血流动力学监测下静脉滴注输液，直到低血压得到纠治或肺毛细血管压达15～18mmHg。如输液1～2L低血压未能纠正可用正性肌力药以多巴酚丁胺为优。不宜用利尿药。伴有房室传导阻滞者可予以临时起搏。

10）非ST段抬高性心肌梗死的处理

无ST抬高的MI其住院期病死率较低，但再梗死率、心绞痛再发生率和远期病死率则较高。治疗措施与ST抬高性MI有所区别。

非ST段抬高性MI也多是非Q波性，此类患者不宜溶栓治疗。其中低危险组（无并发症、血流动力稳定、不伴反复胸痛者）以阿司匹林和肝素尤其是低分子量肝素治疗为主；中危险组（伴持续或反复胸痛，心电图无变化或ST段压低1mm上下者）和高危险组（并发心源性休克、肺水肿或持续低血压）则以介入治疗为首选。其余治疗原则同上。

三、无症状性心肌缺血

无症状性心肌缺血是无临床症状，但客观检查有心肌缺血表现的冠心病，亦称隐匿型冠心病。患者有冠状动脉粥样硬化，但病变较轻或有较好的侧支循环，或患者痛阈较高因而无疼痛症状。其心肌缺血的心电图表现可见于静息时、在增加心脏负荷时或仅在 24 小时的动态观察中间断出现（无痛性心肌缺血）。

（一）临床表现

患者多属中年以上，无心肌缺血的症状，在体格检查时发现心电图（静息、动态或负荷试验）有 ST 段压低、T 波倒置等，或放射性核素心肌显像（静息或负荷试验）示心肌缺血表现。

此类患者与其他类型的冠心病患者之不同，在于并无临床症状，但已有心肌缺血的客观表现，即心电图或放射性核素心肌显像示心脏已受到冠状动脉供血不足的影响。可以认为是早期的冠心病（但不一定是早期的冠状动脉粥样硬化），它可能突然转为心绞痛或 MI，亦可能逐渐演变为缺血性心肌病，发生心力衰竭或心律失常，个别患者亦可能猝死。

（二）诊断

诊断主要根据静息、动态或负荷试验的心电图检查，和（或）放射性核素心肌显像，发现患者有心肌缺血的改变，而无其他原因，又伴有动脉粥样硬化的危险因素。进行选择性冠状动脉造影检查可确立诊断。

（三）防治

采用防治动脉粥样硬化的各种措施，以防止粥样斑块病变及其不稳定性加重，争取粥样斑块消退和促进冠状动脉侧支循环的建立。静息时心电图或放射性核素心肌显像示已有明显心肌缺血改变者，宜适当减轻工作，或选用硝酸酯制剂、β 受体阻滞剂、钙通道阻滞剂治疗。

第六节　心脏瓣膜病

心脏瓣膜病是由于炎症、黏液样变性、退行性改变、先天性畸形、缺血性坏死、创伤等原因引起的单个或多个瓣膜结构（包括瓣叶、瓣环、腱索或乳头肌）功能或结构异常，导致瓣口狭窄及（或）关闭不全。二尖瓣最常受累，其次为主动脉瓣。

一、二尖瓣狭窄

（一）定义

风湿性心脏病是引起二尖瓣狭窄的最常见病因，多见于 20 ~ 40 岁的青年人，其中 2/3 为女性。正常人的二尖瓣口面积为 4 ~ 6cm². 当瓣口减少一半即出现狭窄的相应表现。瓣口面积 1.5cm² 为中度、小于 1cm² 为重度狭窄。

（二）临床表现

1. 症状

一般在二尖瓣中度狭窄（瓣口面积 < 1.5cm²）时方有明显症状。

（1）呼吸困难

呼吸困难为最常见早期症状。

2. 咯血

突然咯大量鲜血，通常见于二尖瓣狭窄，可为首发症状；阵发性夜间呼吸困难或咳嗽时的血性痰或带血丝痰；急性肺水肿时咳大量粉红色泡沫状痰。

2. 体征

（1）重度二尖瓣狭窄

常有"二尖瓣面容"，双颧绀红。

（2）二尖瓣狭窄心脏体征

心尖区可闻及第一心音亢进和开瓣音，提示前叶柔顺、活动度好；心尖区低调的隆隆样舒张中晚期杂音，局限，不传导。常可触及舒张期震颤。

（3）肺动脉高压和右心室扩大的心脏体征

右心室扩大时可见心前区心尖搏动弥散，肺动脉高压时肺动脉区第 2 心音亢进或伴分裂。当肺动脉扩张引起相对性肺动脉瓣关闭不全时，可在胸骨左缘第 2 肋间闻及舒张早期吹风样杂音，称 Graham Stell 杂音。

（三）实验室和其他检查

1. X 线检查

中度以上狭窄的病例在检查时可发现左心房增大，肺动脉段突出，左支气管抬高，并可有右心室增大等。后前位心影如梨形，称为"二尖瓣型心"。

2. 心电图

轻度狭窄者心电图正常，重度二尖瓣狭窄可有"二尖瓣型 P 波"，QRS 波群提示电轴右偏和右心室肥厚表现。

3. 超声心动图

为明确和量化诊断二尖瓣狭窄的最可靠方法。

（四）诊断

如二尖瓣区有舒张期隆隆样杂音伴左房增大，一般可诊断为二尖瓣狭窄，超声心动图检查可明确诊断。

（五）并发症

常见的有心房颤动、急性肺水肿、血栓栓塞、心力衰竭、感染性心内膜炎等。

（六）治疗

1. 一般治疗

有风湿活动者予抗风湿治疗；预防感染性心内膜炎；无症状者避免剧烈体力劳动，定期复查；呼吸困难者应减少体力活动，限制钠盐摄入，口服利尿剂，避免和控制急性肺水肿的因素。

2. 并发症的处理

（1）大量咯血

取坐位，用镇静剂，静脉推注利尿剂，以降低肺静脉压。

（2）急性肺水肿

选用扩张静脉系统、减轻心脏前负荷为主的硝酸酯类药物；正性肌力药物对二尖瓣狭窄的肺水肿无益，仅在房颤伴快速心室率时以减慢心室率。

（3）心房颤动

治疗目的为控制心室率，争取恢复和保持窦性心律，预防血栓栓塞。

3. 介入和手术治疗

当二尖瓣口有效面积 < 1.5cm^2.伴有症状，尤其症状进行性加重时，应用介入或手术方法扩大瓣口面积，减轻狭窄。经皮球囊二尖瓣成形术为缓解单纯二尖瓣狭窄的首选方法。

二、二尖瓣关闭不全

（一）定义

二尖瓣的任何一个组成部分发生结构异常或功能失调，即可引起二尖瓣关闭不全。

（二）临床表现

1. 症状

急性二尖瓣关闭不全时轻度二尖瓣反流仅有轻微劳力性呼吸困难，严重反流很快发生急性左心衰竭，甚至发生急性肺水肿心源性休克。慢性二尖瓣关闭不全时若为轻度二尖瓣关闭不全可终身无症状，严重反流有心排出量减少，首先出现的突出症状是疲乏无力，肺淤血的症状如呼吸困难出现较晚。

2. 体征

慢性二尖瓣关闭不全时心尖搏动呈高动力型，左心室增大时向左下移位，第一心音减弱。同时有全收缩期吹风样心脏杂音，在心尖区最响。急性二尖瓣关闭不全时肺动脉瓣第二心音亢进。心尖部反流性杂音于第二心音前终止，不如慢性者响。

（三）实验室和其他检查

1. X线检查

轻度可无明显异常。慢性重度二尖瓣关闭不全主要为左心房左心室增大。

2. 心电图

急性者心电图正常。慢性重度二尖瓣关闭不全主要为左心房左心室增大。

3. 超声心动图

对二尖瓣关闭不全有确诊的价值。

（四）诊断

急性者，如突发呼吸困难，心尖区出现收缩期杂音，X线心影不大而肺淤血明显和有病因可寻者，如二尖瓣脱垂、感染性心内膜炎等，诊断不难。慢性者，心尖区有典型杂音伴左心房增大，诊断可以成立，确诊有赖超声心动图。应注意与三尖瓣关闭不全、室间隔缺损等疾病相鉴别。

（五）治疗

1. 急性二尖瓣关闭不全

治疗目的是降低肺静脉压，增加心排出量和纠正病因。

2. 慢性二尖瓣关闭不全

有风湿活动者予抗风湿治疗，预防感染性心内膜炎。无症状者无需特殊治疗，定期复查。心房颤动的处理同二尖瓣狭窄；心力衰竭者，应限制钠盐摄入，纠正心衰。外科手术为恢复瓣膜关闭完整性的根本措施。手术方法有瓣膜修补术和人工瓣膜置换术。

三、主动脉瓣狭窄

（一）定义

主动脉瓣病变可引起主动脉瓣狭窄。成人主动脉瓣口 $\geqslant 3.0\text{cm}^2$。当瓣口面积减少一半时，收缩期仍无明显跨瓣压差。瓣口 $\leqslant 1.0\text{cm}^2$，左心室收缩压明显升高，跨瓣压差显著。

（二）临床表现

1. 症状

出现较晚。呼吸困难、心绞痛和晕厥为典型主动脉瓣狭窄常见三联征。

（1）劳累性心绞痛。

（2）劳力性晕厥或黑蒙

可为首发症状，通常在体力活动中或其后发作，轻者表现为黑蒙，重者则发生晕厥。

（3）劳力性呼吸困难

为晚期肺淤血引起的常见首发症状，见于90%的有症状者。

2. 体征

（1）心音

第一心音多为正常，伴喷射性喀喇音者常提示瓣叶钙化不重；瓣膜活动严重受限者，主动脉瓣区第二心音常减弱。

（2）收缩期喷射性杂音

在第一心音稍后或紧随喷射音开始，止于第二心音，为吹风样，粗糙，递增递减型，在胸骨右缘第2或左缘第3肋间最响，主要向颈动脉，也可向胸骨左下缘传导，常伴震颤。

（三）实验室和其他检查

1. X线检查

左心室一般无明显增大，或显示左心缘圆隆；出现左心衰竭或合并主动脉瓣关闭不全时，则左心室明显增大。

2. 心电图

重度狭窄者有左心室肥厚伴ST-T继发性改变和左心房大。

3. 超声心动图

为明确诊断和判定狭窄程度的主要方法。

（四）诊断

典型主动脉瓣狭窄杂音时，较易诊断。确诊有赖超声心动图。

主动脉瓣狭窄杂音如传导至胸骨左下缘或心尖区时，应与二尖瓣关闭不全、三尖瓣关闭不全或室间隔缺损的全收缩期杂音区别。

（五）治疗

1. 内科治疗

预防感染性心内膜炎；无症状者，定期复查；中重度狭窄者应避免剧烈体力活动；如有频发房性期前收缩，应予抗心律失常药物，预防心房颤动。

2. 外科治疗

人工瓣膜置换术为治疗成人主动脉瓣狭窄的重要方法。

四、主动脉瓣关闭不全

（一）定义

可因主动脉瓣本身的病变和升主动脉的病变或主动脉瓣环扩张所引起，根据发病情况又分为急性和慢性两种，临床以慢性主动脉瓣关闭不全较多见。

（二）临床表现

1. 症状

主动脉瓣关闭不全的患者，可能耐受很长时间而无症状。

（1）呼吸困难

最早出现的症状是劳力性呼吸困难。

（2）胸痛

可能是由于左室射血时引起升主动脉过分牵张或心脏明显增大所致。

（3）心悸

左室明显增大者，由于心尖搏动增强，可致心悸，尤以左侧卧位时明显。

（4）晕厥

罕见出现晕厥，但当快速改变体位时，可出现头晕或眩晕。

2. 体征

（1）血管

收缩压升高，收缩压降低，脉压增大。周围血管征常见，包括随心脏搏动的点头征、颈动脉和桡动脉触及水冲脉、股动脉枪击音等。

（2）心尖搏动

向左下移位，呈心尖抬举性搏动。

（3）心音

第一心音减弱，由于收缩期前二尖瓣部分关闭引起。第二心音主动脉瓣成分减弱或缺少。由于舒张早期左心室快速充盈增加，心尖区常有第三心音。

（4）心脏杂音

主动脉关闭不全的杂音为与第二心音同时开始的高调叹气样递减型舒张早期杂音。严重主动脉瓣关闭不全时，在心尖区可听到一低调柔和舒张期杂音，称 Austin-Flint 杂音，可能为反流的血流冲击二尖瓣，导致相对性决瓣狭窄所致。

（三）实验室和其他检查

1. X 线检查

左心室增大，升主动脉扩张，呈"主动脉型心脏"，即靴形心。

2. 心电图检查

常提示左室肥厚劳损伴电轴左偏。

3. 超声心动图

为最敏感的确定主动脉瓣反流方法，并可判断其严重程度。

（四）诊断

有典型主动脉瓣关闭不全的舒张期杂音伴周围血管征，可诊断为主动脉瓣关闭不全。超声心动图可助确诊。主动脉瓣舒张早期杂音于胸骨左缘明显时，应与Graham Steell 杂音鉴别。

（五）治疗

1. 急性主动脉瓣关闭不全的治疗

外科治疗如人工瓣膜置换术或主动脉瓣修复术，为根本措施。内科治疗一般仅为术前准备过渡措施，目的在于降低肺静脉压，增加心排出量，稳定血流动力学。

2. 慢性主动脉瓣关闭不全的治疗

无症状者仅需适当限制体力活动，预防感染性心内膜炎及一切可诱发心力衰竭的致病因素。出现心力衰竭症状者，应按心力衰竭进行治疗；有手术适应证者，可行人工心脏瓣膜置换术。

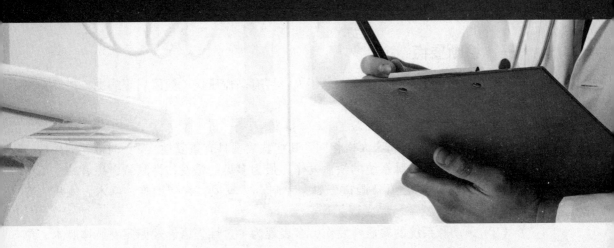

第五章 神经系统常见病诊治

第一节 短暂性脑缺血

一、概述

短暂性脑缺血发作（transient ischemic attack，TIA）即是指脑血管病所致的脑功能的局限性障碍。常有高血压、糖尿病、心脏病和高脂血症病史。发病突然，是指颅内血管病变而导致的一过性或短暂性，迅速出现局限神经或视网膜功能障碍，局灶性脑或视网膜功能障碍，症状一般持续在十到十五分钟，长达 1 小时内恢复，最长不会超过 24 小时，可反复发作，不会有神经功能缺损的症状和体征。又称为一过件脑缺血发作或小中风（卒中）。永久性卒中最重要的危险因素是短暂性脑缺血发作，其最主要的病因是动脉硬化。若任其自然发展，约有 1/3 患者在以后多年内发生脑梗塞。

二、临床表现

1.本病多发于 50 岁以下，其中男性多于女性，有高危因素及颈椎骨质增生者。

2.临床特点：突然于安静或活动时，症状于 2～5min 达高峰，持续时间短暂，24h 完全恢复，不留后遗症状，常反复发作。

3.症状取决于受累血管的分布。①颈内动脉系统 TIA 的常见症状为：一过性黑蒙，一侧面部或麻木或肢体无力等。特征性症状：一过件单眼盲。可能会出现的症状是失语；②椎一基底动脉系统 TIA 的常见症状：眩晕和平衡失凋，偏盲 / 双侧实力障碍等。特征性症状是一侧脑神经麻痹，对侧肢体有偏瘫或感觉有障碍。这种病变可能出现症状：吞咽障碍、共济失调等。

三、诊断要点

1.常发生于 50 岁以外的中、老年人。可有高血压病、糖尿病等病史，或以往发病史。

2.临床表现

每次发作所波及的病区大概相同，其症状表现具有重复性、W：时性、刻板性。

（1）椎一基底动脉系统的缺血发作，最为多见的是发作性眩晕，患者站立不稳或漂浮感，有旋转感。常伴眼震、黑蒙、暗点、复视、吞咽困难、麻木、瘫痪、猝倒发作等。

（2）颈动脉系统的缺血性发作，多表现为一过性失语、轻偏瘫、肢体麻木、单眼黑原、昏厥等。

四、治疗要点

1.病因治疗，对症治疗控制血压；防止颈部过度活动；稳定心脏功能；校制心律失常、降低血液黏稠度；治疗脑动脉炎；降低血糖。

2.药物治疗，抗凝治疗。抗血小板聚集的药物例如，能有效减少卒中复发的肠溶阿司匹林，50 ~ 150 mg/d；或阿司匹林 300 mg，隔日 1 次，或 50mg，每日 1 次。双嘧达莫，每次 25 ~ 50 mg，3 次 /d；噻氯吡噬：一种较强的抗血小板聚集剂，疗效战著，作用持久；奥扎格雷和氯吡格雷，不良反应少，与阿司匹林合用效果更好。抗凝：对频发 TIA/ 发作持续时间长，每次症状加重若无明显抗凝禁忌应及早进行抗凝治疗。用肝素、华法林、低分子量肝素钙。钙通道阻滞剂的作用可扩血管，防止脑血管痉挛。尼莫地平 30 mg/d，每天 3 次；低分子右旋糖酐 500Ml，静滴，每日 1 次，10 ~ 14 天为一个疗程。尼群地平、盐酸氟桂嗪、两比灵。中药可用：川芎，丹参，红花等。

3.手术治疗，外科手术或血管介入治疗。用来消除微血栓，改善脑血流量，建立侧支循环。

第二节 脑血栓形成

一、概述

脑血栓形成是指供应脑部的动脉血管壁在颅内外发生病理性改变的基础上，在血流速度慢、血液成分改变或血黏稠度增加等情况下形成血栓，致使血管闭塞而言。中老年多见。有高血压、糖尿病、心脏病和高脂血症等多种危险因素。往往发病于安静或休息状态下，病程缓慢，意识障碍无/较轻。根据梗塞部位不同出现相应症状。

二、临床表现

1.一般症状：本病多见于50~60岁以上有动脉硬化的老年人，有糖尿病史。常于安静时或睡眠中发病。有些患者病前已有一次或多次短暂缺血发作。除重患者外，1~3天内会出现症状慢慢达到高峰，意识多清楚，颅内压增高不明。

2.脑的局限性神经症状：变异较大，与血管闭塞的程度、闭塞血管大小、部位和侧支循环的好坏有关。

三、颈内动脉系统

（1）颈内动脉系统：多见偏瘫、偏身感觉障碍、偏盲三偏征和精神症状，主侧尚有不同程度的失语、失用和失认，还有病灶侧的原发性视神经萎缩，出现特征性的病侧眼失明伴对侧偏瘫称黑蒙交叉性麻痹，Horner征，动眼神经麻痹，和视网膜动脉压下降。

（2）大脑中动脉：最为常见。主干闭塞时有三偏征，主侧半球病变时尚有失语。中动脉表浅分支前中央动脉闭塞时可有对侧面、舌肌无力；对侧上肢单瘫或不完全性偏瘫和轻度感觉障碍可出现于中央动脉闭塞时；顶后、角回或颞后感觉性失语和失用。豆纹动脉外侧支闭塞时可有对侧偏瘫。

（3）大脑前动脉：由于前交通动脉提供侧支循环，近端阻塞时可无症状；周围支受累时，常侵犯额叶内侧面，瘫痪以下肢为重，可伴有下肢的皮质性感觉障碍及排尿障碍。精神症状伴有双侧瘫痪出现于双侧大脑前动脉闭塞时。

四、椎基底动脉系统

（1）小脑后下动脉综合征：出现眩晕，眼球震颤、病灶侧舌咽、迷走神经麻痹，小脑性共济失调及Horner征，病灶侧面部对侧躯体、肢体感觉减退或消失。

（2）旁正中央动脉：甚罕见，病灶侧舌肌麻痹对侧偏瘫。

（3）小脑前下动脉：眩晕、眼球震颤，两眼球向病灶对侧凝视，病灶侧耳鸣、耳聋，Horner 征及小脑性共济失调，病灶侧面部和对侧肢体感觉减退或消失。

（4）基底动脉：高热、昏迷、针尖样瞳孔、四肢软瘫及延髓麻痹。急性完全性闭塞时可迅速危及病人生命，个别病人表现为闭锁综合征。

（5）大脑后动脉：表现为枕顶叶综合征，以偏盲和一过性视力障碍如黑蒙等多见，此外还可有体象障碍、失认、失用等。如侵及深穿支可伴有丘脑综合征，有偏身感觉障碍及感觉异常以及锥体外系等症状。

（6）基底动脉供应脑桥分支：可出现下列综合征：①脑桥旁正中综合征：病灶侧外展不能，两眼球向病灶对侧凝视，对侧偏瘫；②桥脑腹外综合征（Millard 综合征）：病灶侧周围性面瘫及外直肌麻痹，伴病灶对侧偏瘫，可有两眼向病灶侧凝视不能；③桥脑被盖综合征（Raymond 综合征）：病灶侧有不自主运动及小脑体征，对侧肢体及轻瘫及感觉障碍，眼球向病灶侧凝视不能。

五、诊断标准

本病多因脑动脉硬化引起，其诊断要点为：①多发于年龄在 50 岁以上的中老年，具有动脉硬化、糖尿病、高血脂者；②静态下发病，大多数没有头痛和呕吐；③病后几小时或几天内达高峰，一般发病后 1 ~ 2 日内意识清楚或轻度障碍；发病可较缓慢，多逐渐进展，也可见于动脉炎、血液病等；4 面、舌及肢体瘫痪，共济失调、感觉障碍等定位症状和体征；⑤脑 CT 提示异常信 MR1 显示长症状相应的部位有低密度影；腰椎穿刺检查提示颅内压、脑脊液常规和生化正常；病前可有高血压、糖尿病、高血脂、心脏病及脑卒中史；过短暂性脑缺血发作者。CT/MRI 可发现梗死灶。包括溶栓、抗凝等综合性治疗，部分预后良好。

六、鉴别诊断

脑血栓形成应注意与下例疾病鉴别

1. 脑肿瘤

脑肿瘤发病慢，逐步发展，眼底见视乳头水肿，CT 平扫有时也可把脑转移瘤误诊为脑梗塞，一般前者为团块状而后者常呈楔状；前者常症状轻而病灶较大，并因血管源性脑水肿明显而呈脑回状水肿片，增强扫描可确诊。

2. 脑栓塞

脑栓塞在动态下起病急骤并发现伴有明确的心脏病或其他栓子来源时，应考虑脑栓塞。急性重症大面积脑梗塞要注意与脑出血鉴别，一般后者发病较急，从起病至高峰时间更短，起病时血压高，必要时可慎重做腰穿，但小量脑出血脑脊液也可不含血，在发病时意识清楚、无头痛及脑脊液正常，不易与脑血栓形成区别，急诊检查可排除脑出血。

3. 脑出血

脑出血起病更急，意识障碍较重，常有头痛、呕吐及胸膜刺激征. 血压常增高明显，脑脊液呈血性，压力增高。

七、治疗

（一）急性期

原则是尽早改善缺血区的血液循环、促进神经功能恢复。

1. 缓解脑水肿

患者梗塞严重，可使用脱水剂或利尿剂，但不宜过大的量，时间不宜过长，以防导致血容量不足和电解质紊乱等。

2. 改善微循环

能降低血黏度和改善微循环。

3. 稀释血液

①等容量血液稀释疗法：通过静脉放血，同时予置换等量液体；②高容量血液稀释疗法：将不含血液的液体从静脉注射来完成扩容日的。

4. 溶栓

①链激酶：24 小时内维持用药，直到病情不再发展为止，但一般不超过 7 天；尿激酶：用药期注意出血倾向，有出血素质、低纤维蛋白原血症、败血症、空洞型肺结核、严重肝病、心内膜炎及近期内有出血者忌用。应用链激酶时应作过敏试验。

5. 抗凝

用以防止血栓扩延和新的血栓发生。用药期间也须严密注意出血倾向，出血性疾病、活动性溃疡、严重肝肾疾病、感染性血栓及高龄者忌用。

6. 扩张血管

一般认为血管扩张剂效果不肯定，对有颅内压增高的严重患者，有时可加重病情，故早期多不主张使用。常用的药物有：罂杰碱口服或肌注，或加入 5% 葡萄糖，静滴；还可应用环扁桃酯、乙酮可可碱、倍他定等；也可使用钙离子拮抗剂，以防止继发性血管痉挛。

7. 其他

上述治疗原则除外，还有高压氧疗法，体外反搏疗法和光量子血液疗法等。后者将自体血液 100 ~ 200ml 经过紫外线照射和充氧后回输给自身。本病也有应用手术治疗者，如颈内动脉颅外段血栓切除术，或颅内一外动脉吻合术。但疗效不佳，近几年应用较少。

在治疗过程中，血压不宜偏低。对瘫痪肢体，应早期进行被动活动及按摩，来加快功能恢复，并预防肢体挛缩畸形。

（二）恢复期

维持加强瘫痪肢体功能的锻炼和言语功能训练，除药物外，可配合理疗、体疗和针灸等。

恢复期中药预防：现代中药在治疗脑血栓和预防脑血栓方面有很好的应用，比西药可靠，脑血栓患者可以长期服用，代表药品有天欣泰血栓心脉宁片，丹参滴丸等药物。有活血化瘀芳香开窍，降脂抗凝的多种治疗效果，能够对脑血栓诱因动脉粥样硬化斑块形成、血液粘度高等基础病变进行有效的治疗，进而预防动脉硬化继续形成，预防血栓再次形成；为脑组织创造一个良好的内环境，恢复脑神经系统，使其控制的运动、语言神经系统体征得到改善。中药以补气、活血、通络为治则.常用补阳还五汤和丹参等。同时使用脑腹康和胞二磷胆碱等，有助于改善脑代谢。此外，可长期服用抗血小板聚集剂，如潘生丁或阿司匹林等，有助于防止复发。同时应该长期坚持用药。

第三节　脑栓塞

一、病因及分类

根据栓子的来源可分三类，其中脑栓塞中最常见的是心源性脑栓塞，约75%的心源性栓子栓塞于脑部，引起脑栓塞的常见的心脏疾病有感染性心内膜炎，心脏瓣膜病、心房颤动、心脏手术、心肌病、心肌梗死、先天性心脏病（来自体循环静脉系统的栓子，经先天性心脏病如房间隔缺损、卵圆孔未闭等的异常通道，直接进入颅内动脉而引起脑栓塞，为反常栓塞）等。此外就是非心源性脑栓塞，来源有主动脉弓和颅外动脉（颈动脉和椎动脉）的动脉粥样硬化性病变、斑块破裂及粥样物从裂口进入血流，能形成栓子导致栓塞；同时损伤的动脉壁易形成附壁血栓，当血栓脱落时也会引起脑栓塞；其他少见的栓子有脂肪滴、羊水和异物、寄生虫卵、肿瘤细胞等。来源不清楚，很少病例利用现在检查手段和方法查不到栓子的来源。

二、病理

此病可发生于脑的任何部位，由于左侧颈总动脉起源于主动脉弓，所以起病部位以左侧大脑中动脉的供血区较多，其主干是最常见的发病部位。由于脑栓塞常突然阻塞动脉，易引起脑血管痉挛，加重脑组织的缺血程度。因起病迅速，无足够的时间建立侧支循环，所以栓塞与发生在同一动脉的血栓形成相比，病变范围大，供血区周边的脑组织常不能免受损害。脑栓塞引起的脑组织缺血性坏死可以是贫血性、出血性或混合性梗死，出血性更为常见占30%～50%。脑栓塞发生后，栓子可以不再移动，牢固地阻塞管腔；或栓子分解碎裂，进入更小的血管，最初栓塞动脉的血管壁已受损，血流恢复后易从破损的血管壁流出，形成出血性梗死。在栓子的来源未消除时，脑栓塞可以反复发作。

三、临床表现

1.根据栓塞部位不同，临床表现也不完全相同。

2.任何年龄均可发病，患者发病前多有风湿性心脏病、心房颤动或大动脉粥样硬化等病史。

3.一般发病无明显诱因，也很少有前驱症状，急性起病，症状常在数秒或数分钟之内达高峰，多为完全性卒中，偶尔病情在数小时内逐渐进展，症状加重，可能是脑栓塞后有逆行性的血栓形成。

四、辅助检查

脑 MRI 检查；DSA，MRA，经颅多普勒超声检查；脑脊液检查；脑 CT 扫描。

五、诊断

脑栓塞的诊断标准：

1.多为急骤发病。

2.有颈动脉系统和或椎—基底动脉系统的症状和体征。

3.多数无前驱症状。

4.腰穿脑脊液一般不含血。

5.一般意识清楚或有短暂性意识障碍。

6.同时伴有其他脏器、皮肤、粘膜等栓塞症状。

本病诊断主要依据临床特点及相应的辅助检查：以青壮年较多见，病前多有一些病史。临床上有时不容易区分栓子来源。脑栓塞患者多起病急，症状常在数秒或数分钟内达高峰，多数患者有神经系统体征，可表现为偏瘫、失语等局灶性神经功能缺损。头颅 CT 在发病 24 小时内可无明显异常，但脑 CT 扫描阴性不能排除脑栓塞，发病 24～48 小时后可见栓塞部位有低密度梗死灶，边界欠清晰，并可有一定的占位效应；头 MRI 有助于早期发现小的栓塞病灶，对于脑干和小脑病变的显示 MRI 要明显优于 CT。

六、治疗

包括针对脑栓塞本身的治疗及针对原发病即栓子来源的治疗。

一般治疗：急性期应加强护理，预防肺炎、泌尿系感染和褥疮；注意营养状况，保持水和电解质的平衡；卧床休息，保持呼吸道的通畅和心脏功能等的发生。脑栓塞本身的治疗原则是要消除脑水肿、保护脑功能、改善脑循环、防止再栓塞。

针对栓子来源的不同进行对症治疗：

（1）抗凝及溶栓治疗，对于心源性栓塞者，推荐早期、长期抗凝治疗，抗凝治疗禁忌及非心源性栓塞者不推荐抗凝治疗，建议抗血小板治疗；溶栓类药物亦可能仅在早期发挥作用。

（2）对症治疗：出现颅高压者可给予脱水剂减轻脑水肿，防止脑疝形成，以降低病死率。常用高渗脱水剂有甘露醇、甘油果糖等，也可用利尿剂如速尿等；血压明显升高者可适当给予降压治疗；在急性期还可适当应用一些神经保护剂保护脑细胞。

（3）当在脂肪栓塞时，可应用肝素、低分子右旋糖酐（不能用于对本药过敏者）5%的碳酸氢钠及脂溶剂，有助于脂肪颗粒的溶解；若血肿量较大，内科保守治疗无效，考虑手术治疗；对感染性栓塞应使用抗生素，并禁用溶栓和抗凝药物，防止感染扩散；发生出血性脑梗死时，要立即停用溶栓、抗凝和抗血小板聚集的药物，防止出血加重和 l 血肿扩大，适当应用止血药。

（4）早期进行积极的康复治疗，有助于神经功能缺损症状的早期恢复。

介入治疗：包括颅内外血管经皮腔内血管成形术（PTA）及血管内支架置入（CAS），或与溶栓治疗结合。对伴有颈动脉狭窄 ≥ 70% 者，可考虑行血管内介入治疗术。

外科治疗：颈动脉内膜切除术（CEA）对脑水肿明显时，采用颅骨开窗减压或切除部分坏死组织对大面积脑梗死可能挽救生命。对防治脑栓塞也有一定的疗效。对伴有重度颈动脉狭窄（即狭窄 ≥ 70%）者可酌情予 CEA，不推荐发病 24 小时内紧急 CEA 治疗。

第四节　蛛网膜下腔出血

蛛网膜下腔出血（SAH）系指不同原因致颅内血管破裂后，血流入蛛网膜下腔的一种病理状态。出血原因可分外伤性和自发性两种。破裂血管位于脑、脊髓蛛网膜下腔者称为原发性；位于脑、脊髓实质，然后流入蛛网膜下腔者称为继发性。

一、发病机理

凡各种原因使脑动脉壁变薄易破，当情绪激动、血压增高时，而被冲破出血。血细胞破坏中释放大量促血管痉挛物质使脑动脉发生痉挛，或流入蛛网膜下腔的血液直接刺激，尤其在出血邻处严重，甚或发生脑梗塞。脑动脉粥样硬化时，内膜下肌层及内弹力层脂肪沉积，发生缺氧，破坏管壁，因血管壁扩张形成动脉瘤。大量SAH引起严重高颅压甚至脑疝。颅内动脉血管外层非常薄弱，内弹力层和肌层纤维在血管分叉处常中断，加之动脉分叉处压力较大，动脉薄壁处易形成动脉瘤。

二、病理

颅内动脉瘤大小及形态很不一致，大者可达数厘米，小者仅数毫米，形态多为囊状或梭状。病变发生牢以颅底动脉环（Willis 环）最高，尤其是动脉环的前部，其次是基底动脉。

三、病因

SAH 的原因诸多，以先天性颅内动脉瘤多见，脑血管畸形和脑动脉硬化次之，其他如脑动脉炎、肿瘤破坏、血液病、高血压、妊娠分娩及产后颅内静脉血栓形成等。部分病例出血原因尚未明确。

四、临床表现

诱发因素：多在日常活动中发病，1/3 病人有诱发因素，用力排便、饮酒、情绪激动、咳嗽、加重体力劳动、性交、奔跑等。起病先兆：病侧眼眶痛，伴动眼神经麻痹是动脉瘤将破裂的危险信号。

神经系统体征：

1.脑膜刺激征：是本病的主要体征。

2.偏瘫。

3.眼底：SAH 后眼静脉回流发生障碍，可产生一侧或双侧乳头水肿、视网膜出血渗出。

4.颅神经障碍：可出现动眼神经麻痹，外展神经麻痹，视神经萎缩，偏盲、面瘫、听力障碍。

起病时症状：

绝大多数为突然起病，几分钟内达高降。

1.意识障碍：半数以上患者有意识障碍，多数立即出现，少数在几小时内出现。

2.恶心呕吐；为常见症状之一。

3.剧烈头痛：80% - 90% 患者有头痛。

4.其他症状：如抽搐、头昏、眩晕，精神症状如瞻望、幻觉、妄想、狂躁、畏光怕声、木僵、痴朵、拒动等。

铺助检查：CT 扫描、核磁共振（MRl）、脑血管造影。日前应用数字减影脑血管造影，既能减轻病人血管造影的痛苦和危险，又提高了造影的清晰度和准确性。晚期以淋巴为主。其他局部脑血流测定、正电子发射体层扫描、头颅 X 线片，心电图、血常规、尿常规等检查。

五、诊断标推

1.CT 扫描于太阳外侧裂、大脑半球间裂、脑底池、脑室内存在动脉瘤破裂引起的血肿。

2.脑血管造影，可见脑动脉瘤或脑动静脉畸形或可见导致出血的疾病（动脉瘤或动静脉畸形附近存在血肿或血管痉挛）。

3.血性或黄色脑脊液。

4.在发病后数分钟至数小时内，出现下列两项以上：①第四脑神经麻痹，引起眼球运动障碍，②偏瘫；③玻璃体下（视网膜前）出血；④脑膜刺激征；⑥意识障碍；⑦起病或入院时高度头痛。

5.凡符合下列条件者均可诊为此病确定诊断：具备上述第1或第2项，或第1和第2项。高度可能：完全具备第3、4项。

六、治疗

脱水疗法：适用于颅压高，意识障碍患者。脱水剂首选20%甘露醇一般根据头痛及意识障碍程度判断颅压高低，灵活血用脱水疗法。

止血疗法：SAH多因动脉瘤、血管畸形、脑动脉硬化、脑表面血管破裂出血，多数人认为应该用止血剂，不仅止血同时可防止再出血。

并发症处理：腰穿放脑脊液疗法此法可减轻头痛，降颅压，减少脑膜粘连。

激会疗法：激素可抑制磷酶，减少前列腺素的产生，稳定细胞功能利1阻止脑水肿。

手术治疗：对于动脉癌或脑血管畸形引起的SAH者。除高龄或体差及病情严重者外，都主张手术治疗，但应注意手术适应证及时机。

第五节　癫痫

一、概述

随着现代科学的发展,癫痫的研究队伍在不断地壮大,日前由于各种技术的进展,癫痫的研究也在进行不断地深入。癫痫是一组疾病的名称,多由遗传因素所致。癫痫的发病率比较高, 仅在本章中所占的比例就已经高达2.96%。在普通人群中一千个人中就有五个是患有此病的。目前对于癫痫药物的研究也已由很基本的观察疗效深入到了更加细致的去研究其内部的药代动力学,化学结构机器个体的具体分析观察。

二、发病机制

癫痫是大脑神经元（包括海马在内的大脑皮质）异常放电,引起短暂中板神经系统功能失常为特征的综合征。所有这些癫痫发作的共同特征可表现为意识障碍,不随意运动，自主神经功能障碍，精神或感觉体验障碍。也有人这样定义，癫痫是发作性脑波失律伴脑功能障碍，具有突然发生、反复发作的特点。轻者失神、部分或复杂部分发作，重者肌阵挛、强直或强直－阵挛发作伴有意识障碍。常见于从儿童时期开始，但也经常见于任何年龄。棘—慢波综合（即一尖的负性瞬态继以一慢波）是其典型的发作间期脑电图放电图。但是在病人的自发性反复发作的基本机制仍不详当受累面积广泛或者双侧受累时，会出现全身强直－阵挛性抽出并且发生意识障碍。由于自我激活的抑制机制，和神经元的衰竭，发作往往会停止。但是往往由于其本身的这种自我抑制机制，会有很明显的发作后症状。

三、鉴别诊断

对于鉴别睡眠障碍和夜间癫痫发作则需要整夜的多导仪描记。脑缺血引起的偏头痛与癫痫的鉴别不大明显。

四、诊断

家族史可能显示主要的遗传因素。病史也是关键，病史提供了至关重要的病因性信息。我们应该记录并观察，患者所描述的症状及行为改变。社会心理病史对其诊断能提供重要的线索，良性的患者常有正常的社会史并且无障碍。血液学和化学的实验室检查方法不是诊断性的因素，但是却有助于作为引起癫痫发作的基础疾病诊断。一般较为仔细地检查可以发现癫痫发作所负责的一些疾病的特征。对许多患者与发作期间进行观察，应注意其起始的表现和早期发展，并检查患者发作当时的意识状况。脑血管造影限于怀疑原发性血管病的患者或者考虑外科手术的患者。

对癫痫患者来说，脑电图是最有用的诊断性实验室试验，能帮助证实癫痫的临床诊断，一般可根据发作时的脑电图性与观察到的临床行为即可肯定癫痫的诊断，且发作期问的脑电图异常的类型可能有助于确定癫痫的类型。比如说，特征性的中央颞区棘波的出现可肯定良性外侧裂癫痫的诊断。

像一些非标准化的技术，例如移动是电脑监视的定量测量，可用于防治。

五、治疗

在使用了抗痫药物、手术治疗等，多数预后较好。

对于癫痫来说，最好的控制并不意味着几种抗癫痫药物的剂量和血浓度包括苯妥英钠，剂量大小与血浓度，癫痫控制程度和中毒表现的关系密切。有效血浓度为 $10 \sim 25 \mu g/ml$。在其最低有效量和最低中毒剂量中间。

第六节　化脓性脑膜炎

一、概述

化脓性脑膜炎（简称化脑）是化脓性细菌所致的脑膜炎症。具有病情重、预后差、起病急等特点，为常见病，儿童患者尤多。

二、病因与发病机理

化脑常见的病菌有脑膜炎双球菌、肺炎双球菌、流感嗜血杆菌、病原菌的种类与患者的发病年龄及原发病的不同等有关。

性脑膜炎病变以软脑膜为主，早期有充血、少量浆液性渗出和局灶性小出血点，后期则有大量纤维家、中性粒细胞及细菌出现。病原菌可以通过多种途径进入脑膜，从呼吸道侵入的较多，也可内皮肤、黏膜、消化道及新生儿脐部创口侵入，然后经血流，通过血脑屏障到达脑膜，如中耳炎、乳突炎、鼻窦炎；手术（脑室分流术）及某些先天畸形（如脑脊膜膨出、枕部或腰部皮肤窦道与蛛网膜下腔相通、颅脑外伤、脑脓肿破溃）等，细菌可宣接蔓延或侵入脑膜而发病。经近年研究证实，这两种因子的增加，使脑膜炎症反应明显加剧。α-肿瘤坏死因子、β-白细胞介索-1在化脑发病中起着重要作用。如治疗不彻底则可转为慢性，发生粘连，阻塞脑室孔或大脑表面蛛网膜颗粒，以及炎症后发生粘连并萎缩致脑脊液循环受阻及吸收障碍，形成脑积水。

黏膜、消化道及新生儿脐部创口侵入，然后经血流，通过血脑屏障到达脑膜，如中耳炎、乳突炎、鼻窦炎；手术（脑室分流术）及某些先天畸形（如脑脊膜膨出、枕部或腰部皮肤窦道与蛛网膜下腔相通、颅脑外伤、脑脓肿破溃）等，细菌可宣接蔓延或侵入脑膜而发病。经近年研究证实，这两种因子的增加，使脑膜炎症反应明显加剧。α-肿瘤坏死因子、β-白细胞介索-1在化脑发病中起着重要作用。如治疗不彻底则可转为慢性，发生粘连，阻塞脑室孔或大脑表面蛛网膜颗粒，以及炎症后发生粘连并萎缩致脑脊液循环受阻及吸收障碍，形成脑积水。

三、临床表现

化脑除具有共同的临床表现外，因年龄不同和病原菌不同在临床表现方面各有不同。

脑水肿颅内高压可有血压升高、心率缓慢、顽繁呕吐等，起病急、弓反张、婴儿囟门饱满隆起，脑膜刺激征阳性．感觉过敏，双日凝视、面色发灰、昏迷、嗜睡、惊厥、烦躁、喷射状呕吐，剧烈头痛、寒战、高热角等。若进一步发展为脑疝，则有随孔不等大、呼吸不规则、呼吸衰竭。重者可有脱水、酸巾毒、休克、DIC 等。

各型化脑的特点：

1.流行性脑脊髓膜炎：见"流脑"节。

2.厌氧菌性脑膜炎：较少见，常为厌氧与需氧菌混合感染所致脑脓肿、病变局限，临床表现不典型。

3.大肠杆菌性脑膜炎：多见于 3 个月内的婴儿，特别是新生儿和早产儿。病原菌主要来自母亲产道或婴儿肠道、脐部，预后差。

4.绿脓杆菌性脑膜炎：多见于颅脑外伤、烧伤、褥疮感染的病人，亦可因腰穿和腰椎麻醉时消毒不严污染所致，病程进展缓慢。

5.葡萄球菌性脑膜炎：主要是由金黄色葡萄球菌引起，各年龄均可发病，但以新生儿及较大儿童多见。常伴有化脓性皮肤感染，如脓皮病、毛囊炎、骨髓炎、颅脑手术等，部分病人有猩红热或等麻疹样皮疹、全身小脓疮。

6.流感嗜血杆菌脑膜炎：多见于两岁以内的幼儿，起病较上述两型较轻，早期的上感症状明显，常并发硬膜下积脓。

7.肺炎球菌性脑膜炎：多见于两岁以内的幼儿或 50 岁以上的成人，常继发于肺炎、中耳炎、乳突炎、鼻窦炎、败血症或颅脑损伤的耳鼻调。病情重，常有意识障碍和昏迷。

四、辅助检查

脑脊液（CSF）、血培养、血常规、其他检查。

五、诊断

化脑的诊断根据突然起病、高热、寒战、头痛、呕吐、脑膜刺激征、颅内高压征象高等可以初步诊断，CSF 的特征性变化可以进一步诊断。

六、治疗

1.高热者，可行物理和药物降温。

2.烦躁不安或惊厥者,可酌用各种镇静剂,颅内高压引起者,用H露醇脱水治疗。

3.急性期给予流质饮食，昏迷时暂禁食或鼻饲，注意水、电解质平衡，及时纠正酸中毒，补液以 10% 葡萄糖为宜。

4.密切注意神志、呼吸、瞳孔、血压等变化。

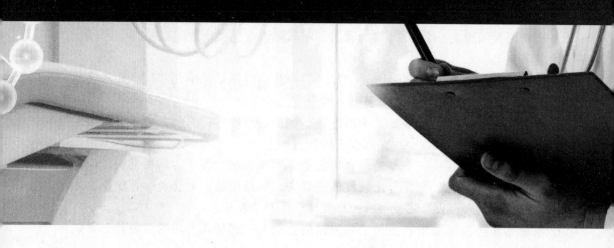

第六章 血液科常见病诊治

第一节 贫血概论

贫血是指人体外周血中单位容积内血红蛋白（Hb）浓度、红细胞（RBC）计数和血细胞比容（HCT）低于相同年龄、性别和地区的正常标准。贫血是症状，不是一种病，它可以发生于许多种疾病。我国血液病专家认为在我国海平面地区，成年男性血红蛋白浓度 < 120g/L，成年女性（非妊娠）血红蛋白浓度 < 110g/L，孕妇 Hb < 100g/L 就有贫血。

一、分类

根据红细胞形态分大细胞性贫血、正常细胞性贫血和小细胞低色素贫血；根据血红蛋白浓度分轻度、中度、重度和极重度贫血；根据骨髓红系增生情况分增生性贫血和增生不良性贫血等。

（一）红细胞生成减少性贫血

红细胞生成主要取决于下列因素：造血细胞、造血调节和造血原料。

（1）造血干祖细胞异常所致的贫血：①再生障碍性贫血（AA）的发病与原发和继发的造血干祖细胞缺陷有关，是一种骨髓造血功能衰竭症；②造血系统恶性克隆性疾病，包括骨髓增生异常综合征及各类造血系统肿瘤性疾病，这些疾病由于多能造血干细胞或髓系干祖细胞发生了质的异常，高增生、低分化，甚至造血调节也受影响，从而使正常成熟红细胞减少而发生贫血。

（2）造血调节异常所致的贫血：①骨髓基质细胞受损所致贫血。骨髓坏死、骨髓纤维化、骨髓硬化症、各种髓外肿瘤性疾病的骨髓转移以及各种感染或非感染性骨髓炎，均可因损伤骨髓基质细胞及造血微循环（也可损伤造血细胞）而影响血细胞生成，导致贫血。②淋巴细胞功能亢进所致贫血。③造血调节因子水平异常所致贫血。肾功能不全、垂体或甲状腺功能低下、肝病等均可因产生红细胞生成素（EPO）不足而导致贫血，肿瘤性疾病或某些病毒感染会诱导机体产生较多的肿瘤坏死因子（TNF）、干扰素（INF）、炎症因子等造血负调控因子，故也会抑制造血，导致贫血，慢性病性贫血即属此类。④造血细胞凋亡亢进所致贫血。

（3）造血原料不足或利用障碍所致的贫血：①叶酸或维生素 B12 缺乏或利用障碍所致贫血。由于各种生理或病理因素导致机体叶酸或维生素 B12 缺乏或利用障碍所引起的巨幼细胞贫血。②缺铁和铁利用障碍性贫血。这是临床上最常见的贫血，缺铁和铁利用障碍影响血红素合成，故有学者称该类贫血为血红素合成异常性贫血，该类贫血的红细胞形态变小，中央淡染区扩大，属于小细胞低色素性贫血。

（二）红细胞破坏过多性贫血

红细胞破坏过多性贫血即溶血性贫血。

（三）失血性贫血

失血性贫血根据失血速度分为急性和慢性，根据失血量分轻、中、重度。根据失血的病因分出凝血性疾病（如特发性血小板减少性紫癜、血友病和严重肝病）和非出凝血性疾病（如外伤、肿瘤、结核、支气管扩张症、消化性溃疡、肝病、痔疮、泌尿生殖系统疾病等）。慢性失血性贫血往往合并缺铁性贫血。

二、临床表现

1. 一般表现

疲乏、困倦、软弱无力是贫血最常见和最早出现的症状。皮肤黏膜苍白是贫血的主要体征。一般以观察甲床、口腔黏膜、睑结膜及舌质较为可靠。

2. 心血管系统表现

活动后心悸、气短最为常见。部分严重贫血病人可以出现心绞痛、心力衰竭。病人可有心率过快，心搏有力、脉压增加。部分病人可有心脏扩大，心尖部或心底部出现轻柔的收缩期杂音，下肢水肿，心电图表现 ST 段降低，T 波平坦或倒置。在贫血纠正后，这些症状和体征均会消失。

3. 中枢神经系统表现

头痛、头晕、目眩、耳鸣、注意力不集中及嗜睡等都是常见的症状。严重贫血病人可出现晕厥，老年病人可有神志模糊及精神异常的表现。维生素 B12 缺乏者可有肢体麻木、感觉障碍。

4. 消化系统表现

食欲缺乏、腹胀、恶心等症状较为常见。舌乳头萎缩见于营养性贫血；黄疸和脾大见于溶血性贫血。

5. 泌尿生殖系统表现

严重贫血病人可有轻度的蛋白尿及尿浓缩功能减退，表现为夜尿增多。性欲改变及女性病人月经失调也较为常见。

6. 其他

皮肤干燥，毛发枯干，创口愈合较慢。眼底苍白及视网膜出血偶见。

第二节 缺铁性贫血

一、概述

缺铁性贫血（IDA）是指体内可用来制造血红蛋白的储存铁已被用尽、红细胞生成受到障碍时所发生的贫血。表现为小细胞低色素性贫血。缺铁性贫血是最常见的贫血，患病率最高的人群是婴幼儿，其次是妊娠妇女，尤其是妊娠后 4 个月孕妇的患病率非常高。

（一）病因

（1）需铁量增加而铁摄入不足，则很容易发生缺铁性贫血。

（2）铁的吸收障碍，经胃全切或胃次全切除术的病人；多种原因引起的胃肠道功能紊乱，如长期腹泻、慢性肠炎等同样存在铁吸收不良。

（3）铁丢失过多，慢性失血可造成铁丢失过多。

（二）发病机制

当体内储存铁减少到不足以补偿功能状态的铁时，铁代谢指标发生异常：储存铁指标（铁蛋白、含铁血黄素）减低、血清铁和转铁蛋白饱和度减低，总铁结合力和未结合铁的转铁蛋白升高。组织缺铁，细胞内含铁酶和铁依赖酶的活性降低，进而影响病人的精神、行为、体力、免疫功能及患儿的生长发育和智力。缺铁可引起黏膜组织病变和外胚叶组织营养障碍；红细胞内缺铁，血红素合成障碍，大量原卟啉不能与铁结合成为血红素，以游离原卟啉的形式积累在红细胞内或与锌原子结合成为锌原卟啉，血红蛋白生成减少，红细胞细胞质少、体积小，发生小细胞低色素性贫血；严重时粒细胞、血小板的生成也受影响。

二、临床表现

（一）贫血表现

主要表现为面色苍白、倦怠无力、心悸气促以及眼花耳鸣等。

（二）组织缺铁表现

精神行为异常，兴奋、激动、烦躁、易怒、头痛等，儿童可有注意力不集中、性格改变、嗜异物等症状。口腔炎、舌炎、舌乳头萎缩、口角炎、皮肤毛发干燥无光泽、指（趾）甲变薄、变脆，重者变平或凹下呈勺状（匙状甲）。

（三）缺铁原发病表现

如消化道溃疡、肿瘤或痔疮导致的黑粪、血便或腹部不适，肠道寄生虫感染导致的腹痛或粪便性状改变，妇女月经过多，肿瘤性疾病的消瘦、血管内溶血的血红蛋白尿等。

三、诊断

（一）辅助检查

（1）血象：呈小细胞低色素性贫血，血红蛋白浓度低于正常值的低限，平均红细胞血红蛋白浓度（MCHC）< 32%，血片中可见红细胞体积小，中心淡染区扩大。网织红细胞计数多正常。白细胞和血小板计数可正常或减低。

（2）骨髓象：增生性骨髓象。红系比例增高，幼红细胞体我小，铁染色细胞内、外铁均减少或缺乏，正常人铁粒幼细胞 20% ~ 40%，铁小粒 < 5 个，细胞外铁 "+ ~ ++"。

（3）铁代谢：血清铁 < 8.95 μmol/L，总铁结合力升高 > 64.44 μmol/L，转铁蛋白铁饱和度 < 15%，血清铁蛋白 < 12 μg/L。

（4）红细胞内卟啉代谢：游离原卟啉（FEP）> 0.9 μmol/1℃，锌原卟啉（ZPP）> 0.96 μmol/L，FEP/Hb > 4.5 μg/gHb。

（二）诊断要点

小细胞低色素性贫血：骨髓铁染色显示骨髓小粒可染铁消失，铁粒幼细胞 < 15%，转铁蛋白铁饱和度降低 < 15%，FEP/Hb > 4.5 μg/gHb。

（三）鉴别诊断

根据外周血象及骨髓检查，可以大致排除再生障碍性贫血、溶血性贫血及巨幼细胞性贫血。本病应与其他小细胞低色性贫血作鉴别诊断。

（1）海洋性贫血：为小细胞低色素性贫血。是由于珠蛋白肽链量异常引起的遗传性溶血性贫血，常有家族史，发病有一定地区性。临床上有脾肿大，网织红细胞明显升高，血红蛋白电泳 HbA2 或 HBF 增多，血清铁及血清铁蛋白升高，骨髓外铁及内铁增加。

（2）铁粒细胞性贫血：为小细胞低色素性贫血。由于铁利用障碍引起，血清铁及血清铁蛋白增加，而总铁结合力降低，骨髓细胞外铁增加，铁粒幼细胞增加，环形铁粒幼细胞常 > 15%。

（3）慢性炎症、慢性感染性贫血：亦为小细胞低色素性或小细胞正色素性改变，血清铁亦降低，骨髓细胞内铁减少，应与缺铁性贫血相鉴别，但慢性炎症或慢性感染性贫血，由于幼红细胞摄取铁障碍，骨髓细胞外铁增加，血清铁蛋白正常或增加。

四、治疗

（一）病因治疗

缺铁性贫血是一种症候群，必须找出引起缺铁性贫血的原因并加以去除，只有重视了病因治疗，铁剂治疗才能收到良好效果。

（二）补充铁剂治疗

首选口服铁剂。如硫酸亚铁 0.3g，3 次 /d；或葡萄糖酐铁 50 mg，2 ～ 3 次 / 九进餐时或餐后服用可减少胃肠道刺激症状。应注意进食谷类、乳类和茶等会抑制铁剂的吸收，鱼、肉类、维生素 C 可加强铁剂的吸收。治疗有效最早的血象改变是网织红细胞计数的上升（5 ～ 10d），血红蛋白常于治疗开始 2 周后才明显上升。血象完全恢复正常约需 2 个月时间，应当注意：在血红蛋白完全恢复正常后，小剂量铁剂治疗仍需继续 3 ～ 6 个月以补足体内应有的铁储存量。若口服铁剂 3 周后无效，应考虑：①诊断是否正确；②病人未按医嘱服药；③仍有出血灶存在；④由于感染、炎症、肿瘤等慢性疾病干扰了骨髓对铁的利用；⑤有腹泻或肠蠕动过速等影响铁剂吸收的因素存在。

若口服铁剂不能耐受或胃肠道正常解剖部位发生改变而影响铁的吸收，可用铁剂肌内注射。常用葡萄糖酐铁，首次给药用 0.5M1 作为试验剂量，1h 后无变态反应可给足量治疗，第 1 天 50 mg，以后每日或隔日 100 mg，直至总需量。注射用铁的总需要量（mg）=（需达到的血红蛋白浓度 － 病人的血红蛋白浓度）又 0.33* 病人体重（4）。

第三节　巨幼细胞性贫血

一、概述

叶酸或维生素 B_{12}（维生素 B_{12}）缺乏或某些影响核苷酸代谢的药物导致细胞核脱氧核糖核酸（DNA）合成障碍所致的贫血称巨幼细胞贫血。其特点是骨髓呈现典型的"巨幼变"。

（一）病因

叶酸缺乏，维生素 B_{12} 缺乏。

（二）发病机制

叶酸和维生素 B_{12} 都是 DNA 合成过程中的重要辅酶。这两种物质的缺乏即可导致 DNA 合成障碍。

二、临床表现

（一）血液系统表现

起病缓慢，常有面色苍白、乏力、疲倦、心悸、气促、头晕、耳鸣等一般慢性贫血的症状，贫血可呈进行性加重，部分病人可有轻度黄疸。

（二）消化系统表现

病人可以有食欲缺乏、腹胀、腹泻及舌炎等，其中以舌炎最为突出。表现为舌痛、舌面光滑、舌乳头萎缩，舌质绛红似瘦肉，俗称"牛肉舌"，在恶性贫血时尤为显著。此外，还可发生口角炎和口腔黏膜小溃疡。体重减轻及消瘦在叶酸缺乏的病人常见。

（三）神经系统表现和精神症状

典型的表现是四肢发麻、软弱无力、感觉障碍、共济失调、行走困难等周围神经炎表现；另外还可出现亚急性或慢性脊髓后侧索联合变性，可表现为腱反射尤其是膝腱及跟腱反射早期亢进，以后减弱以至消失，Babinski 征和其他锥体系体征阳性。如果脑组织神经有损害时，病人可有健忘、嗜睡、易激动乃至精神失常。

应注意单纯叶酸缺乏不会引起上述神经系统症状。

三、诊断

（一）辅助检查

（1）血象：呈大细胞性贫血，中性粒细胞核分叶过多，网织红细胞计数大多正常或轻度增高。

（2）骨髓象：骨髓增生活跃，红系增生尤为明显，各系细胞均呈"巨幼变"。细胞体积增大，核发育明显落后于细胞质。巨核细胞体积增大，分叶过多，骨髓铁染色增多。

（3）生化检查：血清叶酸和维生素 B_{12} 水平均可下降，分别低于 6.8nmol/L 及低于 74pmol/L；红细胞叶酸水平下降，低于 227nmol/L（100ng/M1）。血清胆红素可稍高。

（二）诊断要点

根据营养史或特殊用药史、贫血表现、消化道及神经系统症状、体征，结合特征性血象、骨髓象和血清叶酸及维生素 B_{12} 水平测定可作出诊断。若无条件测定血清叶酸及维生素 B_{12} 水平，可给予诊断性治疗，血清叶酸或维生素 B_{12} 治疗 1 周左右网织红细胞上升者，应考虑叶酸或维生素 B_{12} 缺乏。

（三）鉴别诊断

主要与全血细胞减少及大细胞性贫血等疾病相鉴别。

（1）再生障碍性贫血：临床上有全血细胞减少的相应症状，体检时肝、脾、淋巴结不肿多易想到再生障碍性贫血，如能仔细研究外周血象变化，必要时再做骨髓涂片，两者鉴别实无困难。再生障碍性贫血为正细胞、正色素性贫血，MCV，MCH均正常，骨髓涂片有核细胞增生低下或严重低下，即使有局灶性造血灶，但巨核细胞明显减少甚至缺如；而巨幼细胞性贫血为大细胞性贫血，MCV、MCH均明显增大，骨髓涂片有核细胞增生明显活跃，红系及巨核系均显著增生，幼红细胞有巨幼样变。

（2）自身免疫性溶血性贫血（AIHA）：在溶血病程中约 15% 病人幼红细胞出现巨幼变，如 AIHA 出现巨幼细胞危象，幼红细胞巨幼变则明显增加，病人有黄疸及网织红细胞增多，增加两者之间误诊概率。但 AIHA 病人白细胞及血小板大多正常，少数病人白细胞显著增多，只有出现再生障碍性贫血危象时白细胞及血小板方可减少。溶血病人网织红细胞增多及骨髓红系增生程度均较巨幼细胞贫血显著。如Coombs 试验阳性，则有助于自身免疫性溶血性贫血的诊断。

（3）骨髓增生异常综合征（MDS）：MDS 中的难治性贫血与巨幼细胞贫血都可表现为全血细胞减少，骨髓细胞涂片显示有核细胞增生旺盛，外周血 MCV、MCH增加，均为大细胞性贫血，骨髓红系增生明显，幼红细胞有巨幼样变，粒系与巨核系都可出现病态造血，诸多相似使两者鉴别十分困难。一般说来，巨幼细胞贫血MCV、MCH 增加更显著，粒系出现巨晚幼粒及巨杆状核粒细胞，中性粒细胞核右移等多见于巨幼细胞贫血。微巨核出现，骨髓活检不成熟前体细胞位置异常（ALIP）阳性等有助于 MDS 的诊断。当两者鉴别十分困难时，可按巨幼细胞贫血给予叶酸、维生素 B12 治疗，用药 2 ~ 4 周，若网织红细胞及血红蛋白均无明显变化，则可排除巨幼细胞贫血，再按 MDS 给予相应治疗。

（4）急性红白血病：部分病例表现为外周血全血细胞减少，大红细胞易见，骨髓涂片有核细胞增生旺盛，红系明显增生常 > 50%，亦有巨幼细胞出现等须与巨幼细胞贫血相鉴别。但急性红白血病起病急骤，临床上常有发热、出血等表现，部分病人有肝脾肿大，胸骨压痛。骨髓涂片原始粒细胞增多，常超过有核细胞（非红系）的 20%。

四、治疗

1. 病因治疗

应积极去除病因，如婴儿喂养不当，偏食及摄入不足等。

2. 补充治疗

依据缺什么补什么的原则.补充量应包括体内储存量。

（1）补充叶酸：每次 5 mg 口服，3 次 /d，一般于口服叶酸后第 4 天起网织红细胞计数明显上升，以后逐渐降低，治疗 1 ~ 2 个月时血象和骨髓象可完全恢复正常。如病人有肠道疾病影响叶酸吸收，可采用亚叶酸钙（四氢叶酸钙）5 ~ 10 mg/d，肌注，直至贫血被纠正。如同时有维生素 B_{12} 缺乏，不宜单用叶酸治疗，否则会加重神经系统症状。

（2）补充维生素 B_{12}：100 μg 肌内注射，1 次 /d。直到血红蛋白恢复正常。对恶性贫血及全胃切除术后的病人需终身用维生素久：维持治疗（每月注射 1 次）。

第四节　再生障碍性贫血

一、概述

再生障碍性贫血（AA，简称再障）是一种获得性骨髓造血功能衰竭症。主要表现为骨髓造血功能低下,全血细胞减少和贫血、出血、感染综合征,免疫抑制治疗有效。再障的发病率为 7.4/10 万人口；可发生于各年龄段，老年人发病率较高。男女发病率无明显差别。

（一）病因

发病原因不明确，可能为：①病毒感染；②化学因素；③长期接触 X 线、镭及放射性核素等,这些因素可影响 DNA 的复制，抑制细胞有丝分裂，干扰骨髓细胞生成,造血干细胞数量减少。

（二）发病机制

①造血干祖细胞缺陷，包括质和量的异常。②再生障碍性贫血病人骨髓活检除发现造血细胞减少外，还有骨髓"脂肪化"、静脉窦壁水肿、出血、毛细血管坏死；部分骨髓基质细胞体外培养生长情况差，其分泌的各类造血调控因子明显不同于正常人；骨髓基质细胞受损的再障做造血干细胞移植不易成功。

二、临床表现

（一）重型再生障碍性贫血（SAA）

起病急，进展快，病情重；少数病人可由非重型进展而来。贫血多呈进行性加重，苍白、乏力、头晕、心悸和气短等症状明显。多数病人有发热、体温在39℃以上，个别病人自发病到死亡均处于难以控制的高热之中。以呼吸道感染最多见，其次有消化道、泌尿生殖道及皮肤、黏膜感染等。感染菌种以革兰阴性杆菌、金黄色葡萄球菌和真菌为主，常合并败血症。不同程度的皮肤、黏膜及内脏出血。皮肤表现为出血点或大片瘀斑，口腔黏膜有血疱，有鼻出血、牙龈出血、眼结膜出血等。内脏出血时可有呕血、咯血、便血、血尿、阴道出血、眼底出血和颅内出血，后者常危及生命。

（二）非重型再生障碍性贫血（NSAA）

起病和进展较缓慢，病情较重型轻。贫血呈慢性过程，常见苍白、乏力、头晕、心悸、活动后气短等。感染相对易控制。上呼吸道感染常见，其次为牙龈炎、支气管炎、扁桃体炎，而肺炎、败血症等重症感染少见。常见感染菌种为革兰阴性杆菌和各类球菌。出血倾向较轻，以皮肤、黏膜出血为主，内脏出血少见。多表现为皮肤出血点、牙龈出血、女性病人阴道出血，出血较易控制。久治无效者可发生颅内出血。

三、诊断

（一）辅助检查

（1）血象：SAA呈重度全血细胞减少：重度正细胞正色素性贫血，网织红细胞百分数多在0.005以下，且绝对值 $< 15 \times 10^9/L$，中性粒细胞 $< 0.5 \times 10^9/L$，淋巴细胞比例明显增高，血小板计数 $< 20 \times 10^9/L$。NSAA也呈全血细胞减少，但达不到SAA的程度。

（2）骨髓象：SAA多部位骨髓增生重度减低，粒、红系及巨核细胞明显减少且形态大致正常，淋巴细胞及非造血细胞比例明显增高，骨髓小粒皆空虚。NSAA多部位骨髓增生减低，可见较多脂肪滴，粒、红系及巨核细胞减少，淋巴细胞及网状细胞、浆细胞比例增高，多数骨髓小粒空虚。骨髓活检显示造血组织减少。

（3）发病机制检查：$CD4^+$细胞：$CD8^+$细胞比值减低，Th1：Th2型细胞比值增高，$CD8^+T$抑制细胞、$CD25^+T$细胞和 $\gamma \delta TCR^+$ 细胞比例增高，血清IL-2、IFN-γ、TNF水平增高；骨髓细胞染色体核型正常，骨髓铁染色示储存铁增多，中性粒细胞碱性磷酸酶染色强阳性；溶血检查均阴性。

（二）诊断标准

①全血细胞减少，网织红细胞百分数 < 0.01，淋巴细胞比例增高；②一般无肝、脾大；③骨髓多部位增生减低（小于正常50%）或重度减低（小于正常25%），造

血细胞减少，非造血细胞比例增高，骨髓小粒空虚（有条件者作骨髓活检可见造血组织均匀减少）；④除外引起全血细胞减少的其他疾病，如 PNH、MDS（骨髓增生异常综合征）、免疫相关性全血细胞减少、急性造血功能停滞、骨髓纤维化、某些急性白血病、恶性组织细胞病等。

（三）鉴别诊断

本例应与其他全血细胞减少性疾病相鉴别：

（1）骨髓增生异常综合征（MDS）：本病多见于 50 岁以上中老年人，但青、中年发病并不少见，临床上起病隐匿，进展缓慢，有些病例可长期稳定，也可突然加重，表现为出血、贫血及感染，常提示向白血病转化或已转化为白血病。重型再障Ⅱ型与 MDS 的鉴别主要依靠骨髓检查，后者表现为骨髓增生明显或极度活跃，伴有病态造血。

（2）白细胞不增多性急性白血病：临床表现为严重贫血、出血及感染，外周血象检查为全血细胞减少，常无幼稚细胞出现，与本例表现相似。骨髓检查可资鉴别，白细胞不增多性急性白血病骨髓涂片表现为有核细胞增生活跃到极度活跃，并可见大量白血病细胞，至少 > 0.30，甚至可达 0.80 ~ 0.90。

（3）恶性组织细胞病：起病快，临床表现为进行性贫血、出血及严重感染，外周血为全血细胞减少，骨髓检查多数为增生活跃，少数亦可增生低下，但骨髓中可找到数量不等的异常组织细胞，或多核巨组织细胞，同时可见较多吞噬型组织细胞，前两者具有诊断意义。此外，恶组病人临床上常有肝脾及淋巴结肿大，均有别于重型再生障碍性贫血（再障）Ⅱ型。

四、治疗

（一）对症治疗

预防感染采取保护性隔离；避免出血，防止外伤及剧烈活动；杜绝接触对骨髓有损伤作用和抑制血小板功能的药物；必要的心理护理。给予成分输血、止血及控制感染。通常认为血红蛋白低于 60g/L 且病人对贫血耐受较差时，可输注浓缩红细胞。血小板低于 $10 \times 10^9/L$，可输注血小板悬液。

（二）针对发病机制的治疗

（1）免疫抑制治疗：抗淋巴 / 胸腺细胞球蛋白（ALG/ATG）、环孢素、环磷酰胺、甲泼尼龙等。

（2）促造血治疗：雄激素、造血生长因子等。

（3）造血干细胞移植：对 40 岁以下，无感染及其他并发症、有合适供体的SAA 病人，可考虑造血干细胞移植。

第五节　溶血性贫血

一、概述

溶血性贫血（HA）是红细胞的破坏增加、红细胞寿命缩短，骨髓造血功能不足以代偿红细胞的耗损而发生的一组贫血。骨髓制造红细胞的代偿功能甚强，成人可达正常造血的 6 ~ 8 倍，如红细胞破坏增加，骨髓造血足以代偿其损耗，则不发生贫血，这种情况称为溶血性疾病。正常情况下，成熟红细胞的平均寿命为 120d，其消亡场所有 2 个：①在血液循环破坏称血管内溶血或细胞外溶血；②在肝脾等单核 - 巨噬系统的巨噬细胞内破坏，称为血管外溶血或细胞内溶血。

（一）发病机制

不同类型的溶血性贫血发病机制有所不同，但红细胞溶解都必先有膜的完整性遭到破坏，膜的完整性遭到破坏既可因正常的红细胞受到异常的环境因素直接破坏所致（如各种机械因素所致的溶血），也可因红细胞膜存在缺陷，使膜易受损伤或易被吞噬细胞辨认清除。红细胞膜的缺陷又分原发性和继发性缺陷，原发性膜缺陷又分先天性（如遗传性环形红细胞增多症）和后天获得性（如阵发性睡眠性血红蛋白尿）。继发性膜缺陷的原发病不在膜，而是由于红细胞的酶或血红蛋白等的异常和（或）外在因素异常，最终影响到膜的组成、结构或红细胞功能而被破坏或清除。

（二）临床分类

（1）按溶血的部位分类，可分血管内溶血和血管外溶血。

（2）按病因和发病机制分类，按病因可分为先天性（或遗传性）缺陷和后天获得性两大类；按发病机制可分为红细胞内因性和红细胞外因性。内因性是指红细胞本身存在缺陷，包括红细胞膜异常、红细胞内某些酶缺陷以及血红蛋白异常所致的溶血；外因性是指红细胞本身并无异常，因其所处环境因素异常使红细胞破坏加速而导致的溶血。除阵发性睡眠性血红蛋白尿外，所有红细胞内因性溶血性贫血都是先天性的。

二、临床表现

溶血性贫血的临床表现与溶血的速度、程度和场所有关。分急性和慢性溶血性贫血两种，慢性溶血性贫血的病程中可有急性溶血（溶血危象）发作。

（一）急性溶血性贫血或慢性溶血性贫血急性发作

起病急，进展快，可有严重的腰背疼痛及四肢酸痛，伴头痛、呕吐、寒战，随后高热、烦躁，这是由于红细胞在短期内大量破坏，其分解产物对机体的毒性作用所致，可出现血红蛋白尿。由于贫血、缺氧可出现烦躁或嗜睡，严重者可致昏迷、休克和心功能不全。溶血产物对肾小管的毒性作用可引起肾小管细胞坏死，血红蛋白沉积于肾小管致管腔阻塞及急性溶血时的严重缺氧和周围循环衰竭，最终可导致急性肾衰竭。

（二）慢性溶血性贫血

一般起病缓慢，症状轻微主要为慢性贫血的临床表现。具有贫血、黄疸和肝脾大三大特征。慢性溶血引起长期的高胆红素血症，可导致胆石症和肝功能损害。某些遗传性溶血性贫血可有反复发作的下肢溃疡以及骨骼系统的异常。

慢性溶血性贫血过程中可出现病情急剧加重，全血细胞减少，网织红细胞减少或消失，骨髓象增生减低，称为再生障碍性危象。

第六节　白血病

一、概述

白血病是一类造血干细胞的恶性克隆性疾病.其克隆中的白血病细胞增殖失控、分化障碍、凋亡受阻，而停滞在细胞发育的不同阶段，在骨髓和其他造血组织中白血病细胞大量增殖积聚，并浸润其他器官和组织。在骨髓中大量增殖的结果.使正常造血受到抑制。

（一）病因和发病机制

（1）病毒：成人T细胞白血病、淋巴瘤（ATL）可由人类T细胞病毒-Ⅰ（HTLV-Ⅰ）所致。

（2）放射因素：包括X射线、γ线、电离辐射等。

（3）化学因素：多种化学物质可诱发白血病。如苯致白血病、抗癌药中的烷化剂可引起继发性白血病。

（4）遗传因素：某些遗传因素与白血病的发病有关。家族性白血病约占7/1 000。

（二）分类

白血病可分为急性和慢性两大类。急性白血病（AL）其白血病细胞分化停滞在较早阶段，多为异常原始细胞及早期幼稚细胞，病情进展快，自然病程仅有数月；

慢性白血病（CL）的细胞分化停滞在较晚阶段，多为较成熟幼稚细胞，病情发展缓慢，自然病程为数年。根据主要受累的细胞系列可将 AL 分为急性淋巴细胞白血病（ALL）和急性非淋巴细胞白血病（ANLL）两大类。CL 则分为慢性粒细胞白血病（CML）、慢性淋巴细胞白血病（CLL）及少见类型的白血病，如毛细胞白血病、浆细胞白血病、幼淋巴细胞白血病等。

二、急性白血病

急性白血病（AL）是造血干细胞的恶性克隆性疾病，发病时骨髓中异常的原始细胞及幼稚细胞（白血病细胞）大量增殖并广泛浸润肝、脾、淋巴结等各种脏器，抑制正常造血，主要表现为贫血、感染、出血和浸润等征象。

（一）分类和分型

国际上通用的 FAB（法－美－英）癌症分期法，将 AL 分成急性淋巴细胞白血病（ALL）和急性非淋巴细胞白血病（ANLL）2 大类，这 2 类再分成多种亚型。

急性白血病共分 8 型：

M0（急性中幼粒细胞白血病微分化型，AML）。

M1（急性中幼粒细胞白血病未分化型，AML）。

M2（急性粒细胞白血病部分分化型，AML）。

M3（急性早幼粒细胞白血病，APL）。

M4（急性粒－单核细胞白血病，AMM1）。

M4Eo（AML）除上述仏型的各特点外，嗜酸性粒细胞在 NEC 中 &5%。

M5（急性单核细胞白血病，AMOL）。

M6（急性红白血病，EL）。

M7（急性巨核细胞白血病，AMeL）。

ALL（急性淋巴细胞白血病）共分 3 型如下：

L1：原始和幼淋巴细胞以小细胞（直径 ≤ 12μm）为主。

L2：原始和幼淋巴细胞以大细胞（直径 ≥ 12μm）为主。

L3：（Burkitt 型）原始和幼淋巴细胞，大小较一致，细胞内有明显空泡，细胞质嗜碱性，染色深。

（二）临床表现

1. 贫血

发病初始即有不同程度的贫血，部分病人因病程短，可无贫血。

2. 感染

主要表现为发热，是本病的主要症状之一，体温常高达 39 ~ 40℃最常见的感染是口腔炎、咽峡炎、支气管肺炎、泌尿系感染、肠炎、肛周炎，严重感染时表现为败血症。

3. 出血

也是本病最常见的症状，主要表现为皮肤瘀点或瘀斑、牙龈出血、鼻出血，结合膜和眼底也可出血，有时影响视力。重症病人可发生颅内出血，引起头痛、瞳孔不等大、偏瘫等；血小板严重减少引起的颅内弥散性出血早期表现为烦躁不安，如不及时补充足够的血小板，会逐渐进入昏迷以致死亡。出血的原因多与血小板减少有关，但急性早幼粒细胞白血病的出血原因是弥散性血管内凝血（DIC）所导致的血小板消耗性减少和纤溶亢进。

4. 组织器官浸润的表现

胸骨下段常有压痛。肝脾、淋巴结肿大以 ALL 较多见，局限性淋巴结肿大，局部肿瘤形成（如绿色瘤）多见于小儿及青年病人，该瘤多侵袭骨膜及硬脑膜，常见于眼眶骨膜下，引起不对称性突眼症；齿龈肿胀多见于 M4 型和 M5 型。中枢神经系统受累及以 ALL 最常见，表现为头痛、头晕、重者呕吐、颈项强直，甚至抽搐、昏迷等。睾丸白血病多见于 ALL 化疗后缓解后的幼儿和青年，可表现为睾丸无痛性肿大，多为一侧。

（三）诊断

1. 辅助检查

（1）血象：大多数病人白细胞增多，也有白细胞计数正常或减少。血涂片分类检查可见数量不等的原始和（或）幼稚细胞。病人可有不同程度的贫血。约半数病人血小板低于 $50 \times 10^9/L$。

（2）骨髓象：是诊断 AL 的主要依据和必做检查。骨髓增生活跃或极度活跃，也有少数病人增生低下，粒红比例增高，原始细胞占全部骨髓有核细胞 > 30% 为 AL 的诊断标准。M2b 以异常的中性中幼粒细胞为主，M3 以异常的早幼粒细胞为主，在原始和幼稚红细胞 ≥ 50% 时，若 NEC 中原始细胞 ≥ 30%，即可诊断 EL。Auer 小体仅见于 AML，有独立诊断意义。

（3）细胞化学：主要用于协助形态学鉴别各类白血病。

（4）免疫学检查：根据白血病细胞表达的系列相关抗原，确定其系列来源，不仅可将 ALL 与 AML 区别；还可将 T 细胞和 B 细胞 ALL 加以区别；单克隆抗体还将 ALL 分为若干亚型。

（5）染色体和基因改变：约 90% 的 ALL 和 97% 的 AML 有非随机的染色体畸变。某些特异性染色体重排与某些白血病相关，而成为诊断分型、预后判断、检测微量残留病变的有用指标。

（6）血液生化改变：血清尿酸浓度增高，特别在化疗期间。病人发生 DIC 时可出现凝血异常。M5 和 M4 血清和尿溶菌酶活性增高。出现中枢神经系统白血病时脑脊液压力升高，白细胞数增加，蛋白质增多，而糖定量减少。涂片中可找到白血病细胞。

2. 诊断要点

因白血病细胞类型、染色体改变、免疫表型和融合基因的不同，治疗方案及预后亦随之改变，因此初诊时应对病人做 MICM 检查分析，以获得宝贵的原始资料。并应注意排除下述疾病。骨髓增生异常综合征，某些感染引起的白细胞异常，巨幼细胞贫血，急性粒细胞缺乏症恢复期。

3. 鉴别诊断

（1）类白血病反应：某些严重感染如中毒性肺炎，可引起白细胞明显升高，可达 $(50 \sim 100) \times 109/L$，分类中出现少量幼稚细胞。但类白血病反应时，血象中红细胞、血红蛋白、血小板无明显变化，中性粒细胞胞质内有中毒性改变，NAP 积分显著升高，骨髓检查除粒细胞核左移及中毒性改变外，其他各系细胞无明显异常。

（2）传染性单核细胞增多症：临床表现有发热，咽峡痛，肝、脾、淋巴结肿大，外周血白细胞增多，可达 $30 \times 109/L$ 以上，并可出现形态异常的淋巴细胞。但本病病程经过良性，外周血红细胞及血小板基本正常，嗜异性抗体效价升高，骨髓检查无原始淋巴细胞及幼稚淋巴细胞。

（3）病毒性脑炎：病人有发热、头痛、呕吐，血象中白细胞可以升高或正常，CSF 压力稍升高，蛋白轻度增加，糖正常或稍高，白细胞增至数十到数百，以淋巴细胞为主，但外周血红细胞及血小板正常，骨髓涂片基本正常。

（四）治疗

1. 一般治疗

白血病病人常伴有粒细胞减少，要行保护性隔离。当 HGB < 60g/L 时，输注浓缩红细胞。如外周血 BPC < $(10 \sim 20) \times 109/L$ 时，应及时输注血小板悬液。高白细胞性白血病在化疗前及化疗过程中，往往会出现高尿酸血症而易致急性肾功能不全，因此于化疗前应用别嘌呤醇 $100 \sim 200$ mg，3 次 /d，并补充一定量的碱性液碱化尿液以防尿酸性肾病的发生。

2. 抗白血病治疗

（1）ALL 的治疗：随着支持治疗的加强、多药联合方案的应用、大剂量化疗和干细胞移植的推广，成人 ALL 的预后已有很大改善，CR 率可达 80% ~ 90%。①诱导缓解治疗。最基本的方案是 VP 方案，包括长春新碱（VCR）和泼尼松（P）。②缓解后治疗。缓解后强化巩固和维持治疗十分必要，如未行异基因干细胞移植，ALL 治疗的总疗程需 3 年。为了克服耐药并在脑脊液中达到治疗性药物浓度，HDAra-C（$1 \sim 3g/m2$）和 HDMTX（$2 \sim 3g/m2$）已广为应用，并明显改善了治疗效果。

（2）AML 的治疗：过去 20 年，由于强烈化疗、干细胞移植及有力的支持治疗，60 岁以下 AML 病人的预后有很大改善，有 30% ~ 50% 的病人可望治愈。①诱导缓解治疗。DA（3+7）方案，目前已成为 AML 诱导治疗的标准方案。由柔红霉素（DNR）、阿糖胞苷（Ara-C）两药组成。APL 采用全反式维 A 酸（ATRA）25 ~ 45 mg/（m²·d）口服治疗直至缓解。②缓解后治疗。诱导 CR 是 AML 长期 DFS 关键的第一步，此后若停止继续治疗，则复发几乎不可避免。复发后若不行干细胞移植，则生存者甚少。

③难治性或复发性 AML 的治疗。再诱导化疗及异基因干细胞移植、免疫治疗等。④老年性 AML 的治疗。应在如下几方面周密考虑。诱导化疗，选择化疗方案既要考虑病人的年龄又要注意病人的一般状态、重要脏器功能情况以及疾病进展的速度等；标准诱导方案对老年 AML 来说 CR 率低于年轻病人，而且早期病死率（＜2 个月）高，对于 70 岁以上的病人可采用减量的联合化疗方案。缓解后治疗，获得 CR 后可采用原化疗方案或 IDAra-C 巩固治疗 1～4 个疗程，可以延长 CR 期。支持治疗，对于老年病人支持治疗更为重要，包括输血、抗生素及造血生长因子的应用。

三、慢性粒细胞白血病

慢性粒细胞白血病（CML）是造血干细胞克隆恶性增生性疾病，粒系、红系、巨核系、B 细胞系（有时 T 细胞系）均可受累。累及的细胞系均可找到 Ph 染色体。病程发展缓慢，脾大，主要涉及髓系，周围血粒细胞显著增多并不成熟，大多数病人因急变而死亡。慢粒占所有白血病的 20% 左右，发病年龄多在 20～60 岁，男性略多于女性。

（一）病因和发病机制
电离辐射是慢粒较肯定的原因。

（二）临床表现
起病缓慢，早期可无任何症状，部分病人由于脾大或白细胞增多在定期体格检查时被确诊。CML 的整个病程可分为 3 期：慢性期（CP）、加速期（AP）、急变期（BP/BC）。主要表现易疲劳，乏力，低热、食欲缺乏，多汗及体重减轻。部分病人因脾大而产生上腹部不适及饭后腹胀。就诊时约有 90% 的病人出现脾大，并且常非常显著，可在肋缘下数厘米至平脐，质坚无压痛，少数病人可因脾梗死而出现显著腹痛及局部压痛，有的出现摩擦音。脾破裂罕见。肝也可大，但程度较轻。淋巴结肿大较少见，如发生往往是急变的首发表现。CP 一般持续 1～4 年。有的病人有胸骨压痛，多在胸骨体部。当白细胞超过 100×10^9/L 时可出现白细胞淤滞，从而导致高黏稠综合征，表现为耳鸣、头晕，甚至中枢神经系统出血或呼吸窘迫综合征。嗜碱性粒细胞如明显增多可发生高组胺血症。

（三）诊断

1. 辅助检查
（1）慢性期
1）血象：外周血中白细胞数明显增高，就诊时白细胞数一般在（50～100）$\times 10^9$/L 或更高，分类可以见到各期粒细胞，但以中、晚幼粒细胞及以下各期中性粒细胞的比例明显增多，原始粒细胞一般 ＜5%，嗜碱、嗜酸性粒细胞也明显增多；早期红细胞和血小板数正常或增多，后期减少。
2）骨髓象：有核细胞增生极度活跃，粒系细胞增生尤为突出，粒红比

（10 ~ 50）：1，粒系细胞分类与血象基本一致，但左移更加明显。原始粒细胞 < 10%。

3）中性粒细胞碱性磷酸酶（NAP）积分降低或呈阴性反应。

4）染色体检查：90% 的慢粒病人 Ph 染色体阳性即存在 t（9；22）（q34；q11）异常。

5）基因检测：通过分子杂交或 RT-βCR 方法可以检测到 bcr-αbl 融合基因。5%CMLbcr-abl 融合基因阳性，而 Ph' 染色体阴性。

（2）加速期

1）外周血或骨髓原始粒细胞（Ⅰ + Ⅱ型）> 10%；

2）外周血嗜碱性粒细胞 > 20%；

3）骨髓活检有显著的胶原纤维增生；

4）出现 Ph' 染色体以外的其他染色体异常。

5）粒 - 单系祖细胞（CFU-GM）培养，集簇增加而集落减少。

（3）急变期

1）原始粒细胞（Ⅰ + Ⅱ型）或原淋 + 幼淋或原单 + 幼单在外周血或骨髓 > 20%；

2）外周血中原粒 + 早幼粒 ≥ 30%；

3）骨髓中原粒 + 早幼粒 ≥ 50%；

4）出现髓外原始细胞浸润。

2.诊断要点凡有不明原因的持续性白细胞数增高，根据典型的血象、骨髓象改变、脾大、Ph' 染色体阳性即可作出诊断。

2. 鉴别诊断

（1）类白血病反应：常并发于严重感染、恶性肿瘤等基础疾病，并有相应原发病的临床表现。白细胞计数可达 $50 \times 10^9/L$。粒细胞胞质中常有中毒颗粒和空泡。嗜碱、嗜酸性粒细胞不多。NAP 反应强阳性。Ph' 染色体阴性。原发病控制后，类白血病反应亦随之消失。

（2）骨髓纤维化：原发性骨髓纤维化脾大显著，血象中白细胞增多，并出现幼稚细胞等，易与 CML 混淆。但原发性骨髓纤维化的外周血白细胞计数一般比 CML 少，多不超过 $30 \times 10^9/L$，且波动不大。NAP 阳性。此外幼红细胞持续出现于外周血中；红细胞形态异常，特别是泪滴形红细胞易见。Ph' 染色体阴性。多次多部位骨髓穿刺干抽。骨髓活检网状纤维染色阳性。

（3）其他原因引起的脾大：血吸虫病、慢性疟疾、黑热病、肝硬化、脾功能亢进等均有脾大，但各病均有各自原发病的临床特点，并且血象和骨髓象无 CML 的变化，Ph' 染色体阴性。

（四）治疗

1. 白细胞淤滞症的紧急处理

（1）白细胞单采：用血细胞分离机分离去除白细胞，1 次单采可降低外周血液循环白细胞数的 1/3 ~ 1/2，每日可分离 1 ~ 2 次至症状改善。

（2）并用羟基脲，为防止大量白血病细胞溶解引起的心、肾并发症，注意水化和碱化尿液，并保证每日尿量大于 2 000ml。

2. 化学治疗

（1）羟基脲（HU）：适用于慢性期、加速期及准备做骨髓移植的病人，目前已作为慢粒治疗的首选药物。

（2）白消安（BUS，马利兰）：常规剂量能选择性抑制早期祖细胞。长期应用可引起皮肤色素沉着，肺间质纤维化、停经和睾丸萎缩等不良反应。

（3）其他药物：二溴甘露醇、巯嘌呤（6- 疏基嘌呤）、环磷酰胺、绽玉红及异绽甲等，但疗效都不及白消安及羟基脲，可以作为二线药物。

3.a- 干扰素（INF- α）

该药通过直接抑制 DNA 多聚酶活性和干扰素调节因子（IRF）的基因表达，从而影响自杀因子（Fas）介导的凋亡；还可增加 Ph 阳性细胞 HLA 分子的表达量，有利于抗原提呈细胞和 T 细胞更有效地识别。

4. 伊马替尼为 2- 苯胺嘧啶衍生物

能特异性阻断 ATP 在 abl 激酶上的结合位置，使酪氨酸残基不能磷酸化，从而抑制 bcr- α bl 阳性细胞的增殖。

5. 异基因造血干细胞移植（Allo-SCT）

是目前治愈慢粒最有希望的方法。

6.CML 晚期的治疗

晚期病人对药物耐受性差，缓解率低且缓解期很短。

第七节　骨髓增生异常综合征

一、概述

骨髓增生异常综合征（MDS）是一组异质性疾病，起源于造血干细胞，以病态造血,高风险向急性白血病转化为特征,表现为难治性一系或多系细胞减少的血液病。任何年龄男、女均可发病，约 80% 病人大于 60 岁。

（一）病因和发病机制

原发性 MDS 的病因尚不明确，继发性 MDS 见于烷化剂、放射线、有机毒物等密切接触者。

通过 G6PD 同工酶、限制性片段长度多态性分析等克隆分析技术研究发现，

MDS是起源于造血干细胞的克隆性疾病。异常克隆细胞在骨髓中分化、成熟障碍，出现病态造血，在骨髓原位或释放人血后不久被破坏，导致无效造血。部分MDS病人可发现有原癌基因突变（如N-ras基因突变）或染色体异常（如+8、-7），这些基因的异常可能也参与MDS的发生和发展。MDS终末细胞的功能，如中性粒细胞超氧阴离子水平、碱性磷酸酶也较正常低下。

（二）分型

FAB协作组主要根据MDS病人外周血、骨髓中的原始细胞比例、形态学改变及单核细胞数量，将MDS分为5型：难治性贫血（RA）、环形铁粒幼细胞性难治性贫血（RAS）、难治性贫血伴原始细胞增多（RAEB）、难治性贫血伴原始细胞增多转变型（RAEB-t）、慢性粒-单核细胞性白血病（CMM1）。

二、临床表现

几乎所有的MDS病人有贫血症状，如乏力、疲倦。约60%的MDS病人有中性粒细胞减少，由于同时存在中性粒细胞功能低下，使得MDS病人容易发生感染，约有20%的MDS死于感染。40%～60%的MDS病人有血小板减少，随着疾病进展可出现进行性血小板减少。

RA和RAS病人多以贫血为主，临床进展缓慢，中位生存期为3～6年，白血病转化率为5%～15%。RAEB和RAEB-t多以全血细胞减少为主，贫血、出血及感染易见，可伴有脾肿大，病情进展快，中位生存时间分别为12个月、5个月，白血病转化率高达40%、60%。

CMM1以贫血为主，可有感染和出血，脾肿大常见，中位生存期为20个月，约30%转变为AML。

三、诊断

（一）辅助检查

（1）血象和骨髓象：50%～70%的病人为全血细胞减少。一系减少的少见，多为红细胞减少。骨髓增生度多在活跃以上，1/3～1/2达明显活跃以上，少部分呈增生减低。多数MDS病人出现两系以上病态造血。

（2）细胞遗传学改变：40%～70%的MDS有克隆性染色体核型异常，多为缺失性改变，以+8、-5/5q-、-7/7q-、20q-最为常见。

（3）病理检查：正常人原粒和早幼粒细胞沿骨小梁内膜分布，MDS病人在骨小梁旁区和间区出现3～5个或更多的呈簇状分布的原粒和早幼粒细胞，称为不成熟前体细胞异常定位（ALIP）。

（4）造血祖细胞体外集落培养：MDS病人的体外集落培养常出现集落"流产"，形成的集落少或不能形成集落。粒-单核祖细胞培养常出现集落减少而集簇增多，集簇/集落比值增高。

（二）诊断要点

根据病人血细胞减少和相应的症状，及病态造血、细胞遗传学异常、病理学改变、体外造血祖细胞集落培养的结果，MDS 的诊断不难确立。虽然病态造血是 MDS 的特征，但有病态造血不等于就是 MDS。MDS 的诊断尚无"金标准"，是一个除外性诊断。

（三）鉴别诊断

（1）再生障碍性贫血（AA）：常需与 RA 鉴别。RA 的网织红细胞可正常或升高，外周血可见到有核红细胞，骨髓病态造血明显，早期细胞比例不低或增加，染色体异常，而 AA 无上述异常。

（2）阵发性睡眠性血红蛋白尿症（PNH）：也可出现全血细胞减少和病态造血，但 PNH 检测可发现 $CD55^+$、$CD59^+$ 细胞减少，Ham 试验阳性及血管内溶血的改变。

（3）巨幼细胞性贫血：MDS 病人细胞病态造血可见巨幼样变，易与巨幼细胞性贫血混淆，但后者是由于叶酸、维生素 B_{12} 缺乏所致，补充后可纠正贫血，而 MDS 的叶酸、维生素 B_{12} 不低，以叶酸、维生素 B_{12} 治疗无效。

（4）慢性粒细胞性白血病（CML）：CML 的 Ph 染色体、BCR-ABL 融合基因检测为阳性，而 CMML 则无。

四、治疗

（一）支持治疗

对于严重贫血和有出血症状者可输注红细胞和血小板。粒细胞减少和缺乏者应注意防治感染。长期输血者应注意使用除铁治疗。

（二）促造血治疗

能使部分病人改善造血功能。可使用雄激素，如司坦唑醇等；造血生长因子，如 G-CSF、红细胞生成素（EPO）等。

（三）诱导分化治疗

可使用全反式维 A 酸和 $1,25-(OH)_2-D_3$，少部分病人血象改善。造血生长因子（如 G-CSF、联合 EPO）也有诱导分化剂作用。

（四）生物反应调节剂

沙利度胺及其衍生物对 5q- 综合征有较好疗效，免疫抑制治疗低危组 MDS 目前尚有争论。

（五）去甲基化药物

MDS 抑癌基因启动子存在 DNA 高度甲基化，可以导致基因缄默，去甲基化药物 5- 氮杂胞苷能够减少病人的输血量，提高生活质量，延迟向 AML 转化，但对总生存率没有影响。地西他滨作用机制与 5- 氮杂胞苷类似，CR 率约 14%。

（六）联合化疗

对于脏器功能良好的MDS病人可考虑联合化疗，如蒽环类抗生素联合阿糖胞苷，预激化疗部分病人能获一段缓解期。MDS化疗后骨髓抑制期长，要注意加强支持治疗和隔离保护。

（七）异基因造血干细胞移植

这是目前唯一能治愈MDS的疗法。由于MDS多为老年病人，移植相关死亡率偏高，低危病人既往较少移植。IPSS-Int-2和高危者，尤其是年轻、原始细胞增多和伴有预后不良染色体核型者首先应考虑是否移植。

第八节　淋巴瘤

淋巴瘤是一种来源于淋巴组织恶性增生的实体瘤。大多数病例病变最初起源于一组淋巴结或结外某一器官，而后累及其他淋巴结和（或）结外器官，部分病例发病时即呈多中心恶性增生，疾病累及全身。

一、病因和发病机制

目前对淋巴瘤的病因和发病机制尚未完全阐明。资料表明病毒感染是其主要原因。

二、临床表现

淋巴瘤细胞增生引起淋巴结肿大和压迫症状，侵犯器官组织引起各系统症状是HL和NHL的共同表现。但两者的病理组织学变化不同也形成了各自的临床特点。

（一）HL

多见于青年，儿童少见。浅表性淋巴结肿大为首发症状（占60%～70%），以颈部最多见，左侧多于右侧，其次为锁骨上淋巴结肿大。早期肿大淋巴结无痛，活动，与皮肤不粘连，有弹性或象皮样感觉，后期肿大的淋巴结可相互粘连、融合成块，如迅速增大或侵犯神经可引起疼痛。少数仅有深部淋巴结肿大而引起相应器官的压迫症状，如纵隔淋巴结肿大可引起咳嗽、气促、上腔静脉压迫症、颈交、神经麻痹综合征；肝内淋巴结肿大压迫胆总管可引起梗阻性黄疸和肝大；腹膜后淋巴结肿大可压迫输尿管，引起肾盂积水等。30%～40%病人以原因不明的持续发热为起病症状，多见于年龄稍大的男性病人，常有腹膜后淋巴结受累。周期性发热约见于1/6病人。部分病例可有皮肤瘙痒，尤以年轻女性多见，5%～16%病人的发生带状疱疹；17%～20%的霍奇金病病人在饮酒20min后，病变局部会发生疼痛，具有一定的诊断意义。

（二）NHL

相对于 HL 而言，NHL 有以下特点：①随年龄增长而发病增加（国内发病中位数在 40 岁左右），男性多于女性（1.5 : 1）；②NHL 有远处扩散和结外侵犯倾向，对各器官的侵犯较 HL 多见；③常以高热或各系统症状发病，无痛性颈或锁骨上淋巴结肿大为首发表现者较 HL 少；④除惰性淋巴瘤外，一般发展迅速。

三、诊断

（一）辅助检查

（1）血液和骨髓检查：HL 常有轻或中度贫血，少数白细胞轻度或明显增加，伴中性粒细胞增多。约 1/5 有嗜酸性粒细胞升高。骨髓被广泛浸润或发生脾功能亢进时，可有全血细胞减少。骨髓涂片找到 R-S 细胞是 HL 骨髓浸润的证据，但阳性率仅 3%，骨髓活检可提高至 9% ~ 22%。

（2）化验检查：疾病活动期红细胞沉降率增速，血清乳酸脱氢酶活性增高，后者增高提示预后不良。如血清碱性磷酸酶活力或血钙增加，提示骨骼累及。B 细胞 NHL 可并发抗人球蛋白试验阳性或阴性的溶血性贫血。

（3）影像学检查：CT、B 超检查、放射性核素显像及 MRI 可发现肺部、腹部、盆腔等深部淋巴结及单发或多发实质性病灶。

（4）病理学检查：选取较大的淋巴结活检。深部淋巴结可依靠 B 超或 CT 引导下细针穿刺涂片，作细胞病理形态学检查。用淋巴细胞分化抗原的单抗测定淋巴瘤细胞的免疫表型，以区分 B 细胞或 T 细胞的免疫表型。染色体易位检查有助于 NHL 的分型。确诊淋巴瘤有疑难者，可应用 PCR 技术检测 T 细胞受体（TCR）的基因重排和 B 细胞 H 链的基因重排等。

（5）剖腹探查：一般不易接受。但必须为诊断及临床分期提供可靠依据时，临床高度怀疑淋巴瘤、B 超发现有腹腔淋巴结肿大但无浅表淋巴结或病灶可提供活检的情况下，为肯定诊断，或准备单用扩大照射治疗 HL 前，为明确分期诊断，有时需要剖腹探查，同时切除脾并做活检。

（二）诊断要点

进行性、无痛性淋巴结肿大者，应做淋巴结印片及病理切片或淋巴结穿刺物涂片检查。伴血细胞数量异常、血清碱性磷酸酶增高或有骨骼病变时，可做骨髓活检和涂片寻找 R-S 细胞或淋巴瘤细胞，了解骨髓受累的情况。根据组织病理学检查结果，作出淋巴瘤的诊断和分类分型诊断。

（三）鉴别诊断

（1）淋巴结结核：淋巴结结核好发于颈部，可有发热、盗汗、消瘦等中毒症状，严重结核感染（如粟粒肺结核）亦可引起类白血病反应，应注意鉴别。鉴别诊断依赖淋巴结活检。

（2）急性白血病：起病急骤，临床常有发热、贫血、肝、脾及淋巴结肿大，早期病人血小板可以正常，而无出血倾向。当白血病细胞浸润淋巴结时，淋巴结活检与恶性淋巴瘤相似，急性淋巴细胞性白血病亦常合并 AIHA。两者鉴别依靠骨髓涂片检查，当骨髓中原始、幼稚细胞 > 30%，则有助于急性白血病的诊断。

（3）系统性红斑狼疮（SLE）：可以突然发热，肝、脾、淋巴结肿大，15% 病人可合并 AIHA，应注意鉴别。SLE 多见于年轻女性，一般无白细胞增多，常出现多种自身抗体，淋巴结活检可资鉴别。

四、治疗

以化疗为主的化、放疗结合的综合治疗是淋巴瘤的基本治疗策略。

（一）HL

根据病理类型及病期和其他影响预后的因素，采取不同的综合治疗措施才能取得满意疗效。

（1）ⅠA、ⅡA 给予扩大照射。

（2）化疗：① MOPP 方案；② ABVD 方案。如 ABVD 方案失败，可考虑大剂量化疗或自体造血干细胞移植。

（二）NHL

治疗策略以化疗为主。

（1）惰性淋巴瘤：惰性淋巴瘤发展缓慢，化、放疗有效，但不易缓解。

（2）侵袭性淋巴瘤：侵袭性淋巴瘤不论分期均以化疗为主，对化疗残留肿块、局部巨大肿块或中枢神经系统累及者，可行局部放疗扩大照射（25Gy）作为化疗的补充。

（三）生物治疗

单克隆抗体，干扰素。胃黏膜相关性淋巴结样组织淋巴瘤可使用抗幽门螺杆菌的药物杀灭幽门螺杆菌，经抗感染治疗后部分病人症状改善，淋巴瘤消失。

（四）骨髓或造血干细胞移植

患者在 55 岁以下、重要脏器功能正常、如属缓解期短、难治易复发的侵袭性淋巴瘤、4 个 CHOP 方案使淋巴结缩小超过 3/4 者，可考虑全淋巴结放疗（即斗篷式合并倒 "Y" 字式扩大照射），及大剂量联合化疗后进行异基因或自体骨髓（或外周血造血干细胞）移植，以期最大限度地杀灭肿瘤细胞，取得较长期缓解和无病生存。

5.脾切除术合并脾功能亢进者，如有脾切除指征，可行脾切除术，以提高血象，为以后化疗创造有利条件。

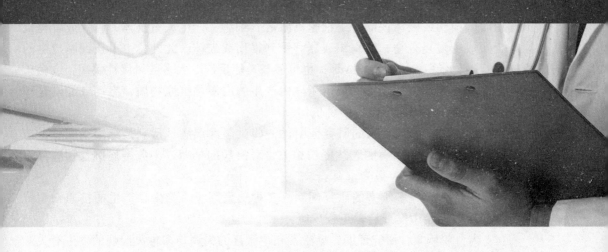

第七章 风湿病病理

第一节 风湿病病理概述

风湿病是一组以侵犯关节、骨骼、肌肉、血管及有关软组织或结缔组织为主的疾病，其中多数为自身免疫性疾病。发病多较隐蔽而缓慢，病程较长，且大多具有遗传倾向。其诊断及治疗均有一定难度，血液中多可检查出不同的自身抗体，可能与不同人类组织白细胞抗原 (HLA) 亚型有关，对非甾体类抗炎药 (NSAID)、糖皮质激素和免疫抑制剂有较好的短期或长期的缓解性反应。

广义上认为凡是引起骨关节、肌肉疼痛的疾病皆可归属为风湿病。延续下来，至今在风湿病分类上，广义的已有 100 多种疾病，包括感染性、免疫性、代谢性、内分泌性、遗传性、退行性、肿瘤性、地方性、中毒性等多种原因引起的疾病。狭义上应该仅限于内科与免疫相关范畴的几十种疾病。其中有些病还是跨学科的，如痛风.骨性关节病、感染性关节炎等。

一、疾病分类

（1）以关节炎为主的，如类风湿性关节炎，强直性脊柱炎、银屑病性关节炎。

（2）与感染相关的，如风湿热、反应性关节炎 (赖特综合征)。

（3）弥漫性结缔组织病，如系统性红斑狼疮、原发性干燥综合征、系统性硬化症、多发性肌炎、皮肌炎、血管炎、混合性结缔组织病。

二、病因和发病机制

风湿病的发病原因包括免疫反应、遗传因素、感染因素、内分泌因素等。

(1) 免疫反应。机体对外源性或内源性抗原物质直接或通过巨噬细胞呈递的刺激，使相应 T 细胞活化。部分 T 细胞产生大量多种致炎性细胞因子，造成各类组织器官不同程度的损伤或破坏；部分 T 细胞再激活 B 细胞，产生大量抗体，直接或者与抗原结合形成免疫复合物，使组织或器官受到损伤或破坏。此外，由单核细胞产生的单核细胞趋化蛋白 (如 MCP-1) 等，也可参与炎症反应。大多数风湿性疾病，或由于感染产生的外源性抗原物质，或由于体内产生的内源性抗原物质，启动或加剧这种自身免疫反应，血清内可出现多种抗体。

(2) 遗传因素。近年来的研究证明，一些风湿性疾病，特别是结缔组织病，遗传及患者的易感性和疾病的表达密切相关，对疾病的早期或不典型病例及预后都有一定的意义，其中 HLA 最为重要。

(3) 感染因素。多年来的研究阐明，多种感染因子，微生物产生的抗原或超抗原可以直接或间接激发或启动免疫反应。

(4) 内分泌因素。研究证明，雌激素和孕激素的失调与多种风湿病的发生有关。

(5) 环境与物理因素。例如，紫外线可以诱发 SLE。

(6) 其他。一些药品如普鲁卡因胺，一些口服避孕药可以诱发 SLE 和 ANCA 阳性小血管炎。

第二节　以关节炎为主的病变

一、类风湿性关节炎

类风湿性关节炎 (rheumatoid arthritis) 是一种慢性全身性自身免疫性疾病，主要侵犯全身各处关节，呈多发性和对称性慢性增生性滑膜炎，由此引起关节软骨和关节囊的破坏，最后导致关节强直畸形。除关节外，身体其他器官或组织也可受累，包括皮下组织、心、血管、肺、脾、淋巴结、眼和浆膜等处。本病发病年龄多在 25 ～ 55 岁间，也见于儿童。女性发病率比男性高 2 ～ 3 倍。本病呈慢性经过，病变剧增和缓解反复交替进行。绝大多数患者血浆中有类风湿因子 (rheumatoid factor, RF) 及其免疫复合物存在。

(一) 病因和发病机制

目前多认为本病属于一种自身免疫性疾病，其始动因子尚不清楚，可能是感染因子 (如病毒、支原体或细菌等) 进入人体后，其所含某些成分 (如寡糖或糖肽碎片) 被关节内滑膜细胞摄取并组合到滑膜细胞所合成的蛋白多糖中，使其结构发生改变而具有抗原性。这种自身抗原不仅可使机体产生抗体（IgG），同时还可导致 IgG 分子的 Fc 片段结构发生改变，形成新的抗原决定簇，从而激发另一种抗体形成，即类风湿因子 (RF)。

血清中 RF 的主要成分是 IgM，亦有 IgG、IgA 和 IgE 等。IgM 型的 RF 见于 85% ~ 95% 的类风湿性关节炎患者，是临床诊断的重要指标。各种免疫球蛋白类型的 RF 与 IgG 形成的免疫复合物存在于血循环中。RF 和免疫球蛋白可在关节内合成并结合成免疫复合物，循环中 RF-IgG 复合物亦可沉积于局部组织，这与关节和关节外器官和组织病变的发生有密切关系。关节滑膜内 RF-IgG 复合物可以固定及激活补体，产生 C3a 和 C5a，吸引中性粒细胞和单核细胞渗出。中性粒细胞、单核细胞及滑膜细胞 (A 型细胞) 吞噬了上述免疫复合物后，被激活并合成和释放溶酶体酶，包括中性蛋白酶、胶原酶等以及各种介质，如前列腺素、白三烯、白细胞介素 -1(IL-1) 等，导致滑膜及关节软骨的破坏。

IL-1 是类风湿性关节炎的主要介质，由激活的巨噬细胞和滑膜细胞产生。IL-1 可使滑膜细胞和软骨细胞合成和释放胶原酶和其他蛋白溶解酶，并抑制软骨细胞合成蛋白多糖，它本身又是一种破骨细胞激活因子。不仅滑膜内有 RF 各种免疫球蛋白及补体等，而且经免疫荧光和组织培养亦说明它们可由滑膜内 B 细胞和浆细胞产生。即使在始动因子（如感染因子）已不复存在的情况下，RF 仍不断产生，结果导致炎症病变反复发作，成为慢性炎症。

有研究表明，除上述体液免疫因素外，本病与细胞免疫亦有密切关系。随滑膜病变转为慢性，T 细胞和浆细胞明显增加，其中主要是 T4 辅助细胞。T4 与 B 细胞协同作用，参与 RF 和免疫球蛋白合成，滑膜内 HLA-DR 阳性巨噬细胞和树突细胞增加，与 T4 相互作用，亦与造成关节损害的免疫机制有关。

关于感染因子与本病的关系，近年来注意到 EB 病毒感染的作用。有 65% ~ 93% 的类风湿性关节炎患者血清中有 EB 病毒核心抗体，而其他关节炎患者则仅为 10% ~ 29%；又本病患者细胞培养的 B 细胞，经 EB 病毒转化后可产生 RF。

（二）病理变化

1. 基本病变

类风湿性关节炎作为一种全身性免疫性疾病，在关节和其他受累器官及组织内，有与免疫反应密切相关的淋巴细胞、浆细胞和巨噬细胞浸润，并可伴淋巴滤泡形成。另外，本病病变主要累及结缔组织，属于结缔组织疾病，全身间质胶原纤维和血管可呈现纤维素样变性或坏死（很可能由局部免疫复合物沉积所致），表现为：①类风湿性肉芽肿 (rheumatoid granuloma) 或称类风湿小结 (rheumatoid nodule) 形成，具有一定的特征性。镜下，小结中央为大片纤维素样坏死，周围有核呈栅状或放射状排列的类上皮细胞，再外围为增生的毛细血管及成纤维细胞，伴上述炎症细胞浸润，最后则纤维化。类风湿小结主要发生于皮肤，其次为心肺、脾和浆膜等处。②血管炎：主要发生于小静脉和小动脉，轻重不一，少数严重者出现纤维素样坏死性动脉炎，常伴有血栓形成。

2. 各器官的病变

（1）关节病变最常见，多为多发性及对称性，常累及手足小关节，尤其是近侧指间关节、掌指关节及跖趾关节，其次为膝、踝、腕、肘、髋及脊椎等关节。

①滑膜病变：早期，主要病变在滑膜，可分为急性和慢性两个阶段，两个阶段间没有明显界限。急性滑膜炎时期关节肿胀，滑膜充血、水肿，表面滑膜组织可见灶性坏死和纤维素被覆。此期虽可见中性粒细胞浸润，但以淋巴细胞和巨噬细胞为主。关节腔内有混浊的乳状积液，或可见纤维蛋白凝块。慢性滑膜炎具有特征性的改变，表现为：Ⅰ.滑膜内有大量淋巴细胞、巨噬细胞和浆细胞浸润，并可形成淋巴小结，病程较久者可见生发中心。Ⅱ.滑膜细胞活跃增生，可形成多层状，并可见多核巨细胞。后者胞质略嗜碱性，核有 2～12 个不等，多位于胞质外围，呈花环状排列。电镜下，增生的滑膜细胞以 B 型（成纤维细胞样细胞）为主，而多核巨细胞则在形态上与 A 型滑膜细胞（巨噬细胞样细胞）相似。Ⅲ.滑膜绒毛状增生及血管翳（pannus）形成。滑膜的慢性炎症导致新生血管和纤维组织增生，滑膜呈不规则增厚，形成许多绒毛状突起并伸向关节腔。绒毛直径 1～2mm，长度可达 2 cm。上述淋巴小结常位于绒毛末端。滑膜内可见血管炎改变，或有灶性坏死，或小灶性出血和含铁血黄素沉着，滑膜和绒毛表面可见纤维素沉着。Ⅳ.滑膜内炎性肉芽组织向关节软骨边缘部扩展，形成血管翳，并逐渐覆盖和破坏关节软骨。

②关节软骨变化：急性滑膜炎可以消退而不累及关节软骨，但当炎症反复发作并转变为慢性时，关节软骨几乎必然受损。最早表现为基质的异染性减弱或消失，用甲苯胺蓝染色可以证实。关节软骨边缘形成的血管翳直接侵蚀破坏关节软骨，两者交界面可见软骨糜烂和小灶性坏死。随着血管翳逐渐向心性伸展和覆盖整个关节软骨表面，关节软骨严重破坏，最终被血管翳取代。

长期的慢性炎症和反复发作，滑膜不断增生，纤维组织日益堆积，关节腔内纤维素性渗出物又不断机化和瘢痕化，使关节腔变窄，同时关节软骨破坏和被血管翳取代，两关节面发生纤维性粘连，形成纤维性关节强直，最后可发展为骨性关节强直。由于关节周围肌肉痉挛及肌腱松弛，可造成关节脱位或半脱位，加重关节畸形。

③关节相邻组织的变化：Ⅰ.慢性类风湿性关节炎会引起关节邻近骨组织吸收和骨质疏松以及关节软骨下骨质破坏，有时可见小囊腔形成，偶尔附近骨皮质被侵蚀破坏，可导致病理性骨折。这些改变与破骨细胞和巨噬细胞进行骨质吸收、长期应用皮质激素类药物治疗以及受关节炎症波及等有关。Ⅱ.关节附近肌腱、韧带和肌肉常受累，有局灶性淋巴细胞、浆细胞和巨噬细胞浸润，偶见类风湿小结。肌肉有失用性萎缩。Ⅲ.关节病变的引流淋巴结肿大，淋巴组织增生，生发中心明显，偶见类风湿肉芽肿形成。

（2）关节以外的类风湿病改变并不常见，多伴发于有明显活动性关节病变者。

①皮下结节：是关节以外类风湿病中最常见者，见于 20%～25% 的病例，多位于关节旁，最常见于鹰嘴突等骨质突出和受压部位。单个或多个，大小由数毫米

至 2 cm 不等，质硬，无压痛。肉眼观呈灰白色，中央为黄色坏死区，镜下呈典型类风湿性肉芽肿改变。皮下结节存在的时间较长，可持续数月或数年不退。

②心和肺等病变：类风湿性肉芽肿、血管炎和淋巴细胞、浆细胞和巨噬细胞浸润等改变可出现于许多器官和组织，但较常见于心脏（心内膜、心肌和心外膜）和肺，最终导致心和肺灶性或弥漫性间质纤维化。偶尔引起心瓣膜变形和关闭不全。浆膜受累造成纤维素性心包炎和胸膜炎，最后引起心包和胸膜广泛增厚、粘连。

3 血管病变：偶尔出现急性纤维素样坏死性动脉炎，常伴血栓形成和引起相应组织的梗死，主动脉亦可受累。

二、强直性脊柱炎

强直性脊柱炎（ankylosing spondylitis, AS）是以骶髂关节和脊柱附着点炎症为主要症状的疾病，与 HLA-B27 呈强关联。某些微生物（如克雷白杆菌）与易感者自身组织具有共同抗原，可引发异常免疫应答。它是以四肢大关节、椎间盘纤维环及其附近结缔组织纤维化和骨化，以及关节强直为病变特点的慢性炎性疾病。强直性脊柱炎属风湿病范畴，是血清阴性脊柱关节病的一种。

（一）病因和发病机制

1. 遗传

遗传因素在此病的发病中具有重要作用。但需要了解的是，除遗传因素外，还有其他因素影响强直性脊柱炎的发病，因此，遗传并不是影响本病的唯一因素。

2. 感染

近年来研究提示，此病的发生可能与感染相关。病人中溃疡性结肠炎和局限性肠炎发生率较普通人群高许多，故推测可能与感染有关。

3. 自身免疫

有人发现，60% 的强直性脊柱炎病人血清补体增高，大多数病例有 IgA 型类风湿因子，血清 C4 和 IgA 水平显著增高，血清中有循环免疫复合物（CIC），但抗原性质未确定。以上现象提示，免疫机制参与本病的发病。

4. 风寒湿致病

强直性脊柱炎属于风湿类疾病的范畴，风寒潮湿是强直性脊柱炎的致病因素。

5. 其他可能造成强直性脊柱炎的原因

创伤、内分泌、代谢障碍和变态反应等亦被疑为发病病因，引起脊柱强直和纤维化，造成不同程度眼、肺、肌肉、骨骼病变，属自身免疫性疾病。

（二）病理变化

1. 滑膜炎

滑膜炎是强直性脊柱炎受累关节最早出现的病理改变，显微镜下可见到炎变的滑膜组织增生肥厚、绒毛形成、小血管周围浆细胞和淋巴细胞浸润。这种炎变的滑膜组织可以释放炎性介质，造成关节肿胀、疼痛；可以释放多种酶类，破坏关节软骨和骨组织，最终造成关节破坏。病变多由骶髂关节开始，逐渐向上侵犯腰椎、胸椎及颈椎。肩关节、颞颌关节、肋横关节、肋椎关节、胸锁关节、胸骨柄体关节、耻骨联合也常被累及。

2. 韧带、肌腱骨附着点的炎症

这是强直性脊柱炎带有特征性的病理改变，即在韧带、肌腱及关节囊附着部位发生无菌性炎症，炎症过程中生成的肉芽组织可破坏松质骨。在骨组织修复过程中，受炎症的刺激，骨质生成过多，新生的骨组织不仅填补了骨质缺损处，而且向附近的韧带、肌腱和关节囊内延伸，形成违带骨赘。这种特征性的肌腱端炎症多见于坐骨结节、跟骨结节、耻骨联合.髂骨峭、股骨大转子等处。

3. 骨质增生和骨质融合

强直性脊柱炎的晚期，受累关节骨质增生日益明显，尤以关节囊和韧带的钙化或骨化十分突出，最终受累关节间隙完全消失，发生骨性强直。这种骨性强直常发生于骶髂关节、脊柱及髋关节，较少发生于膝关节和踝关节，发生在脊柱的这种改变是形成 X 线片上竹节样变的病理基础。

4. 内脏器官病理改变

本病除上述骨关节的病理改变外，常有内脏和其他器官受累。患者可发生主动脉根部局灶性中层坏死，造成主动脉扩张，主动脉瓣增厚并因纤维化而缩短，但不融合，这些病变可引起主动脉瓣关闭不全。病变累及二尖瓣前叶可引起二尖瓣关闭不全。偶见心包和心肌纤维化，组织学可见心外膜血管有慢性炎性细胞浸润和动脉内膜炎；主动脉壁中层弹力组织破坏，代之以纤维组织，纤维化组织如侵犯房室束，则引起房室传导阻滞。临床上 3.5% ~ 10% 的强直性脊柱炎患者可表现出心脏异常。

肺部病变特征是肺组织呈斑片状炎症，伴纤维细胞浸润，进而发展为肺泡间纤维化伴玻璃变性。尸检发现，有 6% ~ 8% 的强直性脊柱炎患者有淀粉样变性。肾淀粉样变性可危及生命，在中枢神经系统可出现脊髓压迫，眼睛病变可出现虹膜睫状体炎症改变。

三、银屑病性关节炎

银屑病性关节炎 (psoriatic arthritis，PsA) 是一种与银屑病相关的炎性关节病，有银屑病皮疹并伴有关节和周围软组织疼痛、肿胀、压痛、僵硬和运动障碍。部分患者可有骶髂关节炎和 (或) 脊柱炎，病程迁延，易复发。晚期可有关节强直。约 75% 的患者皮疹出现在关节炎之前，同时出现者约占 15% ，皮疹出现在关节炎后的患者约占 10%。该病可发生于任何年龄，高峰年龄为 30 ~ 50 岁，无性别差异，但脊柱受累以男性较多。

（一）病因和发病机制

1. 遗传因素

本病常有家庭聚集倾向，一级家属患病率高达30%，单卵双生子患病危险性为72%。国内报告有家族史者占10%～23.8%，国外报道为10%～80%。本病是常染色体显性遗传，伴有不完全外显率，但也有人认为是常染色体隐性遗传或性连锁遗传。

2. 感染因素

（1）病毒感染。有人曾对银屑病伴有病毒感染的患者进行抗病毒治疗，结果银屑病性关节炎病情也随之缓解。

（2）链球菌感染。据报道，约6%的患者有咽部感染史及上呼吸道症状，而且其抗"O"滴定度亦增高。

（3）内分泌功能障碍。银屑病与内分泌腺功能状态的相关作用早已引起人们的重视。

（4）神经精神障碍。以往文献经常报道精神因素与本病有关，如精神创伤可引起本病发作或使病情加重，并认为这是由于精神受刺激后血管运动神经张力升高所致。

（5）其他。多数患者冬季复发、加重，夏季缓解或自然消退，但久病者季节规律性消失。也有的女性患者经期前后加重，妊娠期皮疹消退，分娩后复发。

（二）病理变化

银屑病性关节炎的病理包括皮肤病理和骨关节炎病理。根据皮损特征，银屑病性关节炎的皮肤病理一般分为寻常型、脓疱型和红皮病型。

1. 寻常型

表皮改变较早，在表皮层中有角质增生，主要为角化不全。角化不全细胞可结合成片状，其间充有空气而折光，故肉眼观察为银白色鳞屑。在静止期，角化过度可能较角化不全更为显著。在角化层或角化层下，有时可见由中性粒细胞组成的小脓肿，此系中性粒细胞由真皮乳头层上端毛细血管向表面游走所致，多见于早期损害中，很少见于陈旧性损害中。颗粒层变薄或消失，棘层增厚，伴有表皮突延长，末端常有增厚，有时可与邻近的表皮突相连。在乳头顶部棘细胞层中可有明显的细胞间隙水肿。

银屑病性关节炎在早期皮损中，可见中性粒细胞及淋巴细胞散在于棘细胞层内。真皮上部毛细血管扩张迂曲，管壁轻度增厚，伴有间质轻度到中度炎性细胞浸润。在陈旧的损害中，其浸润是由淋巴细胞和浆细胞组成的。浆细胞浸润以乳头部最为显著，乳头部可向上伸长，并有水肿，常延长到表面角化层，其顶端的棘细胞层变薄，仅残存2～3层细胞。该处常无颗粒细胞，因此，较易刮破乳头顶部的小血管而造成临床上的点状出血。由于表皮突延长和增宽，真皮乳头也相应延长和变狭窄而呈棒状或指状。

2. 脓疱型

此种银屑病性关节炎的病理改变基本与寻常型相同，但角化层可见有较大的脓疱，疱内主要为中性粒细胞。棘细胞层增厚与棒状乳头变化均不明显。真皮层炎性浸润较严重，主要为淋巴细胞、组织细胞及少量中性粒细胞。

3. 红皮病型

除有银屑病的病理特征外，其他变化均与皮炎相似，呈显著角化不全，颗粒层变薄与消失，棘细胞层肥厚，表皮突延长，有明显的细胞内外水肿，但不形成水疱。真皮上部水肿，血管扩张充血，血管周围有淋巴细胞和中性粒细胞浸润，有时可见嗜酸粒细胞。晚期浸润多为淋巴细胞、组织细胞及浆细胞等。

银屑病性关节炎的关节炎病理基本与类风湿性关节炎相似，但缺乏典型的类风湿血管翳。早期可有滑膜水肿和充血，以后滑膜细胞轻度增生，绒毛形成。滑膜血管周围有淋巴细胞、浆细胞浸润。

银屑病性关节炎病程长者成纤维细胞增生，滑膜发生纤维化。典型改变为指（趾）骨溶解，是由于骨膜非炎症性增生而使骨皮质间断性丧失所致。同时可伴有成骨细胞活性增强而引起的轻度新骨形成，但整个病程中以溶骨为主，并以足部跖趾关节改变较为明显。

第三节　与感染相关的病变

一、风湿热

风湿热是与 A 组 b 型（又称"A 组乙型"）溶血性链球菌感染有关的变态反应性疾病。病变主要累及全身结缔组织，属结缔组织病；心脏、关节或血管最常累及，以心脏病变最为严重；急性期称之为风湿热 (rheumatic fever)，临床除有心脏和关节症状外，常伴有发热、毒血症，皮疹、皮下结节等；血液检查：抗"O"抗体升高，血沉加快，白细胞增多等；风湿热常反复发作，急性期过后，常造成轻重不等的心脏病变，形成慢性心瓣膜病，后果严重。急性期多见于 5 ~ 14 岁少儿，以 6 ~ 9 岁最多见，常反复发作。心瓣膜病常形成于 20 ~ 40 岁之间。

（一）病因和发病机制

风湿热的病因和发病机制尚未完全明确，但认为与 A 组乙型溶血性链球菌有关。本病多发生于寒冷地带，与链球菌盛行地区一致；发病季节多见于春、冬季，与链球菌盛行季节一致；抗生素的应用可减少发病及有预防作用。其发病机制有以下学说：

1. 链球菌感染学说

链球菌细胞壁中的多糖抗原不同而分许多亚型，对人致病的 90% 以上是 A 组，根据是否产生溶血及溶血的性质，又分 α 、β.y 溶血性链球菌。对人致病的 A 组链球菌多为 β 溶血性。A 组乙型溶血性链球菌是富含抗原的一种微生物。在链球菌众多致病抗原中，M 蛋白被认为是与其致病性及毒力关系最密切的物质，是公认的典型的超抗原。超抗原的两大特点决定了其与普通抗原有着本质的区别：(1) 超抗原不需要抗原呈递细胞的处理，而是以完整蛋白质的形式直接与主要组织相容性抗原复合物Ⅱ类抗原结合槽的外侧特异性结合；(2) 超抗原被 T 细胞识别，仅涉及 T 细胞受体 5 个可变区 (Vo , Jo 、 Vp. DB 、JB) 中的 VB。一种超抗原往往有数种 T 细胞受体 VB 特异性，所以可激活比普通抗原高达 1000 ~ 100000 倍的 T 细胞。大量的 T 细胞被激活后，产生多种细胞因子，并使巨噬细胞和其他免疫细胞被激活。超抗原这种强大的刺激效应，可能激活体内本来存在的少量自身反应性 T 细胞，从而诱发某些自身免疫性疾病。

部分风湿热患者在发病前曾有咽峡炎、扁桃体炎等上呼吸道链球菌感染病史，抗生素被广泛使用后，不但能预防和治疗咽峡炎、扁桃体炎，而且也明显减少了风湿病的发生和复发。

2. 链球菌毒素学说

链球菌及其产物的直接毒性作用是风湿热的病因，这一点已被公认。链球菌可产生多种细胞外毒素和一些酶，直接造成人体内组织器官的损伤。

3. 变态反应学说

风湿性心脏病的发病主要与Ⅱ型超敏反应相关，包括两个主要步骤：第一步，自身抗体的产生。链球菌感染人体后，人体发生风湿热的危险性与针对链球菌过强的免疫反应有关。其主要学说是分子模拟机制学说：链球菌抗原与人体组织（如心肌肌浆球蛋白与链球菌 M 蛋白，心瓣膜与菌壁多糖）存在交叉抗原。感染细菌后，人体产生了大量的自身抗体及活化的自身反应 T 细胞。第二步，上述自身抗体炎性细胞因子与心瓣膜内皮细胞反应，内皮细胞被激活，表达血管细胞黏附分子。随后，T 细胞通过内皮细胞渗透进入无血管结构的心瓣膜，形成阿孝夫小体或内皮下包含巨噬细胞和 T 细胞的肉芽肿病灶。最终由于新生血管的形成及病情的进展，心瓣膜变成斑痕样的慢性病变，形成风湿心脏病。目前，内皮细胞被认为是风湿性心脏病发病机制的焦点。

4. 自身免疫学说

目前，该学说的支持者最多。支持点有：(1) 有自身抗体存在；(2) 链球菌与组织成分有交叉反应（抗原抗体交叉反应学说：链球菌细胞壁的 C 抗原引起的抗体可与结缔组织发生交叉反应，链球菌细胞壁的 M 抗原引起的抗体可引起心肌及血管平滑肌交叉反应）；(3) 心肌内有免疫球蛋白沉积（活动期）；(4) 心瓣膜上有 IgG 沉积。

5. 遗传易感性

风湿热患者的亲属患病的风险要比无风湿热的家庭高。即使是严重的链球菌感染，也只有 1% ~ 3% 的患者出现风湿热，这就强烈提示遗传易感性的存在。近年来发现，B 细胞标记物 CD；在风湿热患者中的表达明显高于正常人群。此外，风湿热患者 60% ~ 70% 为 HLA-DR，而非风湿热者仅占 10% ~ 15%。对大量风湿病患者的研究表明，B 细胞标志 D8/17 抗原为风湿病的易感标志之一。

（三）病理变化

1. 基本病变

主要累及全身结缔组织，以心脏最常见。病变发展过程大致可分为以下三期：

（1）变质渗出期（alterative and exudative phase）。

变质渗出是风湿病的早期改变。在心脏、浆膜、关节、皮肤等病变部位表现为结缔组织黏液样变性和胶原纤维的纤维素样坏死，即肿胀的胶原纤维断裂崩解为红染、无结构的颗粒样物。此外，病灶中少量浆液和炎细胞（主要为淋巴细胞，少量中性粒细胞和单核细胞）。此期持续约 1 个月。

（2）增生期（proliferative phase or granulomatous phase）。

增生期又称肉芽肿期，此期的特征性病变是形成风湿性肉芽肿，或称为风湿小体、Aschoff 小体（Aschoff body）——具有诊断意义。Aschoff 小体体积较小，在显微镜下才能看见，多位于心肌间质、心内膜下及皮下结缔组织；在心肌间质内者多位于小血管旁，呈梭形或类圆形；中心为纤维素样坏死，周围为各种细胞成分：① Anitschkow 细胞：胞质丰富，嗜碱性，核大，呈卵圆形、空泡状。染色质集中于核的中央，核的横切面似枭眼，纵切面的染色质如毛虫。② Aschoff 巨细胞：含 1 ~ 4 个泡状的核，与 Anitschkow 细胞相似，胞质嗜碱性。小体内还有少量淋巴细胞和中性粒细胞。此期持续 2 ~ 3 个月。

（3）瘢痕期（fibrous phase or healed phase）。

瘢痕期又称愈合期。符合一般炎症愈合的特点，Aschoff 小体内的坏死细胞逐渐被吸收，Aschoff 变为纤维细胞，风湿小体逐渐纤维化，形成梭形瘢痕。此期经历 2 ~ 3 个月。

2. 各器官的病变

(1) 风湿性心脏病。

常累及心脏各层，故称为风湿性全心炎（rheumatic pancardi-tis）。

①风湿型心内膜炎（rheumatic endocarditis）：常侵犯心瓣膜，以二尖瓣最常见，其次为二尖瓣和主动脉瓣同时受累。病变早期表现为浆液性心内膜炎，肉眼观浆膜肿胀、透亮，镜下浆膜疏松，有巨噬细胞浸润及纤维素样坏死；其后，坏死灶周围出现 Anitschkow 细胞，严重者可有 Aschoff 小体形成，随后在心瓣膜上出现典型改变——枣疣状赘生物。这些疣状赘生物呈灰白色，半透明，附着牢固，不易脱落；镜下为由血小板和纤维素构成的白色血栓，主要发生于二尖瓣心房面和主动脉瓣心室面。病变后期，心内膜下病变和赘生物机化形成瘢痕；心壁内膜增厚、粗糙、皱缩，称为马氏斑（MaCallum's patch），以左心房后壁多见；长期反复发作可形成慢性心瓣膜病。

②风湿性心肌炎 (rheumatic myocarditis)：主要累及心肌间质结缔组织；心肌小动脉近旁的结缔组织发生纤维素样坏死，继而形成风湿小体。小体呈弥漫或局限分布，大小不一，多呈梭形，最常见于左心室后壁、室间隔、左心房及左心耳。后期，小体纤维化，形成瘢痕。风湿性心肌炎常可影响心肌收缩力，从而出现临床症状。

③风湿性心包炎 (rheumatic pericarditis)：又称风湿性心外膜炎，主要累及心包脏层，呈浆液性或浆液纤维素性炎症。心包腔内大量浆液渗出，形成心包积液。大量纤维蛋白渗出时可形成绒毛心 (心外膜腔内有大量浆液渗出，形成心外膜积液，当渗出以纤维素为主时，覆盖于心外膜表面的纤维素可因心脏的不停搏动和牵拉而形成绒毛状，即绒毛心)。恢复期，多数渗出吸收，少数纤维机化粘连，形成缩窄性心包炎。干性心外膜炎患者心前区疼痛，听诊可闻及心包摩擦音；湿性心外膜炎患者可诉胸闷不适，听诊心音弱而遥远。

（2）风湿性关节炎。

75% 的风湿性关节炎 (rheumatic arthritis) 患者累及关节，多累及四肢大关节，特别是膝、踝关节，其次是肩、腕、肘关节。各关节常先后受累，反复发作。关节局部出现红、肿、热、痛、功能障碍。镜下主要为浆液性炎，关节周围结缔组织可有少量风湿小体，多数痊愈，无后遗症。

（3）皮肤病变。

①渗出性病变：环形红斑 (erythema annulare) 多见于躯干及四肢皮肤，为淡红色环状红晕，中央皮肤色泽正常。光镜下红斑处真皮浅层血管充血、水肿及炎细胞浸润，1 ~ 2 d 后消退。这对急性期有诊断意义。

②增生性病变：皮下结节 (subcutaneous nodules) 多位于四肢大关节，如肘、腕、膝、踝关节伸侧面皮下，0.5 ~ 2.0 cm，圆形或椭圆形，质硬，活动，无压痛。镜下，结节中心为大片纤维素样坏死物，其周围可见增生的成纤维细胞和栅栏状排列的 Anitschkow 细胞，伴有炎细胞浸润。数周后，结节纤维化而变为瘢痕组织。风湿热时，皮下结节虽不常出现，但有诊断意义。

（4）风湿性动脉炎。

风湿性动脉炎 (rheumatic arteritis) 主要累及大中动脉，如冠状动脉、肾动脉、肠系膜动脉、脑动脉、主动脉和肺动脉等。急性期，血管壁发生黏液样变性和纤维素样坏死，伴有炎细胞浸润。后期，血管壁因瘢痕形成而呈不规则增厚，管腔狭窄，并发血栓形成。

（5）中枢神经系统病变。

多见于 5 ~ 12 岁儿童，主要病变为风湿性动脉炎和皮质下脑炎。后者主要累及大脑皮质、基底节、丘脑及小脑皮质。光镜下可有神经细胞变性、胶质细胞增生及胶质结节形成。当锥体外系受累较重时，患儿出现肢体的不自主运动，称为小舞蹈症 (chorea minor)。

二、反应性关节炎

反应性关节炎（reactive arthritis，ReA)是一种发生于某些特定部位（如肠道和泌尿生殖道）感染之后的关节炎。随着人们对本病进行的一系列临床及实验室研究证实，目前认为反应性关节炎是一种继发于身体其他部位感染后的急性非化脓性关节炎。除关节表现外，反应性关节炎常伴一种或多种关节外表现。近年发现，包括细菌、病毒、衣原体、支原体、螺旋体等在内的绝大多数微生物感染后均可引起反应性关节炎，因此广义的反应性关节炎范围甚广，是临床上常见的关节炎之一；然而经典的反应性关节炎仅指某些特定的泌尿生殖系或胃肠道感染后短期内发生的一类外周关节炎，而赖特（Reiter)综合征为经典反应性关节炎中的经典。该病多发生于18 ~ 40 岁的青年男性，国外发病率为 0.06% ~ 1 %，国内尚无相关的流行病学数据报道。也可见于儿童及老年人。男女发病率无明显不同。本病无地域差异，可发生于世界各地。

（一）病因和发病机制

反应性关节炎的发病与感染、遗传标记（HLA-B27)和免疫失调有关。患者亲属中骶髂关节炎、强直性脊柱炎和银屑病发病数均高于正常人群。引起反应性关节炎的常见病原微生物包括肠道、泌尿生殖道、咽部及呼吸道感染菌群，甚至病毒、衣原体及原虫等。这些微生物大多为革兰染色阴性，具有黏附黏膜表面侵入宿主细胞的特性。

研究发现，许多反应性关节炎患者的滑膜和滑膜白细胞内可检测到沙眼衣原体的 DNA 和 RNA 及志贺杆菌的抗原成分。而衣原体热休克蛋白(HSP)、耶尔森菌热休克蛋白 -60 及其多肽片段均可诱导反应性关节炎患者 T 细胞增殖。这些发现提示，患者外周血中的 T 细胞可能受到上述细菌抗原成分的诱导而导致发病。与此同时，近期大量研究证明，乙型溶血性链球菌感染与反应性关节炎的发病也密切相关，乙型溶血性链球菌感染是反应性关节炎的另一个常见原因。Kocak 等将乙型溶血性链球菌感染后关节炎 / 关节痛但不符合修订的 Jones 风湿热诊断标准者诊断为链球菌感染后反应性关节炎（PSReA)。

（二）病理变化

本病早期，滑膜组织学改变类似轻度化脓性炎症，特点是炎症区明显充血、水肿，中性粒细胞及淋巴细胞浸润。病变2周以上可见浆细胞及多种结缔组织细胞增生。慢性关节炎的病理特点是绒毛样滑膜增生、血管翳形成和关节软骨缘的骨性侵蚀，镜检呈非特异性炎性反应，有淋巴细胞及浆细胞灶性浸润；部分病例可见淋巴小结或灶性中性粒细胞浸润（微脓肿）。结缔组织和滑膜增生是本病的固有特点，慢性滑膜病变往往类似类风湿性关节炎。韧带及关节囊附着点的炎症性病变是赖特综合征病变活动的常见部位。肌腱端病的典型表现有跟腱附着点炎，伴有关节周围炎症的腊肠样指（趾），X 线片显示的滑膜炎，以及肌腱附着点周围的骨质疏松、糜烂和骨刺形成。

皮肤病变的特征是皮肤角质层增生，类似皮肤角化病和棘皮病，表皮出现水疱，疱内充满上皮细胞、中性多核粒细胞和淋巴细胞，并常见微脓肿样改变。真皮外层淋巴细胞和浆细胞浸润。黏膜病理改变与皮肤病变相似，但无皮肤角化病表现。皮肤活检在显微镜下观察，早期可见表皮角化过度、角化不全、棘细胞增多，伴有表皮突不规则延长和乳头上层变薄。真皮内可出现中性粒细胞，并游走于表皮细胞间。随着病情的发展，表皮棘细胞变性和溶解，可见不同程度的仅有细胞膜和细胞核的"海绵状细胞"，偶见有脓肿。最后"海绵状细胞"可互相融合而形成大疱。真皮乳头层内有淋巴细胞浸润，间有散在的中性粒细胞浸润。

滑膜的病理改变早期为非化脓性炎症反应，尤其以富有血管组织的浅表部位最为显著，表现为滑膜充血。后期可见结缔组织细胞增生、坏死以及含铁血黄素沉着。另外还有慢性进行性关节病变，其组织学改变为软骨呈绒毛状肥厚，伴有血管翳形成及软骨下边缘腐蚀。

第四节　弥漫性结缔组织病变

一、系统性红斑狼疮

系统性红斑狼疮 (systemic lupus erythematosus，SLE) 是一种比较常见的系统性自身免疫病。患者体内有以抗核抗体为主的多种自身抗体和广泛的小动脉病变及多系统受累。临床表现主要有发热、皮损（如面部蝶形红斑）及关节、肾、肝、心浆膜等损害，以及全血细胞减少。多见于年轻妇女，男女发病比例为 1 ：(6 ~ 9)，病程迁延反复，预后差。

（一）病因和发病机制

本病的病因和发病机制不明，目前的研究主要集中在以下三个方面：

1. 免疫因素

患者体内有多种自身抗体形成，提示 B 细胞活动亢进是本病的发病基础。周围血中 B 细胞体外培养实验结果发现，其增殖能力较正常强 8 ~ 10 倍。

2. 遗传因素

遗传因素与本病的关系表现为：(1) 在纯合子双胎中有很高的一致性 (69%)。(2) SLE 患者家属成员中发病的可能性明显增加。(3) 北美白人中 SLE 与 HLA-DR2，DR3 有关，这可能是由于位于 HLAD 区的免疫反应基因 (lr) 对抗原 (包括自身抗原) 所激发的免疫反应的程度有调节作用的缘故。

3. 其他

非遗传因素在启动自身免疫反应中亦起着一定的作用。这些因素包括：

（1）药物：盐酸肼屈嗪 (hydralazine)、普鲁卡因胺 (procain-amide) 等可引起 SLE 样反应，但停药后常可自愈。

（2）病毒：在实验动物 NZB 和 NZB/WF1 小鼠中的自发性 SLE 样病中发现 C 型病毒感染，在肾小球中可检出病毒抗原 - 抗体复合物。但在 SLE 病中病毒因素尚未能充分得到证实。

（3）性激素对 SLE 的发生有重要影响，其中雄激素似有保护作用，而雌激素则似有助长作用，故患者以女性为多，特别多发生在生育年龄，病情在月经期和妊娠期加重。

自身抗体及组织损害机制：本病患者体内有多种自身抗体，95% 以上的患者抗核抗体阳性，可出现抗 DNA(双股、单股) 抗组蛋白．抗 RNA- 非组蛋白、抗核糖核蛋白 (主要为 Smith 抗原) 抗粒细胞、抗血小板、抗平滑肌等抗体，其中抗双股 DNA 和抗 Smith 抗原具有相对特异性，阳性率分别为 60% 和 30% ，而在其他结缔组织病的阳性率均低于 5%。

抗核抗体并无细胞毒性，但能攻击变性或胞膜受损的粒细胞。一旦它与细胞核接触，即可使胞核肿胀，呈均质状一片，并被挤出胞体，形成狼疮 (LE) 小体。LE 小体对中性粒细胞、巨噬细胞有趋化性 (彩图 8，见彩色插页)，在补体存在时可促进细胞的吞噬作用。吞噬了 LE 小体的细胞为狼疮细胞 (彩图 9，见彩色插页)。在组织中，LE 小体呈圆形或椭圆形，HE 染色时苏木素着色而蓝染，故又称苏木素小体，主要见于肾小球或肾间质。一般仅在 20% 的患者可检见苏木素小体，为诊断 SLE 的特征性依据。

SLE 的组织损害与自身抗体的存在有关，多数内脏病变是由免疫复合物所介导的 (Ⅲ 型变态反应)，主要为 DNA- 抗 DNA 复合物所致的血管和肾小球病变，其次为特异性抗红细胞、粒细胞、血小板自身抗体经 Ⅱ 型变态反应导致相应血细胞的损害和溶解，引起贫血。

急性坏死性小动脉、细动脉炎是本病的基础病变，几乎存在于所有患者并累及全身各器官。活动期病变以纤维素样坏死为主。慢性期血管壁纤维化明显，管腔狭窄，血管周围有淋巴细胞浸润伴水肿及基质增加；有时，血管外膜成纤维细胞增生明显，胶原纤维增多，形成洋葱皮样结构，以脾中央动脉的变化最为突出；应用免疫组织化学方法可证实受累的血管壁中有免疫球蛋白、补体、纤维蛋白、DNA 等存在，提示有抗原 - 抗体复合物机制的参与。

（二）病理变化

1. 肾脏

肾衰竭是 SLE 的主要死亡原因。SLE 患者几乎均有不同程度的肾损害，约 60% 的病变以狼疮性肾炎为主要表现。常见的类型有系膜增生型 (10% ~ 15%)、局灶增生型 (10% ~ 15%)、弥漫增生型 (40% ~ 50%) 和膜型 (10% ~ 20%)。各型狼疮性肾炎的病变类同于相应的原发性肾小球肾炎，各型病变间常有交叉，因此肾小球的病变呈多样性，晚期可出现典型的硬化性肾炎的表现。肾炎病变的发生主要基于肾小球中免疫复合物的沉积，可位于系膜区、内皮下和上皮下。其中弥漫增生型狼疮性肾炎中内皮下大量免疫复合物的沉积是 SLE 急性期的特征性病变。在弥漫增生型及膜型病例中，约半数病例在间质及肾小管基膜上亦有免疫复合物沉积，因此肾小球病变和间质的炎症反应在狼疮性肾炎中十分明显（彩图 10，见彩色插页）。苏木素小体的出现有明确的诊断意义。肾小球毛细血管丛节段性纤维素样坏死，伴系膜细胞增生，间质炎细胞浸润。

2. 皮肤

约 80% 的 SLE 患者有明显皮肤损害，以面部蝶形红斑最为典型，亦可累及躯干和四肢。镜下，表皮常有萎缩、角化过度、毛囊角质栓形成、基底细胞液化，表皮和真皮交界处水肿，基底膜、小动脉壁和真皮的胶原纤维可发生纤维素样坏死，血管周围常有淋巴细胞浸润。免疫荧光证实，真皮与表皮交界处有 IgG、IgM 及 C3 沉积，形成颗粒或团块状的荧光带，即"狼疮带"，可能是坏死上皮细胞释出的抗原与血循环中弥散出来的抗核抗体等自身抗体形成的免疫复合物，狼疮带的出现对本病有诊断意义。

3. 心脏

大约半数病例有心脏受累，心瓣膜非细菌性疣赘性心内膜炎（nonbacterial verrucous endocarditis 或 Libman-Sach endocardi-tis）最为典型，赘生物常累及二尖瓣或三尖瓣，其特点为：大小自 l mm 至 3 ~ 4mm，数目单个或多个不等，分布极不规则，可累及瓣膜之前后面或心腔之内膜或腱索（彩图 11，见彩色插页）。镜下，赘生物由纤维蛋白和坏死碎屑及炎症细胞构成，根部基质发生纤维素样坏死，伴炎细胞浸润，后期发生机化。

4. 关节

90% 以上的病例有不同程度的关节受累。滑膜充血水肿，有较多单个核细胞浸润。于紧接上皮浅表部位的结缔组织可出现灶性纤维素样坏死，但很少侵犯关节软骨等深部组织，因此极少引起关节畸形。

5. 肝脏

约 25% 的病例可出现肝损害，称狼疮性肝炎。可表现为汇管区及汇管区周围的单个核细胞浸润及附近肝细胞的碎屑状坏死等慢性活动性肝炎的典型病变，亦可仅有少量散在分布的小灶性坏死等轻微病变。

6. 脾脏

脾脏体积略增大，包膜增厚，滤泡增生颇常见。红髓中有多量浆细胞，内含 IgG，IgM。最突出的变化是小动脉周围纤维化，形成洋葱皮样结构。

7. 淋巴结

全身淋巴结均有不同程度的肿大，窦内皮增生，其中有较多的浆细胞。小血管变化与脾脏内的小血管变化相同。

二、口眼干燥综合征

口眼干燥综合征（Sjogren syndrome）临床上表现为眼干、口干等，乃唾液腺、泪腺受免疫损伤所致。本病可单独存在，也可与其他自身免疫病同时存在，后者最常见的是类风湿性关节炎、SLE 等。病变主要累及唾液腺及泪腺，其他外分泌腺（包括呼吸道、消化道腺体）也可受累。

（一）病因和发病机制

本病的发病机制尚不清楚。由于常伴发 SLE 和类风湿性关节炎，提示本病的发生与免疫性损伤有关。患者 B 细胞功能过度，表现为多克隆高球蛋白血症和类风湿因子(RF)、抗核抗体.冷球蛋白及抗唾液腺抗体的形成。近年来发现，两种特征性抗核糖核蛋白成分的自身抗体（分别命名为抗 SS-B 和 SS-A) 在本病有很高的阳性率(60% 、70%) ，对本病的诊断有参考价值。病灶处有大量 B 细胞及 T 细胞浸润，后者大多为 T 辅助细胞，也有一部分为 T 杀伤细胞，提示亦有细胞免疫机制的参与。

（二）病理变化

唾液腺的组织学病变主要表现为腺管周围大量炎细胞浸润，主要是淋巴细胞和浆细胞，有时可形成淋巴滤泡，并有生发中心形成。伴腺管上皮增生，引起管腔阻塞。病变晚期腺泡萎缩、纤维化，被脂肪组织所替代。个别病例浸润的淋巴细胞形成淋巴瘤样结构，由于唾液腺的破坏而引起口腔黏膜干裂及溃疡形成。

泪腺的类似病变可导致角膜上皮干燥、炎症及溃疡形成。呼吸道、消化道受累可导致相应的鼻炎、喉炎、支气管炎、肺炎及萎缩性胃炎。肾脏可发生间质性肾炎，肾小管周围大量单个核细胞浸润，导致肾小管萎缩、纤维化。因肾小管功能损害而引起肾小管性酸中毒、磷酸盐尿等颇常见。

淋巴结肿大并有增生性变化，核分裂多，故又名假性淋巴瘤。值得提出的是，本病患者发生恶性淋巴瘤的机会较正常人高 40 倍。

三、硬皮病

硬皮病(scleroderma) 又名进行性系统性硬化症（progressivesystemic sclerosis)，以全身许多器官间质过度纤维化为其特征。95% 以上的患者均有皮肤受累的表现，但横纹肌及许多器官（消化道、肺、肾、心等）受累是本病的主要损害所在，病变严重者可导致器官功能衰竭，威胁生命。

（一）病因和发病机制

本病病因不明，其发病可能与以下因素有关：

1. 胶原合成增加

体外培养证实,患者成纤维细胞合成胶原的能力明显高于正常人,合成超过降解,导致大量胶原纤维积集。

2. Ⅳ型变态反应

在皮肤病变中有 T 细胞浸润，所分泌的淋巴因子及其刺激巨噬细胞分泌的因子可刺激成纤维细胞大量合成胶原。

3. 自身抗体

50% 的患者有轻度高丙种球蛋白血症及多种自身抗体，包括 RF、抗平滑肌抗体、抗核抗体等，可能由于抗原抗体免疫复合物沉积或内皮细胞毒作用造成小血管内皮细胞损伤、血栓形成、管壁纤维化、管腔狭窄，导致组织缺氧，从而引起纤维间质增生。

（二）病理变化

1. 皮肤

病变由指端开始，向心性发展，累及前臂、肩、颈、脸，导致关节活动受限。早期，受累的皮肤发生水肿，质韧。镜下主要表现为小血管周围淋巴细胞浸润，毛细血管内皮细胞肿胀、基膜增厚、管腔部分阻塞，间质水肿，胶原纤维肿胀，嗜酸性增强。随着病变的发展，真皮中胶原纤维明显增加，并与皮下组织紧密结合，表皮萎缩变平，黑色素增加，钉突和附属器萎缩消失，小血管增厚，玻璃样变。晚期，手指细而呈爪状，指关节活动受限，有时指端坏死甚或脱落，面部无表情，呈假面具状。

2. 消化道

约有 1/2 的患者消化道受累，黏膜上皮萎缩，固有层、黏膜下层、肌层被大量胶原纤维所取代，血管周单个核细胞浸润。病变以食管下 2/3 段最为严重，管腔狭窄，缺乏弹性。小肠、结肠也可受累。临床上患者出现吞咽困难、消化不良等症状。

3. 肾脏

叶间小动脉病变最为突出，表现为内膜黏液样变性，伴内皮细胞增生及随后的管壁纤维化、管腔明显狭窄，部分病例并有细动脉纤维素样坏死。临床上可出现高血压，与恶性高血压肾脏病变难以区别。约 50% 的患者死于肾衰竭。

4. 肺

弥漫性间质纤维化，肺泡扩张，胞泡隔断裂，形成囊样空腔，本病是造成蜂窝肺的重要原因之一。

四、皮肌炎、多发性肌炎

（一）病因和发病机制

皮肌炎（dermatomyositis）

皮肌炎是一种主要累及横纹肌，以淋巴细胞浸润为主的非化脓性炎症病变，可伴有或不伴有多种皮肤损害。临床上以对称性肢带肌、颈肌及咽肌无力为特征，常累及多个脏器，亦可伴发肿瘤和其他结缔组织病。

本病的确切病因尚不清楚，一般认为与遗传和病毒感染有关。多发性肌炎和皮肌炎的发病有明显种族差异。非裔美国人发病率最高，黑人与白人的发病比例为

(3 ~ 4)。

1. 儿童皮肌炎的发病率亚非较欧美高。

本病在同卵孪生子和一级亲属中出现也提示它有遗传倾向性。

2. 多发性肌炎（multiple myositis）

多发性肌炎属于炎症性肌病，是一组以骨骼肌间质性炎变和肌纤维变性为特征的综合征。病变局限于肌肉时，称为多发性肌炎；若病变同时累及皮肤和肌肉，则称为皮肌炎。

虽然本病的病因及发病机制尚不十分清楚，但一般认为与自身免疫功能失调有关，如部分患者同时伴有风湿热、类风湿性关节炎、红斑狼疮、硬皮病等自身免疫性疾病。有研究证实，体液免疫和细胞免疫机制异常是导致发病的重要原因，许多患者血中可检测出特异性抗体，如抗肌球蛋白抗体、抗核抗体等，同时也存在 T 细胞大量激活现象，外周血 CD4/CD8 比值增高。此外，该病用皮质激素或其他免疫抑制剂治疗后部分患者症状好转或恢复正常，也说明免疫机制在发病中的作用。

（二）皮肌炎/多发性肌炎的病理改变

现将皮肌炎/多发性肌炎的病理改变归纳如下：

1. 肌肉改变

病变主要发生在横纹肌，有时也可见于平滑肌和心肌。肌肉广泛或部分受侵害，肌纤维初期肿胀，横纹消失，肌浆透明化，肌纤维膜细胞核增加，肌纤维分离、断裂。在进行性病变中，肌纤维可呈玻璃样、颗粒状、空泡状等，有时甚至坏死，有时可见钙质沉积。间质呈炎症性改变，血管扩张，内膜增厚，管腔狭窄，甚至栓塞，血管四周有淋巴细胞伴浆细胞和组织细胞浸润。

2. 皮肤改变

在初期水肿性红斑阶段，可见表皮角化，棘层萎缩，钉突消失，基底细胞液化，真皮全层黏液性水肿，血管扩张，四周主要为淋巴细胞浸润，有色素缺失。在进行性病变中，胶原纤维肿胀、均质化或硬化，血管壁增厚，皮下脂肪组织黏液样，钙质沉积，表皮进一步萎缩，皮肤附件亦萎缩。

五、结节性多动脉炎

结节性多动脉炎（polyarteritis nodosa）是全身动脉系统的疾病，表现为中小动脉壁的坏死性炎症。患者以青年人为多，有时也可发生在儿童及老人，男女之比为(2 ~ 3):1。病变各系统或器官的中小动脉均可受累，其中以肾脏(85%)、心脏(75%)、肝脏(65%)、消化道(50%)最为常见。此外，胰腺、睾丸、骨骼肌、神经系统和皮肤也可受累。

（一）病因和发病机制

病因和发病机制不明。动物实验提示，体液因素在本病的发生中起着重要作用。

免疫荧光技术证实，人结节性多动脉炎血管壁中有免疫球蛋白和补体，有些还有 HBsAg，约 50% 的患者血清 HBsAg 或抗 HBs 阳性。

（二）病理变化

病变多呈节段性，以血管分叉处最为常见。肉眼观，病灶处形成直径 2 ~ 4 mm 的灰白色小结节，结节之间的血管壁外观正常。镜下，急性期表现为急性坏死炎症，病变从内膜和中膜内层开始，扩展至管壁全层及外膜周围，纤维素样坏死颇为显著，伴炎细胞浸润，尤以嗜酸粒细胞及中性粒细胞为多，继而有血栓形成。之后的进展是纤维增生，管壁呈结节性增厚，管腔机化阻塞和明显的动脉周围纤维化。值得注意的是，早期炎性坏死变化及后期胶原化可同时存在。病变的主要后果是缺血性损害和梗死形成。两个动脉壁的各层都有炎性细胞浸润，外膜尤为显著，中膜发生纤维素样坏死。

本病病变分布广泛，临床表现变异多端，患者常有低热、乏力粒细胞增多以及多系统受累的症状，如血尿、肾衰竭、高血压、腹痛腹泻、黑粪及周围神经炎等。病程快慢不一，经免疫抑制治疗，55% 的患者可存活。

六、Wegener 肉芽肿病

肉芽肿性血管炎 (granulomatosis with polyangiitis，GPA) 既往被称为韦格纳肉芽肿 (Wegener's granulomatosis，WG)，是一种坏死性肉芽肿性血管炎，属自身免疫性疾病。该病病变累及小动脉、静脉及毛细血管，偶尔累及大动脉，其病理以血管壁的炎症为特征，主要侵犯上、下呼吸道和肾脏，通常以鼻黏膜和肺组织的局灶性肉芽肿性炎症开始，继而进展为血管的弥漫性坏死性肉芽肿性炎症。临床常表现为鼻和副鼻窦炎、肺病变和进行性肾衰竭，还可累及关节，眼、皮肤，亦可侵及眼、心脏、神经系统及耳等。治疗可分为 3 期，即诱导缓解期，维持缓解期与控制复发期。目前认为，未经治疗的 GPA 患者的预后较差。

（一）病因和发病机制

本病的病因不明，由于有明显的血管炎，并于局部可检得免疫球蛋白和补体，提示其发病与 Ⅲ 型变态反应有关。但呼吸道出现的肉芽肿和坏死病变又提示可能与 Ⅳ 型变态反应有关，临床上应用细胞毒药物大多能使本病缓解。

（二）病理变化

Wegener 肉芽肿病是一种少见病，具有以下特点：

1. 小血管急性坏死性脉管炎

可累及各器官的血管，以呼吸道、肾脏、脾脏最常受累。表现为小动脉、小静脉管壁的纤维素样坏死，伴弥漫性中性粒细胞和嗜酸粒细胞浸润。

2. 呼吸道肉芽肿性坏死性病变

可累及口、鼻腔、鼻旁窦、喉、气管、支气管和肺。病变为由大量聚集的单核巨噬细胞、淋巴细胞以及少量多核巨细胞、类上皮细胞、成纤维细胞组成的肉芽肿，中央可陷于成片凝固性坏死。肉眼常可见明显的肿块，表面则因坏死溃破而有溃疡形成。

3. 坏死性肾小球肾炎

表现为在局灶性或弥漫增生性肾小球肾炎的基础上，有节段性毛细血管祥的纤维素样坏死、血栓形成。如未经治疗，可发展为快速进行性肾炎，病情凶险，可出现进行性肾衰竭。

七、混合性结缔组织病（mixed connective tissue disease，MCTD)

1972 年，Sharp 等首先提出一种同时或不同时具有系统性红斑狼疮(SLE)、多发性肌炎(PM)、硬皮病(SSc)、类风湿性关节炎(RA)等疾病的混合表现，血中有高滴度效价的斑点型抗核抗体(ANA)和高滴度 U1 抗核糖核蛋白(U1-RNP)抗体的疾病，命名为混合性结缔组织病(MCTD)。多年来，尽管对 MCTD 是上述某个病的早期表现或为某病的亚型还是一独立的病种尚存争议，但多数学者仍接受了这一命名，因为无论从临床表现还是实验室抗体测定的特征上，确实存在一组表现如此的病症。MCTD 主要表现为雷诺现象、手指肿胀、皮疹、关节及肺部损害等病变，血中可检测到高滴度 ANA 及抗 U1-RNP 抗体。

（一）病因和发病机制

混合性结缔组织病的病因与自身免疫相关，即该疾病可能是在遗传免疫调节功能失调的基础上，对自身组织损坏、退化和变异的成分产生自身抗体，从而引起免疫病理过程。其理由如下：

(1) 本病与自身免疫疾病中的系统性红斑狼疮、皮肌炎和系统性硬化症有很多共同表现。

(2) 测得敏感而特异的高滴度抗 RNP 抗体，表皮基底膜处有 lg 沉着，免疫荧光学检查有与系统性红斑狼疮相似的斑点型抗核抗体。

(3) 抗核抗体几乎全部阳性，而且其他血清抗体如类风湿因子抗核因子等也有部分阳性。

(4) 在自身免疫疾病的代表性疾病系统性红斑狼疮患者的肾脏病变处，部分患者可查出抗 RNP 抗体。混合性结缔组织病的病因仍不清楚。

有报道提示，聚氯乙烯和硅可能与混合性结缔组织病的发生有关。研究发现，反转录病毒及流感病毒携带有与混合性结缔组织病的主要自身免疫原 U1-RNP 相同的氨基酸序列。B 细胞可识别这些病毒的氨基酸片段，将其呈递给 T 细胞，并由此介导自身反应性 T 细胞产生。这些 T 细胞可产生对 U1-RNP 及上述病毒的免疫反应。

混合性结缔组织病自身免疫异常表现在以下两个方面：①血清中出现抗 U1-RNP 等多种自身抗体，免疫球蛋白及免疫复合物增高；②血管壁、肾脏、肌肉及唾液腺等组织中淋巴细胞及浆细胞浸润、免疫复合物及补体沉积。

混合性结缔组织病的发病可能与遗传因素有关。研究证明，人类白细胞抗原(HLA)-DRb1 乖 0401 、 DRb4 * 0101， DQA1 *0103 及 DQb1 *0301 亚型携带者的混合性结缔组织病发病率增加。U1-RNP 抗体阳性率与 HLA-DR4 和 DR2 亚型有密切关系。进一步研究发现，HLA-DR4/DR2 分子 b 链抗原结合槽的第 26、28、30、31、32、70 和 73 位氨基酸完全相同，可能通过结合相同或结构相似的抗原诱导混合性结缔组织病的发生。

（二）病理改变

混合性结缔组织病的基本病理改变是中小血管内膜增殖及炎细胞浸润。本病的神经系统并发症为从中枢神经至末梢神经呈现出多样的临床表现，肌症状以四肢远端较为显著。肌活检可发现轻度的肌纤维坏死和肌束膜、肌内膜的单核细胞浸润。

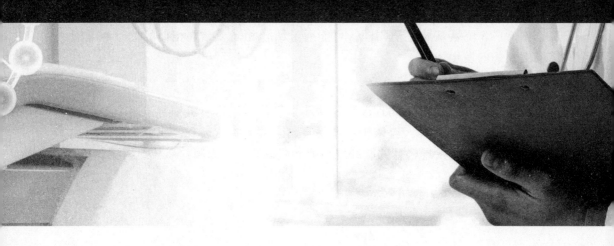

第八章　风湿和免疫性疾病

第一节　类风湿性关节炎

一、诊断

（一）典型症状与重要体征

1. 关节症状与体征

早期表现为对称性多关节红肿热痛，常见近端指间关节梭形肿胀，掌指、跖趾、腕、膝、肘、踝甚至颞颌关节肿痛。晨间关节僵硬，午后逐渐减轻，为本病重要特征之一。中晚期多表现为关节活动受限，继而骨/软骨受到破坏，引起关节面移位、关节变形。常见有鹅颈畸形、扣眼畸形、足偏畸形等。

2. 关节外症状与体征

本病患者可出现类风湿结节（皮下结节），多发于受压或受摩擦部位，如鹰嘴滑囊内、前臂上端的伸肌侧。眼部病变常见巩膜或角膜的周围深层血管充血，视物模糊，如慢性结膜炎，或巩膜炎、虹膜炎。此外还可出现血管炎，常见手指（足趾）小动脉闭塞性血管炎，发生于指甲下和指（趾）垫的裂片，形如出血和坏疽。皮损可见慢性溃疡和紫癜，小腿部和踝部尤为多见。

（二）辅助检查

1. 血沉

在本病活动期多增快。

2. C反应蛋白

在炎症早期浓度增高，活动期阳性率可达70%～80%。

3. 类风湿因子

阳性率达80%，类风湿因子滴度＞1：32以上有意义。

4. 免疫功能

本病存在免疫调节的紊乱。在急性活动期，常可见体液免疫亢进，尤其以IgG增高最为明显。有部分病例细胞免疫功能低下，尤其是抑制性T细胞明显减少。

5. X线检查

早期关节X线无特殊改变，仅有关节周围软组织肿胀。以后可见关节间隙变窄，邻近骨质疏松。晚期可见两骨端关节面融合而关节腔消失，甚至可见关节半脱位。

（三）鉴别诊断

1. 骨关节炎

多在40岁以上发病，以负重关节受侵为主，膝关节受累最为常见。X线检查关节边缘骨质有唇样增生或骨刺形成，血沉正常，类风湿因子阴性。

2. 风湿性关节炎

起病急，发热，白细胞增多，游走性对称性关节红肿，一般多侵犯大关节。可伴有心肌炎，关节炎症消失后一般不遗留关节畸形。X线所见骨质无异常。其他如抗链球菌溶血素"O"升高，类风湿因子滴度不升高，均有助于鉴别。

3. 强直性脊柱炎

有如下特点：男性多于女性；发病多在15～30岁以下；早期主要累及骶髂关节，然后侵犯整个脊柱，韧带钙化，呈竹节样改变；HLA阳性率高达90%～95%；家族发病率高。

4. 痛风

为嘌呤代谢异常引起的代谢性疾病。多见于中年男性，初发病时起病急骤，以拇趾、跖趾关节红肿热痛多见，数小时内肿胀、发热、疼痛剧烈，经数日或数周后缓解。可在耳轮、皮下组织等处发现痛风石。穿刺镜检可见尿酸盐结晶，化验室检查可见尿酸增高。X线片可见关节旁骨质多发性溶骨性破坏，呈穿凿样缺损。

5. 结核性关节炎

结核性关节炎多半是单关节损害，极少数有双侧及多关节同时发病，常见有结核病接触史，或有结核灶存在。结核菌素试验呈阳性反应。类风湿因子阴性.X线检查见结核的骨破坏灶不整齐，轮廓不清。

6. 莱特综合征

莱特综合征是以结膜炎、尿道炎和关节炎三联征为其特点。主要累及青年男性。关节炎常不对称。

二、治疗

（一）治疗原则

1. 早期治疗

尽早应用二线或慢作用抗风湿药（SAARDs）或病变修饰抗风湿药（DMARDs），以控制类风湿关节炎病变的进展。

2. 联合用药

几种二线抗风湿药的联合应用可通过抑制类风湿关节炎免疫或炎症损伤的不同环节发挥治疗作用。由于每种药物剂量不增加、副作用较少重叠，药物不良反应叠加现象并不明显。

3. 功能锻炼

类风湿关节炎治疗的主要目的是保持关节的功能。目前，国内外较多采用的治疗模式包括：金字塔及改良的金字塔模式、锯齿模式、上台阶模式、下台阶模式及联合治疗。类风湿关节炎的联合用药是近年来较受推崇的治疗模式。

（二）主要药物

1. 非甾体类消炎药（NSAIDs）

又称一线抗风湿药，是类风湿关节炎治疗中最为常用的药物。此类药物只有缓解症状的作用，并不能阻止疾病的进展。

2. 吲哚美辛

为吲哚醋酸衍生物，在 NSAIDs 中镇痛作用最强，一般以 25 mg 口服 3 次 /d。丙酸类药物包括布洛芬、托美丁及氟比布洛芬等。布洛芬治疗类风湿关节炎时，剂量为 0.6 ~ 1.2g/d，分次服用。儿童 100 mg/kg，4 ~ 6 小时 1 次。灭酸类 NSAIDs 包括双氯酚酸钠的多种剂型，如扶他林、奇诺力、迪氟纳、戴芬及甲灭酸等，口服剂量为 75 ~ 150 mg/d，分次服用。双氯酚酸钠（50 mg）与米索前列醇（200μg）的复合制剂奥湿克对胃肠道的副作用较小。炎痛喜康（Pirexicam）和萘丁美酮（麦力通，瑞力芬，Nabumetone）属喜康类抗风湿药。炎痛喜康是一种长效抗风湿药物，口服剂量为 20 mg/d，餐后顿服。萘丁美酮具有 COX-2 倾向性抑制剂的特性，胃肠副作用较轻。保泰松，氨基比林等吡唑酮类药物作用强，但毒性大，可致肝、肾损害和骨髓抑制，目前已很少使用。

最近 COX-2 倾向性抑制剂以其副作用小成为新崛起的 NSAIDs，其中美洛昔康是一种与炎痛喜康类似的烯醇氨基甲酰。本药有 3 ~ 77 倍的 COX-2 选择性。美洛昔康（7.5 mg/d）与双氯芬酸（100 mg/d）和炎痛喜康（20 mg/d）相比，胃肠道不良反应明显减少。尼美舒利对 COX-2 选择性比 COX-1 强 5～16 倍，其溃疡的发生率与其他 NSAIDs 类似。萘丁美酮（Nabumetone，瑞力芬，麦力通）及依托度酸（Etodolac）可能是另外两个耐受性良好的 COX-2 选择性 NSAIDs，但尚需进一步的试验证据。新合成的 COX-2 抑制剂较倾向性抑制剂的选择性更高，在高浓度下仍具有 COX-2 特异性。西乐葆对 COX-2 的选择性是 375 倍，但其他检测方法测得的选择性要低一些。西乐葆的剂量范围为骨关节炎 100～400 mg/d，类风湿关节炎 200～800 mg/d。上述剂量与萘普生 500 mg，2 次 /d 或双氯芬酸 75 mg，2 次 /d 等效。罗非西布选择性比值＞800，12.5 mg 或 25 mg/d 与布洛芬 800 mg/ 次，3 次 /d 或双氯芬酸 50 mg/ 次，3 次 /d 的疗效相当。罗非西布在每天 250 mg 剂量时（10～20 倍于临床剂量），保持对 COX-2 的选择性，且耐受性良好。该药对胃黏膜的前列腺素合成没有影响。其胃、十二指肠溃疡的发生率与安慰剂相似，显著低王布洛芬。

3. 甲氨蝶呤

治疗类风湿关节炎的疗效确实，是目前国内外治疗类风湿关节炎的首选药物之一。一般主张小剂量及长疗程应用甲氨蝶呤。每周 5～15 mg，一次口服，或静注，或肌注。环磷酰胺（CTX）确可抑制类风湿关节炎的滑膜病变，并可阻止或延缓骨侵蚀的发展。常用口服剂量为 1.5～2.5 mg/（kg·d），或每日 100 mg，也可隔日服药 200 mg。

静脉注射为每周 2 次，每次 200 mg。硫唑嘌呤（AZA）疗效与金制剂和环磷酰胺相似，可改善类风湿关节炎的病情，有防止发生骨侵蚀或促进骨侵蚀愈合的作用。苯丁酸氮芥的起效时间在用药后 2～3 个月，可明显缓解关节症状及体征。一般每日 2～4 mg 是较合适的剂量，疗程不超过 2 年。

4. 来氟米特

为一种新的抗代谢性免疫抑制剂，可以抑制二氢乳清酸脱氢酶（DHODH）和酪氨酸激酶的活性。

本品可明显减轻类风湿关节炎的关节肿痛和晨僵及增加握力，且可使血沉及 C-反应蛋白水平下降。来氟米特的用量 10～25 mg/d。

用量较大时治疗作用稍强，但不良反应却明显增多。其不良反应主要为胃肠道反应、皮疹、疲乏无力及白细胞减低等。

第二节　强直性脊柱炎

强直性脊柱炎（AS）是血清反应阴性的多关节炎，又称变形性脊柱炎、萎缩性脊柱炎、韧带萎缩性脊柱炎、竹节状脊柱病等，是一种慢性进行性、独立性全身性疾病。主要侵犯骶髂关节、髋关节、椎间关节等。早期表现为背痛和背部强直，最后可因脊柱强直而致残疾。

一、诊断

（一）典型症状与重要体征

1. 关节炎表现

可累及任何关节，但以脊柱关节受累为主。关节病变首先侵犯骶髂关节及肌腱韧带，表现为背部强直和疼痛。病变上行累及椎体、椎间关节及颈椎，早期病变关节周围有不同程度疼痛，伴有肌肉痉挛和僵硬感，晨僵明显，固定某一位置久后病重，昼轻夜重；后期由于炎症已基本消失，故关节无疼痛，而以脊柱固定和强直为主要表现。颈椎固定性前倾，脊柱后凸，胸廓常固定在呼气状态，腰椎生理弯曲消失，髋关节和膝关节严重屈曲挛缩，站立时双目凝视地面，身体重心前移，个别病人可严重致残，长期卧床，生活不能自理。

2. 关节外表现

（1）肺部病变：可出现咳嗽、咳痰、呼吸困难和咯血等症状。部分病人有纤维化。

（2）虹膜炎：有30%~40%的病人可有反复发作性的虹膜炎，而且病程越长越易发生。

（3）泌尿系统病变：肾脏可发生淀粉样变性，可出现蛋白尿。

（二）辅助检查

1. 实验室检查

95%的病人 HLA-B27 阳性。

2. X 线检查

（1）骶髂关节：早期 X 线改变者占98%~100%，是诊断本病的重要依据。病变一般在骶髂关节的下 2/3 处，见关节面模糊、毛糙，骨质脱钙，髂骨侧骨皮质疏松和关节间隙增宽，也可表现为髂骨侧关节周围骨质密度增高。进入第 2 期，骶髂关节软骨液被破坏，关节间隙增宽，关节面边缘毛糙不规则。病变进入第 3 期后，整个关节均受侵犯，关节间隙变窄，边缘成锯齿状，软骨下可有骨硬化，成不规则骨质增生。最后骶髂关节由骨桥所连接，关节间隙消失，发生骨性强直，多为两侧同时受累。

（2）脊柱：椎体病变往往发生于椎体上角或下角，局部有小范围骨质硬化和破坏是

早期 X 线征象。随着病情的发展，椎体前缘失去正常的凹陷，出现方形椎体、椎间盘纤维环外层和紧邻椎体前方的软组织发生钙化，钙化可波及前纵韧带的最深层，也可在椎体间形成骨桥。病变一般自尾侧向头侧方向发展，到晚期椎旁软组织钙化和椎体间骨桥形成，脊柱呈竹节状强直，但椎间隙一般保持完整。

（3）髋关节：关节部骨质破坏，有时呈穿凿状，关节间隙变窄。晚期关节可发生骨性强直。

（三）诊断要点与鉴别诊断

根据临床表现、症状、家族史、体征及关节外表现和X线的改变，加以HLA-B27阳性，不难做出诊断。但对有以下症状者应警惕强直性脊柱炎的可能：①隐匿性腰背痛或不适，活动后减轻；②年龄 < 40岁；③症状持续3个月以上。

1. 诊断标准

内容包括：

（1）临床标准：①腰痛、晨僵3个月以上，休息无改善，活动后减轻；②腰椎活动受限，即Schobel试验（+）；③胸廓活动度低于相应年龄性别的正常人。

（2）放射学标准骶髂关节炎，双侧≥Ⅱ级或单侧Ⅲ～Ⅳ级改变Ⅱ级为轻度异常，可见局限性侵蚀、硬化，但关节间隙正常。Ⅲ级为明显异常，有侵蚀、硬化、关节间隙增宽或狭窄，部分强直等一项（及一项以上）改变。Ⅳ级为严重异常，即完全性关节强直。

（3）诊断分级：①符合放射学标准和一项（及一项以上）临床标准者，可肯定强直性脊柱炎的诊断；②符合三项临床标准或符合放射学标准而不具备任何临床标准者，可能是强直性脊柱炎。

2. 鉴别诊断

（1）强直性脊柱炎与其他血清阴性脊柱关节病存在某些交叉重叠现象，如Reiter综合征、银屑病性关节炎、反应性关节炎、幼年强直性脊柱炎等。应依靠相关的特点来鉴别。

（2）以外周关节炎为首发症状，应与类风湿关节炎鉴别。

（3）有慢性腰部酸痛、僵硬、不适等，需与机械性腰痛、椎间盘脱出、腰椎骨性关节炎鉴别。

五、治疗

强直性脊柱炎尚无根治方法，但是，大多数患者如能得到及早诊断及通过较好的治疗，可以控制症状并预后较好。强直性脊柱炎治疗的主要目的是缓解疼痛和发僵，减轻炎症。强化锻炼，维持良好的姿势，防止脊柱变形，及用手术方法矫正关节功能障碍。

（一）柳氮磺吡啶

起效较慢，通常要在服药后4～6周。为了增加患者的耐受性，一般均从小剂量0.25g，口服，每日3次开始，以后每周递增0.25～1.0g，每日2次，不再增加。以每日总量2.0g，维持治疗6个月～1年。如病情需要可延长治疗时间。国外报告提出，柳氮磺吡啶剂量如增至每日3.0g，其疗效优于每日2.0g，但不良反应随之明显增加。因此认为，柳氮磺吡啶每日2.0g是有效而安全性较好的剂量。

（二）甲氨蝶呤

国外小样本无对照研究提示，甲氨蝶呤对那些对非留体类消炎药物和对柳氮磺吡啶无效的患者可能有效，但为证实这些初步发现尚需进行更多研究。近年，国内对强直性脊柱炎患者也较多地单用甲氨蝶呤，或与柳氮磺吡啶、或与非留体类消炎药物并用。对这些结果尚需进一步评价。

（三）激素

少数病例，即使用大剂量非留体类消炎药物也不能控制症状。在这种情况下，皮质类固醇可能有效。甲泼尼龙 15 mg/（kg·d），冲击治疗，连续 3 天可暂时缓解疼痛。皮质类固醇激素口服治疗，既不能阻止本病的发展，还会因长期使用带来不良反应。

（四）局部和外科治疗

强直性脊柱炎在病程中出现的虹膜睫状体炎应接受眼科专科治疗和随访。单发或多发的肌腱端炎，因部位表浅适于选用一些非留体类消炎药物的外用剂型。单发或少数难以消退的非感染性关节腔积液，可辅助采用关节腔穿刺，先抽出液体再注入肾上腺皮质激素。

髋关节受累造成的关节间隙狭窄、消失、或强直，是强直性脊柱炎患者致残的主要原因。可选择人工髋关节置换术。严重的脊柱畸形经过手术矫正也可获得改善。

第三节　系统性红斑狼疮

系统性红斑狼疮（SLE）是一种自身免疫性结缔组织病，大量致病性自身抗体和免疫复合物，造成组织损伤，出现多个系统和器官损害。本病女性发病率高约占90%。有色人种发病率高。我国患病率约 70/10 万人。

一、病因和发病机制

（一）病因

1. 遗传

（1）流行病学及家系调查：资料表明 SLE 患者第 1 代亲属中患 SLE 者 8 倍于无 SLE 患者家庭。单卵双胞胎患 SLE 者 5 ~ 10 倍于异卵双胞胎的 SLE 发病率。然而，大部分病例不显示有遗传性。

（2）易感基因：经多年研究已证明 SLE 易感性与多个基因相关。总的说来：①SLE 是个多基因病；②多个基因在某种条件（环境）下相互作用而改变了正常免疫耐受性而致病；③基因与临床亚型及自身抗体有一定相关性；④在实验动物中看到有保护性基因。

2. 环境因素

（1）阳光：紫外线使皮肤上皮细胞出现凋亡，新抗原暴露而成为自身抗原。

（2）药物、微生物病原体等。

3. 雌激素

女性患者明显高于男性，在行经期阶段为 9∶1。儿童及老人为 3∶1。

（二）发病机制

由于 SLE 的免疫反应异常，最为突出的是 T 和 B 淋巴细胞的高度活化和功能异常，产生多种自身抗体为本病的免疫学特征，也是该病发生和延续的主要因素之一。细胞因子网络失衡、细胞凋亡异常、免疫复合物清除能力下降等，促使免疫应答异常。自身抗体与相应抗原形成免疫复合物，并沉积于不同组织器官是 SLE 的主要发病机制。

二、诊断

（一）临床表现

本病临床表现呈多样性。病程迁延，反复发作，可有多系统同时受累，也可以某一系统受累为早期表现，起病隐匿或急剧。早期多为非特异性全身症状，如发热、乏力和体重下降等。一般常见的临床表现为皮疹、脱发、光过敏、口腔或鼻腔溃疡、雷诺现象、关节痛或关节炎、浆膜炎、肾炎及血液和神经系统损害。幼年发病者一般病情较重，而老年发病者病情较轻。

（二）实验室检查

1. 血常规和尿常规

检查对提示本病的血液和肾脏病变有重要意义，并应根据其中出现的异常项目做进一步检查如 Coombs 试验、抗血小板抗体、骨髓穿刺及尿蛋白定量等。

2. 血沉、血清 C- 反应蛋白和淀粉样蛋白 A 水平

对提示本病活动和进行鉴别诊断有参考意义。尤其 C- 反应蛋白在疾病活动时正常或略增高，而当伴有感染，特别是细菌感染时则迅速明显增高。

3. 高丙种球蛋白血症和多克隆免疫球蛋白

升高为本病活动期的非特异指标。

4. 自身抗体的检查

在系统性红斑狼疮诊断治疗中具有重要意义。抗核抗体谱是针对细胞核内不同抗原物质的一组抗体，无器官和种属特异性，主要为免疫球蛋白 G，也可为免疫球蛋白 M 和免疫球蛋白 A。

5. 补体及其他

总补体 CH50 可反映系统性红斑狼疮的临床活动程度。当疾病活动，尤其是肾

炎时，CH50 降低，病情改善后 CH50 上升。另外补体成分 C3、C4 的下降也代表疾病活动。系统性红斑狼疮患者的类风湿因子（RF）多为阳性。IL-2 受体水平升高。

（三）鉴别诊断

1. 皮肌炎

多始于面部，皮损为实质性水肿性红斑，伴有血管扩张。多发性肌炎症状明显，尿肌酸含量增加，肌酐排出量下降。

2. 风湿性关节炎

关节肿痛明显，可出现风湿结节，红斑狼疮细胞及抗核抗体检查阴性，无对日光敏感现象。

3. 日光皮炎

日晒后暴露部位的皮肤出现弥漫性红斑，境界鲜明，重者发生水疱，有灼痛或刺痛感。无关节痛、发热及内脏损害，狼疮细胞及抗核抗体实验均阴性。

三、治疗

系统性红斑狼疮的治疗应起到缓解症状，恢复组织损伤及维持器官的功能的作用。治疗方案应因人和因病情而异，做到个体化。非甾体类消炎药物用于治疗轻型系统性红斑狼疮，如患者的低热、关节痛或关节炎及浆膜炎等。布洛芬、双氯芬酸、尼美舒利和美洛昔康等都是可以选择的对象。但本类药物有副作用，如消化道不适、皮疹、肝酶升高或肾脏损害等，都应观察。疗程不宜过长。对系统性红斑狼疮肾病患者慎用非甾体类消炎药物，以免加重肾脏损害。

第四节　血管炎

一、大动脉炎

累及大动脉和中等动脉壁的慢性进行性非特异的炎性疾病。病变最常累及主动脉弓及其分支，其次为降主动脉、腹主动脉、肾动脉。主动脉的二级分支，肺动脉、冠状动脉也可受累。本病多发于年轻女性，30 岁以前发病约占 90%，40 岁以后较少发病。

二、诊断

（一）诊断要点

1. 发病年龄

一般出现症状或体征时年龄＜40岁。

2. 肢体间歇性跛行

活动时一个或更多肢体出现乏力、不适或症状加重，尤以上肢症状明显。

3. 肱动脉搏动减弱

一侧或双侧肱动脉搏动减弱。

4. 血压差

一般＞10mmHg，双侧上肢收缩压差＞10mmHg。

5. 锁骨下动脉或主动脉杂音

一侧或双侧锁骨下动脉或腹主动脉闻及杂音。

6. 动脉造影异常

主动脉一级分支或上下肢近端的大动脉狭窄或闭塞，病变常为局灶或节段性，且不是由动脉硬化、纤维肌发育不良或类似原因引起。

符合上述6项中的3项者可诊断本病。

（二）鉴别诊断

1. 先天性主动脉缩窄

多见于男性，血管杂音位置较高，限于心前区及背部，全身无炎症活动表现，胸主动脉见特定部位狭窄。

2. 动脉粥样硬化

常在50岁后发病，常引起肢体动脉狭窄或闭塞，可累及肾动脉开口处，常合并高血压、糖尿病或高血脂等。血管超声或血管造影显示血管斑片状狭窄，有助于鉴别。

3. 肾动脉纤维肌结构不良

多见于女性，肾动脉造影显示其远端2/3及分支狭窄，无大动脉炎的表现。

4. 血栓闭塞性脉管炎（Buerger病）

好发于有吸烟史的年轻男性，为周围慢性血管闭塞性炎症。主要累及四肢中小动脉和静脉，下肢较常见。表现为肢体缺血、剧痛、间歇性跛行，足背动脉搏动减弱或消失，游走性浅表动脉炎，重竭可有肢端溃疡或坏死等，与大动脉炎鉴别一般并不困难。

三、治疗

1. 对症支持疗法

包括控制高血压,心、肾功能的支持治疗等。发病早期有感染因素存在,控制感染。

2. 肾上腺皮质激素

是本病活动期主要的治疗药物。口服泼尼松每日 lnig/kg,约 6 ~ 8 周后减量,以 7.5 ~ 10 mg 维持。

3. 免疫抑制剂

在单纯肾上腺皮质激素疗效欠佳时,或为增加疗效和减少激素用量时,可用免疫抑制剂,最常用的药物为:环磷酰胺、硫唑嘌呤和甲氨蝶呤。

4. 血管扩张药

烟酸 50 ~ 100 mg 每日 3 次或妥拉苏林 25 ~ 50 mg 每日 3 次。

5. 抗血小板聚集药

阿司匹林 75 mg ~ 100 mg,每日 1 次;噻氯匹啶 25 mg,每日 3 次等。

6. 外科手术治疗

对缓解期、慢性期患者,如病变局限可行手术治疗,包括经皮血管成形术、人工血管重建术、内膜血栓摘除术等。

第五节　系统性硬化症

系统性硬化症(旧称硬皮病)是一种全身性结缔组织病,其特点是结缔组织呈退行性及炎性改变,成纤维细胞过度产生胶原,最后导致纤维化,影响皮肤、血管、肌肉及内脏。本病病因不明,可能与遗传、感染、结缔组织代谢异常、血管异常、免疫异常等因素有关。

一、诊断

(一)典型症状与重要体征

1. 起病大多隐袭,常先有雷诺现象或对称性手指肿胀或僵硬。

2. 皮损分浮肿期、硬化期和萎缩期。皮肤先出现由肢端或躯干开始向周围发展的非凹陷性水肿,继而皮肤发硬,表面呈蜡样光泽,不能用手捏起,皮肤活动功能减退;进一步发展,皮肤萎缩变薄,甚至皮下组织及肌肉萎缩、硬化、紧贴于骨骼,形成木板样硬化,毛发脱落。面部病变可使正常面纹消失,面容刻板,张口困难,而且具特征性。

3.肌无力,弥漫性肌痛及痉挛痛,部分患者出现类似多发性肌炎的临床表现及肌萎缩。

4.骨关节出现红肿痛症状,继而出现硬直、变形、变短。端骨的吸收可呈截切状表现。

5.心、肺、消化道等受到不同程度的损害。

6.病变累及神经系统,少数病人出现多神经炎、惊厥、癫痫样发作、脑血管硬化、脑出血等。

(二)辅助检查

1.血沉增快

抗核抗体阳性率达 70% 以上。

2.X 线检查

可显示消化道、肺、骨骼受累及软组织钙盐沉着。

3.病理检查

可见胶原纤维肿胀、增生和硬化,以及小血管内膜增厚、管腔狭窄或闭塞。

(三)鉴别诊断

1.局限性硬皮病

部位局限,多发于头面部,亦可见于躯干、四肢。局部皮损初发时为淡红色水肿性斑块,逐渐扩大,日久为淡黄色,并发生硬化、干燥、无汗、汗毛消失,皮肤不易折皱及捏起。

2.皮肌炎

眼眶周围有水肿性深红至紫红色斑,并伴明显肌无力、疼痛和触痛,血中乳酸脱氢酶和肌酸磷酸激酶以及 24 小时尿中肌酸量可明显增高。

3.混合性结缔组织病

患者具有系统性红斑狼疮、皮肌炎或多发性肌炎等病的混合表现,包括雷诺现象,面、手非凹陷性浮肿,手指腊肠样肿胀,发热,非畸形性关节炎,肌无力或肌痛等症状。血清补体正常,而盐水可浸出性抗原的抗体和斑点型荧光抗核抗体呈高滴度阳性反应。

二、治疗

(一)血管扩张药物

1.丹参注射液

8 ~ 10ml,加入低分子右旋糖酐 500ml 中静滴,每日 1 次,10 次为 1 个疗程。

2.狐乙啶

开始每日 12.5 mg,渐增至每日 25 mg,3 周后改为每日 37.5 mg。

（二）结缔组织形成抑制剂

1. 青霉胺

每次 125 mg，每日 2 次，渐增至每次 250 mg，每日 2 次，口服，连用 2～3 年。

2. 秋水仙碱

每日 0.5 mg，每日 1～3 次，连服 3 个月至数年。

（三）肾上腺皮质激素

1. 泼尼松

每次 30 mg，每日 1 次，口服。

2. 地塞米松

每次 4.5 mg，每日 1 次，口服。

（四）免疫抑制剂

1. 苯丁酸氮介

每次 2 mg，每日 2～3，口服。

2. 环磷酰胺

50～200 mg 加入生理盐水 20～40ml 静注，每日 1 次。

（五）其他药物

1. 维生素 E

每次 100 mg，每日 3 次，口服。

2. 复合磷酸脂酶片

每次 1 片，每日 2～3 次。

第六节　多发性肌炎和皮肌炎

皮肌炎又称皮肤异色性皮肌炎，是一种主要累及横纹肌伴有多样皮肤损害的疾病，也可伴有各种内脏损害。如仅见肌肉受累称多发性肌炎。本病可与其他结缔组织病重叠。中年以上患者须警惕其可伴内脏恶性肿瘤。本病病因与发病机制不明，目前认为与自身免疫、感染、内分泌障碍和代谢障碍有关。

一、诊断

（一）典型症状与重要体征

1. 发病早期

有不规则发热，雷诺现象，关节痛，头痛，倦怠和乏力等。

2. 肌肉症状

通常累及横纹肌，有时平滑肌和心肌亦可受累。常发生于四肢近端、面、颈、咽喉等肌肉群。受累的肌肉表现为肌无力、疼痛、触压痛及运动障碍。累及心肌时可出现心力衰竭。

3. 皮肤症状

皮肤病变与肌肉受累程度常不平行。可出现全身皮肤皮疹，以面部皮肤为典型。通常以眼睑为中心出现眶周不同程度浮肿性紫红色斑块，此具有一定特征性。四肢、肘膝，尤其掌指关节和指间关节伸面出现紫色、附有鳞屑的丘疹称为 Gottron 征，亦为本病特征。甲根皱襞可见僵直毛细血管扩张和淤点有助于诊断。

（二）辅助检查

1. 肌酸检查

血中肌酸量增高而肌妍量降低，尿肌酸排泄量增加，24 小时尿肌酸含量 > 1.5mmol/L（200 mg/dl）有诊断意义。

2. 血液其他检查

血清肌浆酶检测、血清肌酸磷酸激酶、醛缩酶、谷草转氨酶、谷丙转氨酶、乳酸脱氢酶测定值增高，其中尤以肌酸磷酸激酶和醛缩酶上升有较高诊断价值，并提示有活动病变。此外，抗加 -1 抗体在多发性肌炎中特异性较高，对诊断有重要意义。

3. 肌电图

呈肌原性改变。

4. 患处肌肉活检

显示变性及炎症反应。

（三）鉴别诊断

1. 系统性红斑狼疮

根据面颊部蝶形红斑、指甲周围红斑。具有光过敏、关节症状和多脏器特别是肾脏损害等主要表现可资鉴别。

2. 进行性系统性硬化症

皮损形态不一，日久发生皮肤硬化、干粗、无汗，皮肤不易折叠及捏起；肌肉病变通常在晚期出现，且为间质性肌炎。

二、治疗

（一）西医治疗

1. 肾上腺皮质激素为首选药物。

（1）泼尼松：每日 30 ~ 60 mg，1 次顿服或分 3 次服。症状控制后逐渐减量，疗程 1 ~ 2 年。

（2）地塞米松：0.75 ~ 9 mg，每日 1 次。

2. 免疫抑制剂在糖皮质激素应用无效者可试用。

（1）甲氨蝶呤：口服 5 ~ 10 mg，每周 1 ~ 2 次，3 周为 1 个疗程；或静脉注射 0.5 ~ 0.8 mg/kg，每周 1 次，连用 3 ~ 4 个月。

（2）环磷酰胺：200 ~ 400 mg，每周 1 ~ 2 次，静注。

3. 其他药物

（1）苯丙酸诺龙：25 mg，每周 1 ~ 2 次，肌注。

（2）氯化喹啉：首剂 1g，以后每次 0.5g，每日 1 次，总剂量不超过 25g。

（二）中医治疗

1. 中成药

（1）雷公藤多甙片：每次 10 ~ 20 mg，每日 3 次，口服。

（2）虎潜丸：每次 1 丸，每日 3 次，口服。

2. 中药方剂

（1）凉营解毒，养明清热：见有病情急性发作，皮损为紫红色斑，壮热不退，口苦，咽干，肌肉、关节疼痛无力，甚至神昏烦躁，舌质红绛，苔黄腻，脉弦滑数等热毒炽盛之证者。

（2）补肾壮阳，健脾益气：见有面部皮疹暗红带紫，肌肉萎缩，关节疼痛，肢端发绀发凉，自汗畏冷，纳呆无力，舌淡胖嫩，脉沉细等脾肾阳虚之证者。

（3）补益心脾：见有四肢肌肉酸软无力，面色萎黄，食欲缺乏，腹胀便溏，下肢水肿，或心悸气促，睡眠不安，月经不调，舌质淡，脉细弱等心脾两虚之证者。

第七节　干燥综合征

干燥综合征（SS）是一种以侵犯唾液腺、泪腺为主的慢性系统性自身免疫性疾病。本病的病因可能与遗传、免疫、激素、内分泌和病毒感染等因素有关。其病理改变主要为腺组织受淋巴细胞和浆细胞浸润而有进行性破坏，导致唾液和泪液分泌减少，出现口、眼干燥症状。单纯的口眼干燥症状称为原发性，伴有类风湿性关节炎或其他结缔组织疾病者如系统性红斑狼疮、破皮病、皮肤炎等为继发性。本病也常合并淋巴瘤。临床上本病 90% 以上为女性，30 ～ 40 岁发病占大多数。

一、诊断

（一）临床表现

1. 典型症状

患者常诉眼内异物感、烧灼感、眼痒、眼干、眼睑沉重感，眼前幕状遮蔽感觉或有眼痛、畏光，均由泪腺病变和泪液分泌减少所产生的干燥性角膜及结膜炎所致。唾液减少，吞咽干的食物有困难，需要饮水帮助，味觉减退，舌及口角开裂疼痛，少数可因咽干和食道干燥而引起吞咽困难，部分患者伴关节疼痛，以肘和膝关节多见。

2. 重要体征

部分患者泪腺肿大，球结膜血管扩张，白色或黄色黏稠丝状分泌物，角膜小血管增生，结膜或角膜干燥，失去光泽。伴有感染时，严重病例可发生角膜翳、角膜穿孔、眼色素层炎，或前房积脓。由于唾液少，易生龋齿。半数左右患者腮腺肿大，大多数为双侧对称，可反复发作或呈慢性进行性肿大，部分患者尚可有颌下腺或附近淋巴结肿大。鼻腔干燥结痂，嗅觉不灵，咽喉干燥、声音嘶哑。部分患者可发生肝脏肿大。

（二）辅助检查

1. 一般检查

常见正细胞正色素性贫血，少数患者有白细胞减少，轻度嗜酸细胞增多，90%患者血沉增快。

2. 血清蛋白

半数病人有高丙种球蛋白血症。免疫球蛋白皆增高，尤以 IgM 增高明显。

3. 自身抗体

ANA 阳性，抗 SS-α 抗体阳性，抗 SS-B 抗体阳性，抗 RNP 抗体阳性，RF 阳性。

4. 补体

一般补体水平正常，合并血管炎时补体水平可明显降低，合并类风湿性关节炎则补体升高。

5. 免疫复合物

多为阳性。

6. 滤纸试验

多为阳性。

7. 唾液流量测定

多为阳性。

8. 腮腺造影

可见各级导管有不同程度的狭窄和扩张。

9. 活组织检查

取唇黏膜活检可见成簇的淋巴细胞、浆细胞浸润，记录腺泡组织内淋巴细胞聚集程度，细胞数在 50 只以上为一个病灶，若在 $4mm^2$ 腺体组织内能见到 1 个以上病灶为阳性。

二、治疗

（一）一般治疗

适当休息，保证充足的睡眠，避免过劳。室内保持一定湿度，预防上呼吸道感染。

（二）干燥性角膜炎的治疗

用 1% 甲基纤维素生理盐水反复点眼。

（三）口腔干燥的治疗

常用液体湿润口腔，用 2% 甲基纤维素生理盐水漱口，预防真菌感染，注意口腔卫生，定期检查牙齿。

（四）全身治疗

1. 皮质激素

使用皮质激素的指征：有神经系统、血液系统、肺间质改变。可选用泼尼松每日 60 ～ 100 mg，2 周后减量。或琥珀酸氢化可的松每日 500 mg 静注，3 ～ 5 天后改为口服。或选用甲基泼尼龙。

2. 免疫抑制剂

环磷酰胺，冲击法为每次 800 ～ 1000 mg，或者间歇给药为 200rag，隔日 1 次。合并周围神经炎用硫唑嘌呤每日 50 ～ 100 mg。病情缓解后选用较少维持量。治疗期间应注意观察血常规，如白细胞总数低于 $4 \times 109/L$，或血小板低于 $100 \times 109/L$，应停药观察。

参考文献

[1] 冯忠华. 新编消化与血液内科疾病诊疗学 [M]. 西安：陕西科学技术出版社，2020.

[2] 何朝文. 新编呼吸内科常见病诊治与内镜应用 [M]. 开封：河南大学出版社，2020.

[3] 张春梅. 新编内科临床诊疗 [M]. 哈尔滨：黑龙江科学技术出版社，2020.

[4] 牛玲玲. 新编内科临床诊断与治疗 [M]. 沈阳：沈阳出版社，2020.

[5] 冯明臣，金林. 新编内科疾病综合治疗学 [M]. 天津：天津科学技术出版社，2020.

[6] 刘海霞. 新编内科疾病诊断治疗学 [M]. 长春：吉林科学技术出版社，2020.

[7] 刘丽霞. 新编神经内科治疗方案 [M]. 沈阳：沈阳出版社，2020.

[8] 牛奔. 新编神经内科诊疗精要 [M]. 天津：天津科学技术出版社，2020.

[9] 齐贵彬. 新编心内科疾病诊疗学 [M]. 南昌：江西科学技术出版社，2020.

[10] 王军燕. 新编临床内科疾病诊疗学 [M]. 天津：天津科学技术出版社，2020.

[11] 于治民. 新编临床内科诊疗新进展 [M]. 西安：世界图书出版西安有限公司，2020.

[12] 张君. 新编实用护理学 [M]. 天津：天津科学技术出版社，2020.

[13] 徐燃. 新编肿瘤临床诊治 [M]. 天津：天津科学技术出版社，2020.

[14] 邹文妹. 新编护理学基础与临床 [M]. 昆明：云南科学技术出版社，2020.

[15] 王彩霞. 新编临床护理思维与实践 [M]. 哈尔滨：黑龙江科学技术出版社，2020.

[16] 王富芳. 新编护理学基础与临床 [M]. 北京：科学技术文献出版社，2020.

[17] 刘利华. 新编现代临床护理学 [M]. 哈尔滨：黑龙江科学技术出版社，2020.

[18] 周海棠. 新编心内科疾病诊断与治疗 [M]. 开封：河南大学出版社，2019.

[19] 关欣颖. 新编神经内科疾病救治精要 [M]. 开封：河南大学出版社，2019.

[20] 曹伟波. 新编肾内科疾病诊疗精要 [M]. 长春：吉林科学技术出版社，2019.

[21] 郑萍萍. 新编内科护理技术 [M]. 长春：吉林科学技术出版社，2019.

[22] 黄河. 新编内科技术与临床应用 [M]. 昆明：云南科技出版社，2019.

[23] 周文秀. 新编内科疾病诊疗路径 [M]. 长春：吉林大学出版社，2019.

[24] 孙贤桢. 新编内科诊断治疗学 [M]. 汕头：汕头大学出版社，2019.

[25] 陈鹏. 新编内科疾病诊疗指南 [M]. 昆明：云南科技出版社，2019.

[26] 高雪茹. 新编神经内科临床路径 [M]. 天津：天津科学技术出版社，2019.

[27] 刘燕. 新编心血管内科诊治学 [M]. 开封：河南大学出版社，2019.

[28] 石其光. 新编神经内科疾病救治学 [M]. 长春：吉林科学技术出版社，2019.

[29] 周淼. 新编临床内科诊断治疗学 [M]. 上海：上海交通大学出版社，2019.

[30] 刘媛 . 新编临床内科疾病诊疗技术 [M]. 长春：吉林科学技术出版社，2019.

[31] 方年新 . 新编呼吸内科疾病诊治精要 [M]. 北京：科学技术文献出版社，2019.

[32] 金海燕，李华萍 . 实用临床内科治疗学 [M]. 汕头：汕头大学出版社，2019.

[33] 舒晴 . 新编现代消化系统疾病临床诊疗学 [M]. 长春：吉林科学技术出版社，
2019.

[34] 靳蓉晖，石丽，张艳 . 新编临床医护理论 [M]. 长春：吉林科学技术出版社，
2019.

[35] 高卫良 . 新编实用骨科学 [M]. 天津：天津科学技术出版社，2019.